L'EXPRESSION

DES ÉMOTIONS

CHEZ L'HOMME ET LES ANIMAUX

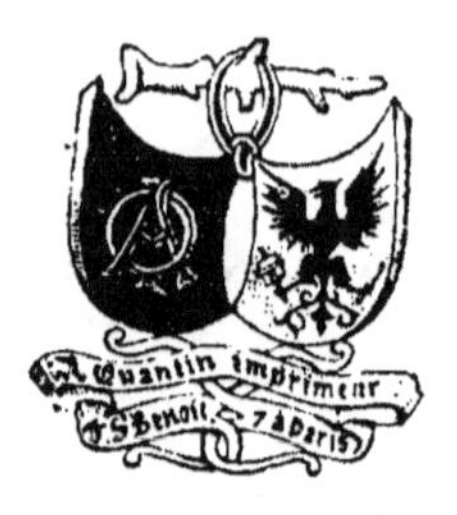

A. Quantin, imprimeur, rue Saint-Benoît, 7, à Paris.

L'EXPRESSION

DES ÉMOTIONS

CHEZ L'HOMME ET LES ANIMAUX

PAR

CHARLES DARWIN

M. A., F. R. S., ETC.

TRADUIT DE L'ANGLAIS PAR LES DOCTEURS

SAMUEL POZZI
Professeur agrégé à la Faculté de Médecine
Chirurgien des Hôpitaux de Paris,
Ancien interne, médaille d'or,
Membre de la Société d'Anthropologie.

RENÉ BENOIT
Docteur ès-sciences physiques
de la Faculté de Paris
Ancien aide d'anatomie
Lauréat de la Faculté de Médecine de Montpellier.

AVEC VINGT ET UNE GRAVURES SUR BOIS

ET SEPT PLANCHES PHOTOGRAPHIÉES

SECONDE ÉDITION REVUE ET CORRIGÉE

PARIS

C. REINWALD ET Cⁱᵉ, LIBRAIRES-ÉDITEURS

15, RUE DES SAINTS-PÈRES, 15

1877

AVIS DES TRADUCTEURS

Le dernier livre de M. Darwin, dont nous publions la traduction française, peut être considéré comme le complément de ses travaux antérieurs et en particulier de son ouvrage sur la Descendance de l'homme. Fidèle à sa méthode d'induction scientifique, écartant avec soin toute idée de finalité, et cherchant dans l'enchaînement logique de faits naturels la cause de tous les phénomènes biologiques, l'auteur s'est efforcé de découvrir dans l'étude attentive des mouvements de l'expression, dans la recherche de leur mode d'origine et de développement, une série d'arguments nouveaux en faveur de la théorie de l'Évolution. Assurément, malgré trente ans d'observations patientes et sagaces, il est encore loin d'avoir résolu les difficultés multiples d'une pareille entreprise. Bien des problèmes subsistent, ainsi qu'il n'hésite pas à l'avouer; nous n'oserions même prétendre que les solutions qu'il croit avoir le mieux établies puissent satisfaire tous les esprits. La voie n'en est pas moins tracée d'une manière définitive; c'est elle que devra suivre désormais l'investigation scientifique, et, à ce point de vue, l'œuvre de M. Darwin marque véritablement une ère nouvelle dans l'étude de la physionomie.

Les traducteurs se sont exclusivement attachés à rendre avec fidélité la pensée du texte. Ils n'ont pas cru devoir, à l'exemple de quelques-uns de leurs devanciers, l'accompagner de réflexions ni de commentaires. Ils laissent cette tâche à la critique. Uniquement préoccupés de faire connaître au public français cet important ouvrage, ils désirent que leur personnalité vienne s'interposer le moins possible entre le lecteur et l'illustre naturaliste.

TABLE

CHAPITRE Ier.

PRINCIPES GÉNÉRAUX DE L'EXPRESSION.

CHAPITRE II.

PRINCIPES GÉNÉRAUX DE L'EXPRESSION. — SUITE.

CHAPITRE VIII.

JOIE. — GAIETÉ. — AMOUR. — SENTIMENTS TENDRES. — PIÉTÉ.

CHAPITRE IX.

RÉFLEXION. — MÉDITATION. — MAUVAISE HUMEUR. — BOUDERIE. DÉCISION.

CHAPITRE X.

HAINE ET COLÈRE.

CHAPITRE XI.

DÉDAIN — MÉPRIS. — DÉGOUT. — CULPABILITÉ. — ORGUEIL, ETC. IMPUISSANCE. — PATIENCE. — AFFIRMATION ET NÉGATION.

CHAPITRE XII.

SURPRISE. — ÉTONNEMENT. — CRAINTE. — HORREUR.

CHAPITRE XIII.

ATTENTION PORTÉE SUR SOI-MÊME. — HONTE. — TIMIDITÉ. MODESTIE. — ROUGEUR.

CHAPITRE XIV.

CONCLUSIONS ET RÉSUMÉ.

PLACEMENT DES PLANCHES

Quelques-unes de ces héliogravures ont été reproduites d'après des photographies au lieu de l'être avec leurs négatives originales; aussi leur exécution laisse quelque chose à désirer; ce sont pourtant des reproductions exactes et bien supérieures, pour le but de l'auteur, à des gravures ou dessins de la meilleure exécution.

L'EXPRESSION

DES

ÉMOTIONS CHEZ L'HOMME

ET LES ANIMAUX

INTRODUCTION.

On a beaucoup écrit sur l'expression, et plus encore sur la physiognomonie, c'est-à-dire sur l'art de connaître le caractère par l'étude de l'état habituel des traits. Ce dernier sujet ne m'occupera pas ici. Les anciens traités [1] que j'ai consultés m'ont été d'une utilité médiocre ou nulle. Le meilleur d'entre eux est celui du peintre Le Brun, les fameuses *Conférences* [2] publiées en 1667, qui contiennent quelques bonnes observations. Un autre essai quelque peu suranné, les *Discours* (1774 à 1782) de Camper [3], anatomiste hollandais bien connu, ne peut guère être considéré comme ayant fait avancer notablement la question. Les

1. J. Parsons (Appendice aux *Philosophical Transactions*, 1746, p. 41) donne une liste de quarante et un anciens auteurs qui ont écrit sur l'expression.

2. *Conférences sur l'expression des différents caractères des passions*, Paris, in-4°, 1667. Je cite toujours d'après la réimpression des *Conférences* dans l'édition de Lavater, par Moreau, parue en 1820, vol. IX, p. 257.

3. *Discours par Pierre Camper sur le moyen de représenter les diverses passions*, etc., 1792.

1

œuvres que je vais citer méritent, au contraire, la plus grande considération.

En 1806 parut la première édition de l'*Anatomie et Philosophie de l'Expression*, de Sir Charles Bell; la troisième édition date de 1844 [4]. On peut le dire avec justice, non-seulement l'illustre physiologiste posait les premières pierres d'un nouvel édifice scientifique, mais il élevait déjà sur cette base une œuvre vraiment magistrale. Son ouvrage présente, à tout point de vue, un haut intérêt; on y trouve des descriptions prises sur le vif des diverses émotions, et des illustrations admirables. Son principal mérite est, comme on sait, d'avoir montré la relation intime qui existe entre les mouvements de l'expression et ceux de la respiration. L'un des points les plus importants, quelque insignifiant qu'il puisse paraître au premier abord, est celui-ci : les muscles qui entourent les yeux se contractent énergiquement durant les efforts respiratoires, afin de protéger ces organes délicats contre les effets de la pression sanguine. Le professeur Donders, d'Utrecht, a bien voulu, sur ma demande, faire de ce phénomène une étude complète, qui jette, comme nous le verrons plus loin, une vive lumière sur les expressions principales de la physionomie humaine.

L'important ouvrage de Sir Charles Bell n'a pas été apprécié ou même est resté ignoré de beaucoup d'auteurs étrangers. Quelques-uns, cependant, lui ont rendu justice, par exemple M. Lemoine [5], qui dit avec beaucoup de raison : « Le livre de Charles Bell devrait être médité par quiconque essaye de faire parler le visage de l'homme, par les philosophes aussi bien que par les artistes; car, sous

4. C'est d'après cette troisième édition, qui a été publiée après la mort de sir Ch. Bell et contient ses dernières corrections, que je citerai toujours; la première édition de 1806 est d'une valeur très-inférieure et ne contient pas quelques-unes de ses vues les plus importantes.

5. *De la physionomie et de la parole*, par Albert Lemoine, 1865, p. 101.

une apparence plus légère et sous le prétexte de l'esthétique, c'est un des plus beaux monuments de la science des rapports du physique et du moral. »

Sir Charles Bell, pour des motifs que nous indiquerons, n'essaya pas de poursuivre ses aperçus aussi loin qu'il aurait pu le faire. Il ne tenta pas d'expliquer pourquoi des émotions différentes mettent en jeu l'activité de muscles différents; pourquoi, par exemple, on voit les extrémités internes des sourcils s'élever et les coins de la bouche s'abaisser chez une personne que tourmentent le chagrin et l'anxiété.

En 1807, M. Moreau publiait une édition du traité de Lavater sur la *Physiognomonie*⁶, où il incorporait plusieurs de ses propres essais, contenant d'excellentes descriptions des mouvements des muscles faciaux, avec un grand nombre de remarques judicieuses. Toutefois il ne faisait pas faire grand progrès au côté philosophique de la question. Par exemple, parlant du froncement de sourcil, c'est-à-dire de la contraction du muscle appelé par les auteurs français le

6. *L'Art de connaitre les hommes, etc.*, par G. Lavater. — La première édition de cet ouvrage, à laquelle renvoie la préface de l'édition en dix volumes de 1820, comme contenant les observations de M. Moreau, aurait été publiée en 1807. Je ne doute pas de l'exactitude de cette date. Quelques travaux bibliographiques donnent cependant celle de 1805-1809. Mais 1805 parait une date impossible à admettre. Le docteur Duchenne fait remarquer que M. Moreau « a composé pour son ouvrage un article important », dans l'année 1805 (*Mécanisme de la physionomie humaine*, in-8°, édit. 1862, p. 5, et *Archives générales de médecine*, janv. et fév. 1862 ; je trouve aussi dans le premier volume de l'édition de 1820 des passages portant les dates des 12 décembre 1805 et 5 janvier 1806, outre celle du 13 avril déjà mentionnée. Se fondant sur ce que certains passages ont ainsi été *composés* en 1805, le docteur Duchenne donne à M. Moreau la priorité sur Sir Ch. Bell, dont l'ouvrage a paru, comme nous l'avons dit, en 1806. C'est là une manière bien inusitée de déterminer la priorité des œuvres scientifiques; de pareilles questions ont d'ailleurs peu d'importance en comparaison du mérite relatif de ces travaux. — Les passages de M. Moreau et de Le Brun cités ci-dessus sont tirés, ici comme toujours, de l'édition de Lavater de 1820, tome IV, p. 228, et tome IX, p. 279.

sourcilier (corrugator supercilii), M. Moreau remarquait avec justesse que « cette action des sourciliers est un des symptômes les plus tranchés de l'expression des affections pénibles ou concentrées. » Mais il ajoutait que « ces muscles, par leur attache et leur situation, sont aptes à resserrer, à concentrer les principaux traits de la *face*, comme il convient dans toutes ces passions vraiment oppressives ou profondes, dans ces affections dont le sentiment semble porter l'organisation à revenir sur elle-même, à se contracter et à *s'amoindrir* comme pour offrir moins de prise et de surface à des impressions redoutables ou importunes ». Si quelqu'un trouve que des remarques de cette nature éclairent la signification ou l'origine des différentes expressions, c'est qu'il comprend la question tout autrement que je ne le fais moi-même.

L'étude philosophique de l'expression avait fait, on le voit, peu de progrès depuis l'époque (1667), où le peintre Le Brun, décrivant l'expression de la frayeur, disait : « Le sourcil qui est abaissé d'un côté et élevé de l'autre, fait voir que la partie élevée semble le vouloir joindre au cerveau pour le garantir du mal que l'âme aperçoit, et le côté qui est abaissé et qui paraît enflé nous fait trouver dans cet état par les esprits qui viennent du cerveau en abondance, comme pour couvrir l'âme et la défendre du mal qu'elle craint; la bouche fort ouverte fait voir le saisissement du cœur, par le sang qui se retire vers lui, ce qui l'oblige, voulant respirer, à faire un effort qui est cause que la bouche s'ouvre extrêmement, et qui, lorsqu'il passe par les organes de la voix, forme un son qui n'est point articulé; que si les muscles et les veines paraissent enflés, ce n'est que par les esprits que le cerveau envoie en ces parties-là. » J'ai cru qu'il valait la peine de citer les phrases précédentes comme exemple des étranges insanités qui ont été écrites sur la question.

La Physiologie ou le Mécanisme de la Rougeur, par le docteur Burgess, parut en 1839 ; je ferai de nombreux emprunts à cet ouvrage dans mon treizième chapitre.

En 1862, le docteur Duchenne publia deux éditions, in-folio et in-octavo, de son *Mécanisme de la Physionomie humaine*, où il analyse au moyen de l'électricité, et représente par de magnifiques photographies les mouvements des muscles de la face. Il m'a généreusement permis de reproduire autant de ces photographies qu'il me conviendrait. Ses travaux ont été traités légèrement ou même complétement négligés par certains de ses compatriotes. Le docteur Duchenne a peut-être exagéré l'importance de la contraction isolée des muscles pris individuellement dans la production de l'expression ; car, si l'on considère les connexions intimes de ces muscles, représentés par les dessins anatomiques de Henle [7], — les meilleurs, je crois, qui aient été jamais publiés, — il est difficile de croire qu'ils puissent agir isolément. Toutefois, il est certain que le docteur Duchenne s'est parfaitement rendu compte de cette cause d'erreur, aussi bien que de diverses autres, et puisqu'on sait qu'il a parfaitement réussi à élucider par l'électricité la physiologie des muscles de la main, on peut croire aussi qu'il est généralement dans le vrai relativement aux muscles de la face. A mon avis, le travail du docteur Duchenne représente un progrès considérable. Personne n'a plus soigneusement étudié la contraction de chaque muscle en particulier et le plissement de la peau qui en résulte. Il a montré en outre — et c'est là un service important — quels sont les muscles dont la volonté peut le moins isoler l'action. Il a d'ailleurs rarement abordé les considérations théoriques, et cherché à expliquer pourquoi certains muscles,

7. *Handbuch der systematischen Anatomie des Menschen*, Band I, Dritte Abtheilung, 1858.

plutôt que d'autres, se contractent sous l'influence de certaines émotions.

Un anatomiste français distingué, Pierre Gratiolet, fit à la Sorbonne une série de leçons sur l'expression, et ses notes furent publiées après sa mort (1865) sous le titre : *De la Physionomie et des Mouvements d'expression*. C'est un ouvrage très-intéressant, plein d'observations précieuses. Sa théorie est assez complexe, et, autant qu'on peut la formuler en une seule phrase (p. 65), la voici : « Il résulte, dit-il, de tous les faits que j'ai rappelés, que les sens, l'imagination et la pensée elle-même, si élevée, si abstraite qu'on la suppose, ne peuvent s'exercer sans éveiller un sentiment corrélatif, et que ce sentiment se traduit directement, sympathiquement, symboliquement ou métaphoriquement, dans toutes les sphères des organes extérieurs, qui le racontent tous, suivant leur mode d'action propre, comme si chacun d'eux avait été directement affecté. »

Gratiolet paraît méconnaître l'habitude héréditaire, et même jusqu'à un certain point l'habitude individuelle ; il en résulte, me semble-t-il, qu'il est impuissant à donner l'explication juste ou même une explication quelconque de beaucoup de gestes et d'expressions. Comme exemple de ce qu'il appelle les mouvements symboliques, je citerai les remarques qu'il emprunte (p. 37) à M. Chevreul, à propos de l'homme qui joue au billard : « Si une bille dévie légèrement de la direction que le joueur prétend lui imprimer, ne l'avez-vous pas vu cent fois la pousser du regard, de la tête et même des épaules, comme si ces mouvements, purement symboliques, pouvaient rectifier son trajet ? Des mouvements non moins significatifs se produisent quand la bille manque d'une impulsion suffisante ; et, chez les joueurs novices, ils sont quelquefois accusés au point d'éveiller le sourire sur les lèvres des spectateurs. » Il me semble que des mouvements de cette nature peuvent être attribués simplement à l'habitude. Toutes les fois qu'un homme a désiré mouvoir un objet dans une certaine direction, il l'a poussé dans cette direction; pour le faire avancer, il l'a poussé en avant; pour l'arrêter, il l'a tiré en arrière. Par conséquent, quand un joueur voit sa bille rouler dans une mauvaise direction et qu'il désire vivement qu'elle en prenne une autre, il ne peut s'empêcher, par suite d'une longue habitude, d'exécuter d'une façon inconsciente les mouvements dont il a éprouvé l'efficacité en d'autres occasions.

Comme exemple de mouvements sympathiques, Gratiolet indique (p. **212)** le fait suivant : « Un jeune chien, à oreilles droites, auquel son maître présente de loin quelque viande appétissante, fixe avec ardeur ses yeux sur cet objet, dont il suit tous les mouvemens, et pendant que les yeux regardent, les deux oreilles se portent en avant, comme si cet objet pouvait être entendu. » Dans ce cas, au lieu de supposer une sympathie entre les oreilles et les yeux, il me paraît plus simple d'admettre que, durant plusieurs générations, lorsque les chiens ont regardé un objet avec une attention soutenue, ils ont en même temps dressé les oreilles afin de percevoir tout bruit qui aurait pu en venir; réciproquement ils ont regardé attentivement dans la direction de tous les bruits qu'ils écoutaient; les mouvements de ces organes ont été ainsi définitivement associés par une longue habitude.

En 1859, le docteur Piderit avait publié sur l'expression un ouvrage que je n'ai pas lu, mais où il avait, prétend-il, devancé Gratiolet dans beaucoup de ses aperçus. En 1867, il donna son *Wissenschaftliches System der Mimik und Physiognomik*. Il n'est guère possible de donner en quelques mots une notion complète de ses théories ; les deux propositions suivantes, que je lui emprunte, suffiront peut-être à en donner une idée, autant qu'on puisse le **faire** brièvement : « Les

mouvements musculaires d'expression sont en partie relatifs à des objets imaginaires, en partie à des impressions
sensorielles imaginaires. Cette proposition renferme la clef
qui permet de comprendre tous les mouvements musculaires
expressifs. » (P. 25.) Et ailleurs : « Les mouvements
expressifs se manifestent surtout dans les muscles nombreux
et mobiles de la face ; d'une part parce que les nerfs qui les
mettent en mouvement naissent dans le voisinage le plus
immédiat de l'organe de la pensée, et d'autre part parce que
ces muscles sont annexés aux organes des sens. » (P. 26.)
Si le docteur Piderit eût étudié l'ouvrage de Sir Ch. Bell,
il n'aurait probablement pas dit (p. 101) qu'un rire violent
cause un froncement de sourcil parce qu'il tient de la nature
de la douleur ; ni que chez les enfants (p. 103) les
larmes irritent les yeux et excitent ainsi la contraction des
muscles qui les entourent. Diverses bonnes remarques sont
d'ailleurs semées dans ce volume, et je les rappellerai en
temps et lieu.

On trouve dans divers ouvrages de courtes dissertations
sur l'expression, auxquelles il n'est pas besoin de nous
arrêter ici. Citons cependant M. Bain, qui, dans deux de
ses livres, a traité la question avec quelque développement.
« Je regarde, dit-il[8], ce qu'on appelle l'expression comme
une simple partie de la sensation ; c'est, je crois, une loi
générale de l'entendement qu'il se produit toujours une
action diffuse ou excitation sur les organes extérieurs de
l'économie, en même temps que s'opère la sensation interne
ou conscience. » Dans un autre passage il ajoute : « Un
très-grand nombre de faits pourraient être rangés sous le
principe suivant : tout état de plaisir répond à une aug-

---

8. *The Senses and the Intellect,* 2ᵉ édit., 1864, p. 96 et 288. La pré-
face de la première édition de cet ouvrage est datée de juin 1855. —
Voyez aussi la seconde édition du livre de M. Bain sur les *Emotions and
Will*

mentation, tout état de douleur à une dépression d'une partie ou de la totalité des fonctions vitales. » La loi précédente sur l'action diffuse des sensations paraît être trop générale pour jeter beaucoup de lumière sur les expressions en particulier.

M. Herbert Spencer, traitant des sensations dans ses *Principes de Psychologie* (1855), fait les remarques suivantes : « Une frayeur intense s'exprime par des cris, des efforts pour se cacher ou s'échapper, par des palpitations et du tremblement; or, c'est précisément ce que provoquerait la présence du mal qui est redouté. Les passions destructives se manifestent par une tension générale du système musculaire, le grincement des dents, la saillie des griffes, la dilatation des yeux et des narines, les grognements; or, toutes ces actions reproduisent à un moindre degré celles qui accompagnent l'immolation d'une proie. » Voilà, je crois, la vraie théorie d'un grand nombre d'expressions; mais le principal intérêt et la difficulté du sujet est de démêler la prodigieuse complexité des résultats. Je suppose que quelque auteur (sans pouvoir préciser lequel) avait déjà exprimé une opinion à peu près semblable, car Sir Ch. Bell avait écrit[9] : « On a dit que les signes extérieurs de la passion consistent simplement dans les phénomènes accessoires qui accompagnent inévitablement nos mouvements volontaires par l'effet de notre organisation. » M. Spencer[10] a publié aussi une bonne étude sur la physiologie du rire, où il insiste sur cette loi générale que « la sensation qui dépasse un certain degré se transforme habituellement en acte matériel »; et sur cette autre que « un afflux de force nerveuse non dirigé prend

---

9. *The Anatomy of Expression,* 3ᵉ édit., p. 121.

10. *Essays, Scientific, Political, and Speculative,* seconde série, 1863, p. 111. On trouve dans la première série des Essais une dissertation sur le rire qui me paraît d'une valeur très-médiocre.

manifestement tout d'abord les voies les plus habituelles; si celles-ci ne suffisent pas, il déborde ensuite vers les voies les moins usitées ». Cette loi est, je crois, de la plus haute importance par la clarté qu'elle jette sur notre sujet [11].

Tous les auteurs qui ont écrit sur l'expression, à l'exception de M. Spencer — le grand interprète du principe de l'évolution — semblent avoir été fermement convaincus que l'espèce, y compris bien entendu l'espèce humaine, est apparue dans son état actuel. Sir Ch. Bell, pénétré de cette conviction, soutient que beaucoup de nos muscles de la face sont « uniquement des instruments de l'expression », ou « sont spécialement disposés » pour ce seul objet [12]. Cependant le simple fait que les singes anthropoïdes possèdent les mêmes muscles faciaux que nous [13], rend cette opinion très-improbable; car personne, je présume, ne sera disposé à admettre que les singes ont été pourvus de muscles spéciaux uniquement pour exécuter leurs hideuses grimaces. Aussi bien, des usages distincts, indépendants de l'expression, peuvent être assignés avec une grande vraisemblance à presque tous les muscles de la face.

11. Depuis la publication de l'Essai dont il est ici question, M. Spencer en a écrit un autre sur *Les Mœurs et les Sentiments moraux* dans la *Fortnightly Review*, 1er, avril 1871, p. 426. Il vient enfin de publier ses dernières conclusions dans le volume II de la seconde édition des *Principles of Psychology*, 1872, p. 539. Je dois constater, afin de ne pas être accusé d'empiéter sur le domaine de M. Spencer, que j'avais annoncé dans ma *Descendance de l'homme* qu'une partie du présent volume était déjà écrite; mes premières notes manuscrites sur l'expression datent de l'année 1838.

12. *Anatomy of Expression*, 3e édit., p. 98, 121, 131.

13. Le professeur Owen constate expressément (*Proc. Zoolog. Soc.*, 1830, p. 28) qu'il en est ainsi chez l'orang, et il passe en revue tous les muscles les plus importants dont le rôle, dans l'expression des sentiments, est bien connu chez l'homme. Voyez aussi une description des divers muscles de la face du chimpanzé, par le professeur Macalister, dans *Annals and Magazine of Natural History*, vol. VII; mai 1871, p. 342.

Sir Ch. Bell avait manifestement le désir d'établir une distinction aussi profonde que possible entre l'homme et les animaux ; « chez les créatures inférieures, dit-il, il n'y a pas d'autre expression que celle qu'on peut rapporter avec plus ou moins de certitude à leurs actes de volition ou à leurs instincts nécessaires ». Et plus loin, « leurs faces paraissent surtout capables d'exprimer la rage et la frayeur [14]. » Et pourtant l'homme lui-même ne peut exprimer la tendresse et l'humilité par des signes extérieurs aussi parfaitement que le fait le chien, lorsqu'il vient au-devant de son maître bien-aimé, les oreilles tombantes, les lèvres pendantes, le corps ondulant et en remuant la queue. Il est aussi impossible d'expliquer ces mouvements chez le chien par les actes de volition ou la fatalité des instincts, qu'il le serait d'expliquer de la même manière le rayonnement du regard et le sourire aux lèvres de l'homme qui rencontre un vieil ami. Si l'on avait demandé à Sir Ch. Bell comment il expliquait l'expression de l'affection chez le chien, il aurait sans doute répondu que cet animal a été créé avec des instincts spéciaux le rendant propre à s'associer à l'homme, et que toute recherche ultérieure sur ce sujet serait superflue.

Gratiolet, bien que niant expressément [15] qu'un muscle quelconque ait été développé uniquement en vue de l'expression, ne semble pas avoir jamais pensé au principe de l'évolution. Il paraît regarder chaque espèce comme le produit d'une création distincte. Il en est de même des autres auteurs qui ont écrit sur l'expression. Le docteur Duchenne, par exemple, après avoir parlé des mouvements des membres, et venant à ceux qui donnent l'expression au visage [16], fait la remarque suivante : « Le Créateur n'a donc pas eu à se préoccuper ici des besoins de la méca-

14. *Anatomy of Expression,* p. 121, 138.
15. *De la Physionomie,* p. 12, 73.
16. *Mécanisme de la physionomie humaine,* édit. in-8°, p. 31.

nique; il a pu, selon sa sagesse, ou — que l'on me pardonne cette manière de parler — par une divine fantaisie, mettre en action tel ou tel muscle, un seul ou plusieurs muscles à la fois, lorsqu'il a voulu que les signes caractéristiques des passions, même les plus fugaces, fussent écrits passagèrement sur la face de l'homme. Ce langage de la physionomie une fois créé, il lui a suffi, pour le rendre universel et immuable, de donner à tout être humain la faculté instinctive d'exprimer toujours ses sentiments par la contraction des mêmes muscles. »

Beaucoup d'auteurs considèrent la théorie de l'expression comme entièrement impossible. Ainsi l'illustre physiologiste Müller [17] dit : « L'expression complétement différente des traits dans les diverses passions est une preuve que des groupes distincts de fibres du nerf facial sont impressionnés, suivant la nature de la sensation produite. Quant à la cause de ce fait, nous l'ignorons complétement. »

Aussi longtemps que l'homme et les autres animaux seront considérés comme des créations indépendantes, il est certain qu'un obstacle invincible paralysera les efforts de notre curiosité naturelle pour poursuivre aussi loin que possible la recherche des causes de l'expression. Par cette doctrine, tout pourrait et peut également être expliqué; et son influence a été aussi funeste relativement à l'expression que pour toutes les autres branches de l'histoire naturelle. Certaines expressions de l'espèce humaine, les cheveux qui se hérissent sous l'influence d'une terreur extrême, les dents qui se découvrent dans l'emportement de la rage, sont presque inexplicables si l'on n'admet pas que l'homme a vécu autrefois dans une condition très-inférieure et voisine de la bestialité. La communauté de certaines expressions dans des espèces distinctes, quoique voisines, par exemple les mouvements des

17. *Éléments de Physiologie*, traduction anglaise; vol. VII, p. 934.

mêmes muscles de la face pendant le rire chez l'homme et chez divers singes, se comprend un peu mieux si l'on croit à la descendance de ces espèces d'un ancêtre commun. Celui qui admet d'une manière générale le développement graduel de l'organisation et des habitudes chez tous les animaux verra toute la question de l'expression s'éclairer d'un jour nouveau et intéressant.

L'étude de l'expression est difficile, vu l'extrême délicatesse et la fugacité des mouvements. On peut parfois percevoir très-nettement un changement dans une physionomie, sans pouvoir spécifier en quoi ce changement consiste. Quand nous sommes témoins d'une émotion profonde, notre sympathie est si fortement excitée que l'observation rigoureuse est oubliée ou rendue presque impossible ; je possède plusieurs preuves curieuses de ce fait. Notre imagination est une nouvelle source d'erreurs encore plus graves : si nous nous attendons, dans une situation donnée, à voir une certaine expression, nous nous imaginons sans peine qu'elle existe. Le docteur Duchenne, malgré sa grande expérience, s'était longtemps figuré, dit-il, que plusieurs muscles se contractaient sous l'empire de certaines émotions, tandis qu'il s'est convaincu plus tard que le mouvement était borné à un seul muscle.

Voici les moyens d'étude que j'ai adoptés avec le plus de profit, pour avoir un criterium aussi sûr que possible et pour vérifier, sans tenir compte de l'opinion reçue, jusqu'à quel point les divers changements des traits et des gestes traduisent réellement certains états de l'esprit.

1° J'ai observé les enfants, car ils expriment plusieurs émotions, suivant la remarque de Sir Ch. Bell, « avec une énergie extraordinaire » ; en effet, à mesure que nous avançons en âge, quelques-unes de nos expressions « ne proviennent plus de la source pure et sans mélange d'où elles jaillissent pendant l'enfance [18] ».

2° Il m'a paru qu'il serait bon d'étudier les aliénés, car ils sont soumis aux passions les plus violentes et leur donnent un libre cours. N'ayant pas l'occasion de faire cette étude par moi-même, je m'adressai au docteur Maudsley; il me présenta au docteur J. Crichton Browne, qui est chargé d'un immense Asile près de Wakefield, et qui, comme je le vis, s'était déjà occupé de la question. Cet excellent observateur, avec une bonté infatigable, m'a envoyé des notes et des descriptions étendues, avec des aperçus précieux sur plusieurs points, et je ne saurais estimer assez haut le prix de son concours. Je suis aussi redevable de faits intéressants sur deux ou trois points à M. Patrick Nicol du *Sussex lunatic Asylum*.

3° Le docteur Duchenne, comme nous l'avons déjà vu, a galvanisé les muscles de la face chez un vieillard dont la peau était peu sensible, et reproduit ainsi diverses expressions qui ont été photographiées à une grande échelle. J'ai eu la bonne fortune de pouvoir montrer plusieurs des meilleures épreuves, sans un mot d'explication, à une vingtaine de personnes instruites, d'âges divers et des deux sexes; je leur demandais, à chaque fois, par quelle émotion ou quelle sensation elles supposaient que le vieillard fût animé, et je recueillais leur réponse dans les propres termes dont elles se servaient. Parmi ces expressions, plusieurs furent immédiatement reconnues de presque tout le monde, bien que chacun ne les décrivît pas exactement par les mêmes mots; ces expressions peuvent, me semble-t-il, être tenues pour fidèles, et nous les décrirons plus loin. Quelques-unes, au contraire, furent l'objet de jugements très-différents. Cet examen me fut utile à un autre point de vue, en me démontrant

18. *Anatomy of Expression,* 3e édit., p. 198.

la facilité avec laquelle nous pouvons nous laisser égarer par notre imagination. En effet, lorsque je regardai pour la première fois les photographies du docteur Duchenne, en lisant le texte simultanément et m'instruisant ainsi de l'intention de l'auteur, je fus. à de rares exceptions près, constamment frappé de leur merveilleuse vérité. Et cependant, si je les avais examinées sans aucune explication, j'aurais été sans doute aussi embarrassé, dans certains cas, que l'ont été les personnes que j'ai consultées.

4° J'avais espéré trouver un puissant secours chez les grands maîtres en peinture et en sculpture, qui sont des observateurs si attentifs. En conséquence, j'ai étudié les photographies et les gravures de beaucoup d'œuvres bien connues; mais, sauf quelques exceptions, je n'y ai trouvé aucun profit. La raison en est sans doute que, dans les œuvres d'art, la beauté est le but principal : or, la violente contraction des muscles de la face est incompatible avec la beauté[19]. L'idée de la composition est généralement traduite avec une vigueur et une vérité merveilleuses par des accessoires habilement disposés.

5° Il m'a semblé de la plus haute importance de vérifier si les mêmes expressions et les mêmes gestes, ainsi qu'on l'a souvent assuré sans preuves suffisantes, existent chez toutes les races humaines, spécialement chez celles qui ont eu peu de rapports avec les Européens. Si les mêmes mouvements des traits ou du corps expriment les mêmes émotions dans diverses races humaines distinctes. on peut en conclure avec beaucoup de probabilité que ces expressions sont les véritables, c'est-à-dire sont innées ou instinctives. Des expressions ou des gestes conventionnels acquis par l'individu au début de sa vie seraient probablement différents chez les diverses races, comme

19. Voyez des remarques sur ce sujet dans le *Laocoon* de Lessing traduit par W. Ross; 1836, p. 19.

leurs langages. En conséquence, au commencement de l'année 1867, je fis imprimer et circuler une série de questions, en demandant qu'on voulût bien y répondre par des observations directes, et non point par des souvenirs. Ces questions furent écrites à un moment où mon attention était depuis longtemps dirigée d'un autre côté, et je reconnais aujourd'hui qu'elles auraient pu être beaucoup mieux rédigées. A quelques-uns des derniers exemplaires j'ajoutai, écrites à la main, quelques remarques additionnelles :

1. L'étonnement s'exprime-t-il en ouvrant largement les yeux et la bouche et en élevant les sourcils?

2. La honte fait-elle rougir, quand la couleur de la peau permet de reconnaître ce changement de sa coloration? en particulier, quelle est la limite inférieure de la rougeur?

3. Un homme indigné ou défiant fronce-t-il les sourcils, redresse-t-il le corps et la tête, efface-t-il les épaules et serre-t-il les poings.

4. Un homme qui réfléchit profondément sur un sujet ou cherche à résoudre un problème fronce-t-il les sourcils ou la peau qui est au-dessous de la paupière inférieure?

5. Dans l'abattement, les coins de la bouche sont-ils abaissés, et l'extrémité interne des sourcils est-elle relevée par le muscle que les Français appellent « muscle de la douleur* »? Dans cet état, le sourcil devient légèrement oblique et se gonfle un peu à son extrémité interne; le front se plisse transversalement dans sa partie moyenne et non dans toute sa largeur, comme lorsque les sourcils s'élèvent sous l'influence de la surprise.

6. Dans la bonne humeur, les yeux brillent-ils, la peau se plisse-t-elle légèrement autour et au-dessous d'eux, la bouche est-elle un peu tirée en arrière aux commissures?

7. Quand un homme se moque d'un autre ou le gourmande, soulève-t-il le coin de la lèvre supérieure au-dessus de la canine ou

---

* Nom que **M. Duchenne** (de Boulogne) donne au sourcilier. Voyez *Physiologie des mouvements*, p. 825.

(Note des traducteurs.

dent de l'œil, du côté qui fait face à l'individu auquel il s'adresse?

8. Reconnaît-on un air hargneux ou obstiné à ces signes principaux : les lèvres serrées, un regard menaçant et un léger froncement de sourcil?

9. Le mépris s'exprime-t-il en avançant légèrement les lèvres et levant le nez avec une petite expiration?

10. Le dégoût fait-il renverser la lèvre inférieure et soulever légèrement la lèvre supérieure avec une expiration brusque, à peu près comme dans la nausée ou dans l'acte de cracher?

11. La frayeur extrême est-elle exprimée de la manière habituelle aux Européens?

12. Le rire est-il jamais poussé au point d'amener des larmes dans les yeux?

13. Quand un homme désire montrer qu'une chose ne peut se faire ou qu'il ne peut lui-même faire quelque chose, est-ce qu'il hausse les épaules, porte les coudes en dedans, étend en dehors la paume des mains, et relève ses sourcils?

14. Lorsque les enfants boudent, font-ils la moue ou avancent-ils beaucoup les lèvres?

15. Peut-on reconnaître une expression criminelle, ou rusée, ou jalouse? Je ne saurais dire du reste d'après quoi on pourrait déterminer ces expressions.

16. Hoche-t-on la tête verticalement pour affirmer; la secoue-t-on latéralement pour nier?

Les observations faites sur des naturels ayant eu peu de communications avec les Européens seraient sans doute les plus précieuses; toutefois celles qu'on fera sur n'importe quels indigènes auront beaucoup d'intérêt pour moi. Les généralités sur l'expression ont relativement peu de valeur; et la mémoire est si infidèle, que je prie instamment mes correspondants de ne pas se fier à des souvenirs. Une description précise de l'attitude prise sous l'influence d'une émotion ou d'un état d'esprit quelconque, avec l'indication des circonstances qui ont produit cet état d'esprit, constituera un renseignement de grande valeur.

A ces questions, j'ai reçu trente-six réponses de différents observateurs, dont plusieurs sont missionnaires ou protecteurs des indigènes; je leur suis à tous très-reconnaissant

de la peine qu'ils ont prise et du concours précieux qu'ils
m'ont prêté. J'indiquerai leurs noms, etc., à la fin de ce
chapitre, afin de ne pas interrompre mon exposition.
Ces réponses sont relatives à plusieurs des races humaines
les plus tranchées et les plus sauvages. Plusieurs fois on a
noté les circonstances sous l'empire desquelles chaque expression a été observée, et l'on a décrit cette expression; en
pareil cas les réponses méritent une pleine confiance. Quand
les réponses ont été simplement *oui* et *non*, je les ai toujours
reçues avec défiance. Il résulte des renseignements qui m'ont
été ainsi fournis qu'un même état d'esprit est exprimé en
tout pays avec une remarquable uniformité; ce fait est
par lui-même intéressant, car il démontre une étroite simi-
litude de structure physique et d'état intellectuel chez
toutes les races de l'espèce humaine.

6° Enfin, j'ai observé d'aussi près que je l'ai pu
l'expression des diverses passions chez quelques-uns de
nos animaux domestiques. Je crois que ce point est d'une
importance capitale, non pas sans doute pour décider jusqu'à quel degré certaines expressions sont, chez l'homme,
caractéristiques de certains états d'esprit, mais parce qu'il
nous fournit la base la plus sûre pour établir d'une manière
générale les causes ou l'origine des divers mouvements de
l'expression. En observant les animaux, nous sommes moins
exposés à subir l'influence de notre imagination, et nous n'a-
vons pas à craindre que leurs expressions soient conventionnelles.

Je viens de signaler des causes d'erreurs, entre autres
la nature fugitive de certaines expressions (le changement
des traits étant souvent extrêmement léger); la facilité avec laquelle notre sympathie s'éveille à la vue
d'une forte émotion et la distraction qui en résulte; les illusions causées par l'imagination lorsque nous savons vague-

ment ce que nous devons attendre, quoique assurément peu d'entre nous connaissent exactement le jeu de la physionomie ; je pourrais même ajouter en dernier lieu la banale habitude que nous avons du sujet. Pour toutes ces raisons, l'observation de l'expression n'est nullement facile ; plusieurs personnes que j'avais priées d'observer certains points s'en sont bien vite aperçues. Il est donc malaisé de déterminer avec certitude quels sont les mouvements des traits et les attitudes qui caractérisent habituellement certains états de l'esprit. Cependant j'espère que l'observation des enfants, des aliénés, des diverses races humaines, des œuvres d'art, enfin l'étude de l'action de l'électricité sur les muscles de la face, telle que l'a faite le docteur Duchenne, nous auront permis de vaincre certaines difficultés et d'éclaircir bien des points douteux.

Reste une difficulté plus grande encore : c'est de pénétrer la cause ou l'origine des diverses expressions et de juger s'il existe une explication théorique qui soit digne de foi. Aussi bien, lorsque nous avons de notre mieux appliqué notre raison, sans l'aide d'aucune règle, à juger si parmi deux ou trois explications il en est une qui soit plus satisfaisante que les autres ou si aucune ne l'est, je ne vois qu'un seul moyen de contrôler nos conclusions : c'est d'observer si l'hypothèse qui semble pouvoir expliquer une expression donnée est applicable à d'autres cas analogues, et en particulier si les mêmes principes généraux peuvent s'appliquer d'une façon satisfaisante et à l'homme et aux animaux. J'incline à penser que cette dernière méthode est celle qui rend le plus de services. La difficulté de vérifier une explication théorique quelconque et de la contrôler par une méthode de recherche déterminée est ce qui trouble le plus l'intérêt que cette étude paraît si propre à exciter.

Enfin, quant à mes propres observations, je dois constater qu'elles ont commencé dès l'année 1838 ; depuis cette époque jusqu'à ce jour, je me suis fréquemment occupé de la question. A cette date, j'inclinais déjà à croire au principe de l'évolution, c'est-à-dire à la production des espèces par d'autres formes inférieures. En conséquence, lorsque je lus le grand ouvrage de Sir Ch. Bell, je fus frappé de l'insuffisance de sa théorie, d'après laquelle l'homme a été créé avec certains muscles spécialement adaptés à l'expression de ses sentiments. Il me parut probable que l'habitude d'exprimer nos sentiments par certains mouvements avait dû être d'une manière quelconque acquise graduellement, bien qu'elle soit maintenant devenue innée. Mais découvrir comment ces habitudes avaient été acquises n'était pas une tâche peu embarrassante. Il fallait considérer toute la question à un nouveau point de vue et donner de chaque expression une explication rationnelle. Tel est le désir qui m'a conduit à entreprendre cet ouvrage, quelque imparfaite qu'en pût être l'exécution.

Je vais maintenant donner les noms des personnes qui ont mérité ma reconnaissance en me fournissant des renseignements sur l'expression chez les diverses races humaines; j'indiquerai en même temps quelques-unes des circonstances dans lesquelles chaque observation a été faite. Grâce à la bienveillance et à la haute influence de MM. Wilson, de Hayes, Place, Kent, je n'ai pas reçu d'Australie moins de treize séries de réponses à mes questions. Je m'en suis particulièrement félicité, car les indigènes australiens se placent parmi les races humaines les plus tranchées. On verra que ces observations ont été faites surtout dans le Sud, en dehors des frontières de la colonie de Victoria; toutefois quelques réponses excellentes me sont aussi venues du Nord.

M. Dyson Lacy m'a fourni avec de grands détails quelques observations précieuses faites à plusieurs centaines de milles dans l'intérieur de Queensland. M. R. Brough Smyth, de Melbourne, m'a été fort utile par ses remarques personnelles et par l'envoi qu'il m'a fait de plusieurs des lettres écrites par les personnes suivantes : le Rév. M. Hagenauer, du Lac Wellington, missionnaire à Gippsland (Victoria), qui a beaucoup vécu avec les naturels ; M. Samuel Wilson, propriétaire, résidant à Langerenong, Wimmera (Victoria) ; le Rév. George Taplin, directeur de l'Établissement industriel indigène à Port Macleay ; M. Archibald G. Lang, de Coranderik (Victoria), professeur à l'école où sont réunis les naturels vieux et jeunes de toutes les parties de la colonie ; M. H. B. Lane, de Belfast (Victoria), fonctionnaire de l'administration judiciaire, dont les observations méritent à coup sûr la plus entière confiance ; M. Templeton Bunnett, d'Echuca, qui est établi sur les confins de la colonie de Victoria, et a pu ainsi observer beaucoup d'indigènes qui avaient eu fort peu de rapports avec les blancs ; il a comparé ses observations avec celles de deux autres colons qui habitaient depuis longtemps dans le voisinage ; enfin M. J. Bulmer, missionnaire dans une localité lointaine de Gippsland (Victoria).

Je suis aussi redevable au docteur Ferdinand Müller, botaniste distingué de Victoria, de quelques observations qu'il a faites lui-même ; il m'a en outre envoyé d'autres renseignements dus à M. Green, ainsi que quelques-unes des lettres précédemment citées.

Relativement aux Maoris de la Nouvelle-Zélande, le Rév. J. W. Stack n'a répondu qu'à une petite partie de mes questions ; mais ses réponses ont été remarquablement complètes, claires et nettes, avec mention des circonstances dans lesquelles les observations ont été faites.

Le rajah Brooke m'a donné quelques renseignements relatifs aux Dyaks de Bornéo.

Relativement aux Malais, j'ai été très-favorisé ; en effet,

M. F. Geach (auquel j'ai été présenté par M. Wallace) a observé, pendant son séjour en qualité d'ingénieur des mines dans l'intérieur de Malacca, beaucoup de naturels qui n'avaient eu antérieurement aucun rapport avec les blancs. Il m'a écrit deux longues lettres remplies d'observations admirables et minutieuses sur leurs expressions. Il a observé de la même manière les Chinois qui émigrent dans l'archipel Malais.

M. Swinhoe, consul de S. M. Britannique, naturaliste bien connu, a aussi observé pour moi les Chinois dans leur pays natal, et pris quelques informations auprès d'autres personnes dignes de foi.

Dans l'Inde, pendant sa résidence à titre officiel dans le district Ahmednugur de la présidence de Bombay, M. H. Erskine a porté son attention sur l'expression des habitants ; mais il a rencontré de grandes difficultés pour arriver à des conclusions certaines, par suite de leur dissimulation habituelle de toute espèce d'émotion en présence des Européens. En outre, il a obtenu pour moi des renseignements de M. West, juge à Canara, et pris des informations sur certains points auprès de personnes intelligentes, nées dans la colonie. A Calcutta, M. J. Scott, directeur du Jardin botanique, a observé avec soin les diverses tribus auxquelles appartenaient les hommes qui y ont été employés depuis un temps considérable ; personne ne m'a envoyé des détails aussi complets et aussi précieux ; l'habitude de l'observation attentive qu'il doit à ses études botaniques a été mise à profit pour notre sujet. Quant à Ceylan, je dois beaucoup au Rév. S. O. Glenie, qui a répondu à quelques-unes de mes questions.

Pour l'Afrique, j'ai eu du malheur au sujet des nègres, bien que M. Winwood Read m'ait aidé autant qu'il était en son pouvoir. Il m'eût été relativement facile d'obtenir des renseignements sur les nègres esclaves en Amérique, mais comme ils ont été depuis longtemps mêlés aux blancs, ces observations auraient eu peu de valeur. Dans la partie méridionale de ce continent, M. Barbier a étudié les Cafres et les Fingos et m'a envoyé plusieurs réponses explicites. M. J. P. Mansel Weale a fait aussi quelques observations sur les naturels, et m'a fourni un curieux document, à savoir l'opinion écrite en anglais de Christian Gaika, frère du chef Sandilli, sur les expressions de ses compatriotes. Pour les régions septentrionales de l'Afrique, le capitaine Speedy, qui a longtemps habité chez les Abyssins, a répondu à mes questions, en partie d'après ses souvenirs, en partie d'après des observations faites sur le fils du roi Théodore, qui était alors sous sa garde. Le professeur Asa Gray et sa femme ont été frappés de quelques particularités dans l'expression des naturels qu'ils ont observés en remontant le Nil.

Pour le grand continent américain, M. Bridges, catéchiste qui réside chez les Fuégiens, a répondu à quelques questions sur leurs expressions, qui lui avaient été adressées il y a plusieurs années. Dans la moitié septentrionale du continent, le docteur Rothrock a étudié les expressions des Atnah et des Espyox, tribus sauvages de la rivière Nasse qui coule vers le nord-ouest de l'Amérique. M. Washington Matthews, aide-major de l'armée des États-Unis, après avoir vu mes questions imprimées dans le *Smithsonian Report*, a aussi observé avec un soin particulier quelques-unes des tribus occidentales des États-Unis, savoir : les Tetons, Grosventres, Mandans et Assinaboines ; ses réponses sont de la plus grande valeur.

Enfin, en outre de ces sources spéciales d'informations, j'ai réuni quelques faits, d'ailleurs peu nombreux, rapportés incidemment dans divers livres de voyages.

Comme j'aurai souvent l'occasion, surtout dans la dernière partie de ce volume, de parler des muscles de la face

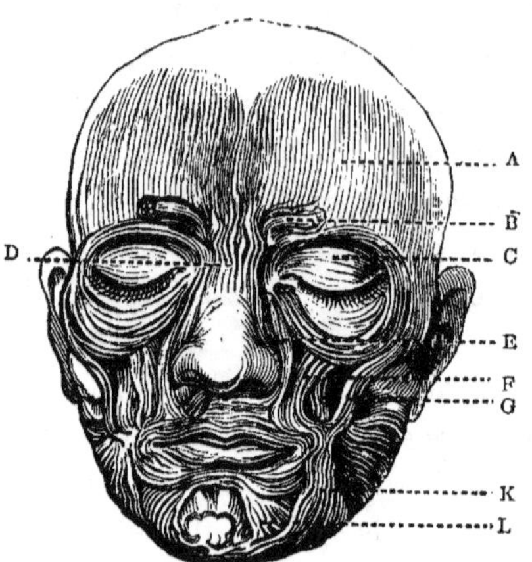

Fig. 1. — Dessin des muscles de la face, d'après Sir Ch. Bell.

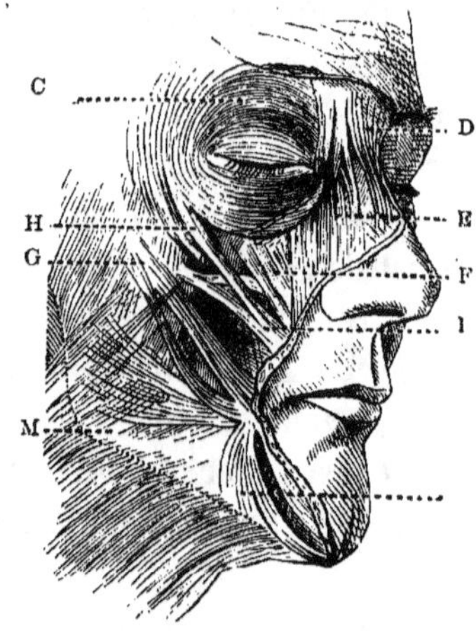

Fig. 2. — Dessin d'après Henle.

humaine, je place ici un dessin (fig. 1), copié et réduit
d'après l'ouvrage de Sir Ch. Bell, ainsi que deux autres,

où les détails sont plus soignés (fig. 2 et 3), d'après le livre bien connu de Henle, *Handbuch der systematischen Anatomie des Menschen*. Les mêmes lettres se rapportent

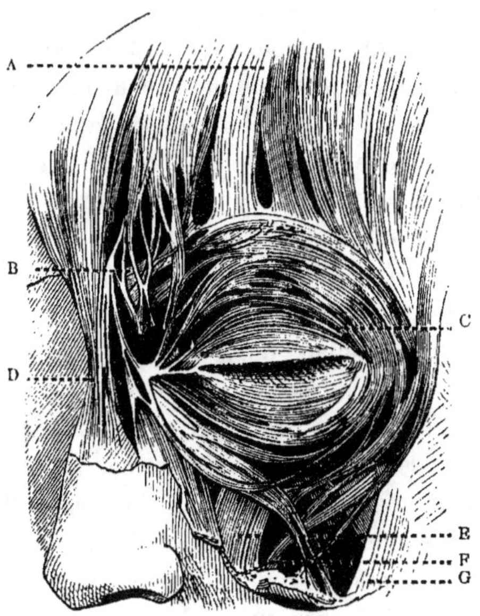

Fig. 3. — Dessin d'après Henle.

A. Occipito-frontalis, ou muscle frontal.
B. Corrugator supercilii, ou muscle
sourcilier.
C. Orbicularis palpebrarum, ou muscle
orbiculaire des paupières.
D. Pyramidalis nasi, ou muscle pyramidal du nez.
E. Levator labii superioris alæque nasi.

F. Levator labii proprius.
G. Zygomatique.
H. Malaris.
I. Petit zygomatique.
K. Triangularis oris, ou depressor an-
guli oris.
L. Quadratus menti.
M. Risorius, portion du platysma
myoïdes (peaucier).

aux mêmes muscles dans les trois figures, mais on n'a in-diqué que les noms des muscles les plus importants aux-quels j'aurai à faire allusion. Les muscles de la face entre-mêlent beaucoup leurs fibres, et c'est à peine, d'après ce que j'ai entendu dire, si sur une dissection ils apparaissent aussi distincts qu'ils le sont sur ces dessins. Quelques auteurs décrivent ces muscles comme étant au nombre de dix-neuf pairs et un impair[20] ; pour d'autres, leur nombre est beaucoup plus grand ; il va jusqu'à cinquante-cinq suivant Moreau. Tous ceux qui ont écrit sur ce sujet reconnaissent que leur structure est très-variable ; Moreau remarque qu'on les trouve difficilement identiques sur une demi-douzaine de sujets[21]. Ils sont également variables par leurs fonctions. Ainsi la faculté de découvrir la dent canine d'un côté diffère beaucoup suivant les personnes. Le pouvoir de relever les ailes du nez est aussi, suivant le docteur Piderit[22], d'une variabilité remarquable ; d'autres exemples pourraient être donnés.

Enfin j'ai le plaisir d'exprimer ma reconnaissance à M. Rejlander pour la peine qu'il a prise de photographier pour moi diverses expressions et diverses attitudes. Je suis également redevable à M. Kindermann, de Hambourg, qui m'a prêté d'excellents clichés d'enfants pleurants. Je dois aussi au docteur Wallich un charmant cliché de petite fille souriante. J'ai déjà remercié le docteur Duchenne pour la permission généreuse qu'il m'a donnée de faire copier et réduire quelques-unes de ses grandes photographies. Toutes ces photographies ont été reproduites par le procédé de l'héliotypie, qui garantit la fidélité de la copie. Ces planches sont numérotées en chiffres romains.

Je suis également l'obligé de M. T. W. Wood, qui a pris une peine extrême pour dessiner d'après nature les expressions de divers animaux. Un artiste distingué, M. Rivière, a eu la bonté de me donner deux dessins de chiens, l'un

20. M. Partridge, dans *Cyclopædia of Anatomy and Physiology* de Todd, vol. II, p. 227.

21. *La Physionomie,* par G. Lavater, 1820, tom. IV, p. 274. Pour le nombre des muscles de la face, voyez vol. IV, p. 209, 214.

22. *Mimik und Physiognomik*, 1867, page 91.

d'humeur agressive, l'autre humble et caressant. M. A. May m'a aussi donné deux croquis semblables d'après des chiens. M. Cooper a gravé les bois avec beaucoup de soin. Quelques-unes des photographies et quelques dessins, savoir ceux de M. May et ceux de M. Wolf, représentant le cynopithèque, ont été d'abord, grâce à M. Cooper, fixés sur bois au moyen de la photographie et gravés ensuite; de cette manière on peut être assuré d'une fidélité presque absolue.

CHAPITRE PREMIER.

PRINCIPES GÉNÉRAUX DE L'EXPRESSION.

Établissement des trois principes fondamentaux. — Premier principe. — Les actes utiles deviennent habituels en s'associant à certains états d'esprit, et sont accomplis, que le besoin s'en fasse sentir ou non, dans chaque cas particulier. — Puissance de l'habitude. — Hérédité. — Mouvements associés habituels chez l'homme. — Actions réflexes. — Transformation des habitudes en actions réflexes. — Mouvements associés habituels chez les animaux. — Conclusions.

Je commencerai par établir les trois principes qui me paraissent rendre compte de la plupart des expressions et des gestes involontaires de l'homme et des animaux, tels qu'ils se produisent sous l'empire des émotions et des sensations diverses[1]. Je ne suis pourtant arrivé à ces trois principes qu'après avoir terminé mes observations. Ils seront discutés d'une manière générale dans le présent chapitre et dans les deux suivants. Les faits observés aussi bien sur l'homme que sur les animaux seront ici mis en usage; mais ces derniers sont préférables, comme moins sujets à nous tromper. Dans les quatrième et cinquième chapitres, je décrirai les expressions spéciales de quelques animaux, et dans les chapitres suivants j'aborderai celles de l'homme. Chacun pourra ainsi juger par lui-même jusqu'à quel point mes trois principes éclairent l'interprétation de

---

1. M. Herbert Spencer (*Essays*, seconde série, 1863, p. 138) a établi une distinction nette entre les émotions et les sensations, ces dernières étant « *engendrées dans les ressorts de nos organes* ». Il classe dans les sentiments, et les émotions, et les sensations.

la question. Les expressions ainsi expliquées d'une manière très-satisfaisante sont tellement nombreuses, qu'il me semble probable qu'elles pourront, dans la suite, être toutes ramenées à ces mêmes principes ou à d'autres très-analogues. Il va sans dire que les mouvements ou les changements d'une partie quelconque du corps, l'agitation de la queue chez le chien, le renversement en arrière des oreilles chez le cheval, le haussement des épaules chez l'homme, la dilatation des capillaires de la peau, que tout cela peut également servir à l'expression.

Voici quels sont les trois principes :

I. *Principe de l'association des habitudes utiles.* — Certains actes complexes sont d'une utilité directe ou indirecte, dans certains états de l'esprit, pour répondre ou pour satisfaire à certaines sensations, certains désirs, etc.; or toutes les fois que le même état d'esprit se reproduit, même à un faible degré, la force de l'habitude et de l'association tend à donner naissance aux mêmes actes, alors même qu'ils peuvent n'être d'aucune utilité. Il peut se faire que des actes ordinairement associés par l'habitude à certains états d'esprit soient en partie réprimés par la volonté; en pareil cas, les muscles, surtout ceux qui sont le moins placés sous l'influence directe de la volonté, peuvent néanmoins se contracter et causer des mouvements qui nous paraissent expressifs. Dans d'autres cas, pour réprimer un mouvement habituel, d'autres légers mouvements sont accomplis, et ils sont eux-mêmes expressifs.

II. *Principe de l'antithèse.* — Certains états d'esprit entraînent certains actes habituels, qui sont utiles, comme l'établit notre premier principe; puis, quand se produit un état d'esprit directement inverse, on est fortement et involontairement tenté d'accomplir des mouvements absolument opposés, quelque inutiles qu'ils soient d'ailleurs ; dans certains cas ces mouvements sont très-expressifs.

III. — *Principe des actes dus à la constitution du système nerveux, complétement indépendants de la volonté et jusqu'à un certain point de l'habitude.* — Quand le sensorium est fortement excité, la force nerveuse est engendrée en excès et transmise dans certaines directions déterminées dépendant des connexions des cellules nerveuses et en partie de l'habitude ; dans d'autres cas, l'afflux de la force nerveuse paraît, au contraire, complétement interrompu. Il en résulte des effets que nous trouvons expressifs. Ce troisième principe pourrait, pour plus de concision, être appelé principe de l'action directe du système nerveux.

En ce qui concerne notre *premier principe*, la puissance de l'habitude est un fait notoire. Les mouvements les plus complexes et les plus difficiles peuvent être accomplis à l'occasion sans le moindre effort et sans aucune conscience. On ne sait pas au juste comment il se fait que l'habitude soit d'un aussi grand secours dans l'accomplissement des mouvements complexes ; les physiologistes admettent [2] que « le pouvoir conducteur des fibres nerveuses croît avec la fréquence de leur excitation ». Ceci s'applique aux nerfs moteurs et aux nerfs sensitifs aussi bien qu'aux fibres affectées au phénomène de la pensée. On ne peut guère douter qu'il ne se produise quelque changement physique dans les cellules ou les fibres nerveuses dont l'usage est le plus fréquent ; sans quoi on ne pourrait comprendre comment la prédisposition à certains mouvements acquis est héréditaire.

---

2. Müller, *Éléments de physiologie* (traduction anglaise, vol. II, p. 939). Voyez aussi les vues intéressantes de M. H. Spencer sur le même sujet et sur la formation des nerfs, dans ses *Principles of Biology,* vol. II, p. 346 ; et dans ses *Principles of Psychology,* 2ᵉ édit , p. 511-557.

Cette hérédité, nous la constatons chez les chevaux dans la transmission de certaines allures qui ne leur sont point naturelles, comme le galop de chasse ou l'amble; nous la voyons encore guider les jeunes chiens d'arrêt et les jeunes chiens couchants, et certaines espèces de pigeons au vol particulier, etc. L'espèce humaine nous offre des exemples analogues, dans l'hérédité de certaines habitudes ou de certains gestes inusités; nous allons bientôt y revenir. Ceux qui admettent l'évolution graduelle des espèces trouveront un exemple très-frappant de la perfection avec laquelle les mouvements associés les plus difficiles peuvent se transmettre, dans le Sphinx-Epervier (*Macroglossa*); peu de temps après qu'il est sorti du cocon (comme l'indique l'éclat de ses ailes lorsqu'il est au repos), on peut voir ce papillon se maintenant immobile dans l'air, sa longue trompe filiforme déroulée et plongée dans les nectaires des fleurs; or personne, que je sache, n'a jamais vu ce papillon faisant l'apprentissage de sa tâche difficile, qui demande une précision si parfaite.

Lorsqu'il existe une prédisposition héréditaire ou instinctive à l'accomplissement d'un acte, ou un goût héréditaire pour un certain genre de nourriture, il faut pourtant, dans la plupart ou même dans la généralité des cas, qu'il s'y ajoute un certain degré d'habitude individuelle. C'est ce que nous observons dans les allures du cheval, et jusqu'à un certain point chez le chien d'arrêt; quelques jeunes chiens, quoiqu'ils arrêtent très-bien la première fois qu'on les mène à la chasse, n'en présentent pas moins fréquemment, unis à cette qualité héréditaire, un flair défectueux et même une mauvaise vue. J'ai entendu affirmer que, si on laisse un veau teter une seule fois sa mère, il est ensuite beaucoup plus difficile de l'allaiter artificiellement[3]. On a vu des chenilles nourries

3. Une remarque d'une portée très-analogue a été faite depuis longtemps par Hippocrate, puis par l'illustre Harvey; l'un et l'autre affirment

des feuilles d'un arbre d'une certaine espèce se laisser mourir de faim plutôt que de manger les feuilles d'un autre arbre, bien que ce dernier leur fournît précisément leur nourriture normale [4] ; il en est de même dans beaucoup d'autres cas.

Le pouvoir de l'association est admis par tout le monde. M. Bain remarque que « des actions, des sensations ou des états d'esprit, qui se produisent ensemble ou très-près l'un de l'autre, tendent à s'associer, à se relier ; de telle sorte que, lorsque l'un d'entre eux se présente ensuite à l'esprit, les autres ne sont pas éloignés de la pensée [5] ».

Il est très-important pour notre sujet de reconnaître la facilité avec laquelle des actes s'associent à d'autres actes et à des états d'esprit divers ; j'en donnerai donc un certain nombre d'exemples, les premiers relatifs à l'homme, les autres aux animaux. Quelques-uns de ces exemples se rapportent à des actions d'une portée insignifiante, mais ils sont aussi bons pour notre objet que des habitudes plus importantes. Tout le monde sait combien il est difficile, ou même impossible à moins d'efforts répétés, de mouvoir ses membres dans certaines directions opposées auxquelles on ne s'est jamais exercé. Pareil fait se produit à l'égard des sensations, comme dans l'expérience bien connue qui consiste à faire rouler une bille sous les extré-

qu'un jeune animal oublie au bout de quelques jours l'art de teter et ne peut plus l'acquérir de nouveau qu'assez difficilement. Je donne ces assertions d'après le Dr Darwin (*Zoonomia*, 1794, vol. I, p. 140).

4. Voyez, pour les indications bibliographiques et pour divers faits analogues, *De la variation des animaux et des plantes sous l'action de la domestication*, 1868, vol. II, p. 323 (trad. française par Moulinié).

5. *The Senses and the Intellect*, 2e édit. 1864, p. 332. Le professeur Huxley fait cette remarque (*Elementary Lessons in Physiology*, 5e édit., 1872, p. 306) : « On peut établir comme règle que, si deux états d'esprit sont éveillés ensemble ou successivement avec assez de fréquence et de vivacité, l'apparition de l'un des deux suffira à rappeler l'autre, que nous le désirions ou non. »

mités croisées de deux doigts, ce qui donne exactement la sensation de deux billes. Un homme qui tombe par terre se protége en étendant les bras; suivant la remarque du professeur Alison, peu de personnes peuvent s'empêcher d'en faire autant en se laissant tomber sur un lit moelleux. En sortant de chez lui, un homme met ses gants d'une façon tout inconsciente; et, quelque simple que cette opération puisse paraître, celui qui a appris à un enfant à mettre ses gants sait bien qu'elle ne l'est nullement.

Le trouble de notre esprit se communique aux mouvements de notre corps; mais ici, outre l'habitude, un autre principe entre en jeu dans une certaine mesure, savoir : l'afflux déréglé de la force nerveuse. Norfolk dit en parlant du cardinal Wolsey :

> Une étrange commotion
> Agite son cerveau; il se mord les lèvres et tressaille ;
> Il s'arrête subitement, regarde à terre,
> Puis il pose son doigt sur sa tempe : il se dresse,
> S'élance et se met à marcher à grands pas; puis il s'arrête encore
> Et se frappe fortement la poitrine ; bientôt après il fixe
> Son regard sur la lune : les attitudes les plus étranges,
> Nous les lui avons vu prendre.
>
> *(Hen. VIII*, act. III, sc. II.)

On voit souvent un homme du commun se gratter la tête lorsqu'il est embarrassé. Je crois qu'il agit ainsi poussé par l'habitude qu'il a contractée sous l'influence du léger malaise auquel il est le plus exposé, savoir : la démangeaison de la tête qu'il soulage par cette manœuvre. Tel autre, lorsqu'il est perplexe, se frotte les yeux, ou, lorsqu'il est embarrassé, tousse légèrement, agissant dans ces deux cas comme s'il ressentait un léger malaise dans les yeux ou dans la gorge[6].

---

6. Gratiolet (*De la physionomie*, p. 324), discutant ce sujet, cite plusieurs exemples analogues. Voyez page 42, sur l'acte d'ouvrir et de fermer

Par suite de l'usage continuel que nous faisons de nos yeux, ces organes donnent tout particulièrement prise à l'association, qui les emploie dans divers états de l'esprit, quand bien même la vue n'y jouerait aucun rôle. Suivant la remarque de Gratiolet, un homme qui rejette énergiquement une proposition fermera presque à coup sûr les yeux et détournera la tête. S'il acquiesce au contraire à cette proposition, il inclinera affirmativement la tête en ouvrant largement les yeux. Dans ce dernier cas, il agit comme s'il voyait clairement la chose elle-même, et, dans le premier cas, comme s'il ne la voyait pas ou ne voulait pas la voir. J'ai remarqué qu'en décrivant un spectacle horrible, certaines personnes fermaient souvent les yeux de temps à autre et avec force, ou secouaient la tête comme pour ne pas voir ou repousser un objet désagréable ; je me suis pris moi-même à fermer fortement les yeux tandis que je songeais dans l'obscurité à un spectacle effrayant. Lorsqu'on tourne brusquement les regards vers un objet, ou qu'on les promène autour de soi, on élève toujours les sourcils de manière à pouvoir ouvrir vite et grandement les yeux ; le docteur Duchenne fait observer [7] qu'une personne qui fait appel à sa mémoire relève souvent les sourcils comme pour voir ce qu'elle cherche. Un Hindou a communiqué à M. Erskine la même remarque relative à ses compatriotes. J'ai observé une jeune dame qui faisait de grands efforts pour se rappeler le nom d'un peintre : elle fixait ses regards sur l'un des angles du plafond, puis sur l'angle opposé, en relevant le milieu du sourcil correspondant, quoique bien entendu il n'y eût là rien qui attirât sa vue.

Dans la plupart des cas précédents, nous pouvons comprendre comment les mouvements associés ont été acquis

les yeux. Engel est cité (p. 123) à propos des changements de l'allure chez l'homme sous l'influence des changements de pensée.

7. *Mécanisme de la physionomie humaine,* 1862, p. 17.

par l'habitude ; mais chez quelques individus certains gestes bizarres et certains tics se sont montrés associés à certains états de l'esprit par des causes tout à fait inexplicables, et sont indubitablement héréditaires. J'ai rapporté ailleurs, d'après mon observation personnelle, l'exemple d'un geste extraordinaire et compliqué, associé à des sentiments agréables, qui s'est transmis du père à la fille. Les cas analogues [8] ne manquent pas. Un autre exemple curieux d'un geste bizarre héréditaire, associé à un désir, sera rapporté dans le cours de ce volume.

8. *De la variation des animaux et des plantes sous l'influence de la domestication*, vol. II, p. 6 (trad. franç. par Moulinié). L'hérédité des gestes habituels est pour nous un fait si important, que je m'empresse de rapporter, avec la permission de M. F. Galton, et en me servant de ses propres termes, cette remarquable observation : — « Le récit suivant, relatif à une habitude qui s'est rencontrée dans trois générations consécutives, emprunte un intérêt particulier à cette circonstance, que le geste se produit seulement au milieu d'un profond sommeil et que par conséquent il ne peut être rapporté à l'imitation, mais doit être considéré comme absolument naturel. Ces particularités sont entièrement dignes de foi, car j'ai pris à ce sujet des informations précises et je parle d'après des témoignages nombreux et indépendants. Un personnage occupant une grande position était sujet, comme le découvrit sa femme, à l'étrange habitude que voici : lorsqu'il était étendu sur le dos dans son lit et profondément endormi, il élevait le bras droit lentement au-dessus de son visage jusqu'au niveau du front, puis l'abaissait par une secousse, en sorte que le poignet tombait pesamment sur le dos de son nez. Ce geste ne se produisait pas chaque nuit, mais seulement de temps en temps, et il était indépendant de toute cause appréciable. Parfois il se répétait constamment pendant une heure ou plus. Le nez de cet individu était proéminent et fut souvent meurtri des coups qu'il recevait ; chaque fois qu'une meurtrissure était produite, elle était lente à guérir, parce que les coups qui l'avaient causée recommençaient chaque nuit. Sa femme dut enlever le bouton de sa chemise de nuit, avec lequel il s'écorchait cruellement, et l'on chercha le moyen de lui attacher le bras.

Plusieurs années après sa mort, son fils se maria avec une personne qui n'avait jamais entendu parler de cette particularité de famille. Cependant, elle fit précisément la même observation sur son mari ; mais le nez de celui-ci, n'étant pas très-long, n'a jusqu'ici jamais souffert des coups. Le tic n'apparaît pas lorsqu'il est dans le demi-sommeil, comme par exemple lorsqu'il s'assoupit sur son fauteuil, mais il peut commencer dès que le sujet est profondément endormi. Il est intermittent comme chez son père ;

Il est d'autres actes qui sont communément accomplis dans certaines circonstances, indépendamment de l'habitude. et qui paraissent dus à l'imitation ou à une sorte de sympathie. Ainsi on peut voir certains individus remuer leur mâchoire en même temps que les branches d'une paire de ciseaux, lorsqu'ils s'en servent pour couper quelque chose. Quand les enfants apprennent à écrire, ils tirent souvent la langue et la contournent d'une manière risible en suivant les mouvements de leurs doigts. Lorsque, dans un lieu public, un chanteur est pris soudain d'un léger enrouement, on peut entendre plusieurs des auditeurs se gratter le gosier, ainsi que me l'a assuré une personne digne de foi ; mais ici l'habitude entre probablement en jeu, vu que nous nous grattons la gorge dans les mêmes circonstances. On m'a aussi raconté que dans les parties de sauts, lorsque le joueur prend son élan, plusieurs des spectateurs, qui sont généralement des hommes ou de jeunes garçons, remuent les pieds ; mais là encore l'habitude joue son rôle, car il est très-douteux que des femmes agiraient de même.

Actions réflexes. — Les actions réflexes, dans le sens strict de ce mot, sont dues à l'excitation d'un nerf périphérique qui transmet son influence à certaines cellules nerveuses, lesquelles, à leur tour, provoquent l'action de mus-

---

parfois il cesse pendant plusieurs nuits, parfois il est presque continu durant une partie de chaque nuit. Il s'accomplit, comme chez son père, avec la main droite.

« Un de ses enfants, une fille, a hérité du même tic. Elle se sert aussi de la main droite, mais d'une manière un peu différente ; après avoir élevé le bras, elle ne laisse pas le poignet retomber sur le dos du nez, mais avec la paume de la main demi-fermée, elle frappe du haut en bas de petits coups rapides sur son nez. Ce phénomène se produit aussi chez cette enfant d'une manière très-intermittente, tantôt cessant pendant des périodes de plusieurs mois et tantôt reparaissant d'une manière presque continue. »

cles ou de glandes déterminés ; toute cette série de phénomènes peut se produire sans provoquer aucune sensation, sans
que nous en ayons conscience, au moins dans certains cas.
Plusieurs actions réflexes étant très-expressives, nous devons
ici nous étendre quelque peu sur ce sujet. Nous verrons en
outre que quelques-unes d'entre elles arrivent à se confondre avec les actes produits par l'habitude et peuvent à
peine en être distinguées [9]. La toux et l'éternument sont des
exemples familiers d'actions réflexes. Chez les enfants, le
premier acte respiratoire est souvent un éternument, bien
qu'il exige les mouvements coordonnés de muscles nombreux.
La respiration est en partie volontaire, mais elle est surtout
réflexe, et c'est sans l'intervention de la volonté qu'elle
s'accomplit de la façon la plus naturelle et la plus régulière.
Un nombre considérable de mouvements complexes sont de
nature réflexe. Un des meilleurs exemples qu'on en puisse
donner est celui de la grenouille décapitée, qui ne peut évidemment sentir ni accomplir aucun mouvement dont elle
se rende compte ; cependant, si l'on place une goutte d'acide
sur la face inférieure de la cuisse d'une grenouille dans cet
état, elle essaiera la goutte avec la face supérieure du pied
du même côté ; si on coupe le pied, elle ne pourra plus exécuter
ce mouvement ; « en conséquence, après quelques efforts
infructueux, elle renonce à ce moyen et paraît inquiète,
comme si, dit Pflüger, elle en cherchait quelque autre ; enfin
elle se sert de l'autre jambe et réussit à essuyer l'acide.

9. Le professeur Huxley remarque (*Elementary Physiology*, 5ᵉ édit.,
p. 305, trad. franç. par E. Dally) que les actions réflexes propres à la
moelle épinière sont *naturelles* ; mais avec l'aide du cerveau, c'est-à-dire
au moyen de l'habitude, une infinité d'actions réflexes *artificielles* peuvent
être acquises. Virchow admet (*Sammlung wissenschaft. Vorträge, etc.
Ueber das Rückenmark*, 1871, ss. 24, 31) que certaines actions réflexes
ne peuvent guère être distinguées des instincts ; et l'on peut ajouter que,
parmi ces derniers, il en est qu'on ne peut distinguer d'habitudes héréditaires.

Certainement nous n'avons pas ici seulement de simples contractions musculaires, mais bien des contractions combinées et arrangées dans un ordre déterminé pour un but spécial. Elles constituent des actes qui paraissent entièrement guidés par l'intelligence et provoqués par la volonté, chez un animal auquel on a pourtant enlevé l'organe incontesté de l'intelligence et de la volition[10]. »

On voit aisément la différence qui existe entre les mouvements réflexes et les mouvements volontaires chez les très-jeunes enfants : ils sont incapables, me dit Sir Henry Holland, d'accomplir certains actes plus ou moins analogues à l'éternument et à la toux ; ils sont incapables par exemple de se moucher (c'est-à-dire de presser le nez et de souffler violemment à travers l'orifice rétréci) ni de débarrasser leur gorge des crachats. Il faut leur apprendre à accomplir ces actes, qui leur deviendront, lorsqu'ils seront un peu plus âgés, presque aussi faciles que des actions réflexes. L'éternument et la toux cependant ne sont guère ou point du tout soumis à la volonté ; tandis que les actes de nous gratter la gorge et de nous moucher sont entièrement volontaires.

Quand nous avons conscience de la présence d'une particule irritante dans nos narines ou nos voies aériennes, — conscience qui nous est transmise par l'excitation des mêmes cellules nerveuses sensitives que dans le cas de l'éternument ou de la toux, — nous pouvons expulser volontairement ce corps étranger en poussant de l'air avec force à travers ces conduits ; mais l'action de notre volonté n'a jamais à beaucoup près autant d'énergie, de rapidité et de précision, que si l'action réflexe intervient. Dans ce dernier cas, apparemment, les cellules nerveuses sensitives excitent les cellules nerveuses motrices, sans qu'il y ait eu déperdition de force

10. Docteur Maudsley, *Body and Mind*, 1870, p. 8.

par la communication préalable aux hémisphères cérébraux,
— siége de la conscience et de la volition. En tout cas, il
semble exister un contraste profond entre des mouvements
identiques, suivant qu'ils sont régis par la volonté ou par
une excitation réflexe, relativement à l'énergie avec laquelle
ils sont accomplis et à la facilité avec laquelle ils sont provoqués. « L'influence du cerveau, dit Claude Bernard, tend
donc à entraver les mouvements réflexes, à limiter leur
force et leur étendue [11]. »

Il suffit parfois du désir raisonné d'accomplir un acte
réflexe pour arrêter ou interrompre son accomplissement,
malgré l'excitation des nerfs sensitifs appropriés. En voici
un exemple : il y a plusieurs années, je fis avec une douzaine
de jeunes gens une petite gageure; je pariai qu'ils priseraient
sans éternuer, bien qu'ils m'eussent déclaré qu'en pareil
cas ils éternuaient toujours. En conséquence, ils prirent tous
une petite prise; mais comme ils désiraient beaucoup réussir,
aucun d'eux n'éternua, bien qu'ils eussent du larmoiement, et tous, sans exception, durent me payer l'enjeu.
Sir H. Holland remarque [12] que l'attention portée à l'acte
d'avaler en entrave les mouvements; ce qui explique sans
doute, au moins en partie, la difficulté qu'éprouvent certaines personnes à avaler les pilules.

Un autre exemple familier d'action réflexe est l'occlusion involontaire des paupières lorsque la surface de l'œil
vient à être touchée. Un pareil clignement se produit lorsqu'un coup est dirigé vers le visage; mais c'est là, à proprement parler, un acte dérivant de l'habitude plutôt qu'une
action réflexe; car le stimulus est transmis par l'intermédiaire de l'organe pensant, et non par l'excitation du nerf
périphérique. La tête et le corps tout entier sont en même

11. Voyez la très-intéressante discussion de toute cette question par
Claude Bernard, *Tissus vivants*, 1866, p. 353-356.
12. *Chapters on Mental Physiology*, 1858, p. 85.

temps le plus souvent brusquement rejetés en arrière. Nous pouvons cependant modifier ces derniers mouvements si le danger ne paraît pas trop imminent à notre imagination, mais il ne suffit pas que notre raison nous affirme que ce danger n'existe pas. Je puis citer un petit fait qui vient à l'appui de ce que j'avance, et qui m'a fort amusé autrefois. J'appuyai un jour mon visage contre l'épaisse glace de la cage d'un serpent (*puff-adder*), au Jardin zoologique, avec la ferme résolution de ne pas reculer si le serpent s'élançait vers moi ; mais à peine avait-il frappé la glace, que ma résolution s'envola, et que je sautai en arrière à un mètre ou deux avec une rapidité étonnante. Ma volonté et ma raison avaient été impuissantes contre mon imagination, qui me représentait un danger auquel je n'avais pourtant jamais été exposé.

La violence d'un tressaillement paraît dépendre en partie de la vivacité de l'imagination, et en partie de l'état habituel ou momentané du système nerveux. Qu'un cavalier étudie le tressaillement de son cheval lorsqu'il est fatigué, ou lorsqu'il sort frais et dispos de son écurie ; et il reconnaîtra combien est parfaite la gradation depuis le simple coup d'œil jeté sur un objet inattendu, accompagné d'une courte hésitation en face d'un danger présumé, jusqu'à un bond si rapide et si violent, que l'animal n'aurait pu probablement faire volontairement un écart aussi prompt. Le système nerveux du cheval jeune et bien nourri envoie ses ordres à l'appareil locomoteur avec tant de rapidité, qu'il n'a pas le temps de juger si le danger est réel ou non. Après un premier tressaillement violent, une fois qu'il est excité et que le sang afflue librement à son cerveau, l'animal est très-disposé à tressaillir encore ; j'ai remarqué le même phénomène chez les jeunes enfants.

Le tressaillement produit par un bruit soudain, quand le stimulus est transmis par les nerfs auditifs, s'accompagne toujours chez l'adulte du clignement des paupières[13]. J'ai remarqué au contraire chez mes enfants que le tressaillement aux bruits soudains, alors qu'ils n'avaient pas encore quinze jours, ne s'accompagnait pas d'habitude, je dirais presque ne s'accompagnait jamais, du clignement des yeux. Le tressaillement d'un enfant plus âgé paraît répondre à un vague besoin de prendre un point d'appui pour éviter de tomber. Je secouai une boîte de carton tout près des yeux de l'un de mes enfants, âgé de 114 jours, et il ne cligna pas le moins du monde ; mais ayant placé quelques dragées dans la boîte, je la mis dans la même position, et j'agitai les dragées ; chaque fois l'enfant cligna des yeux et tressaillit légèrement. Il était évidemment impossible qu'un enfant soigneusement gardé pût avoir appris par expérience qu'un pareil bruit près de ses yeux était un signe de danger pour eux. Mais cette expérience a dû s'acquérir lentement à un âge plus avancé, durant une longue suite de générations ; et d'après ce que nous savons de l'hérédité, il n'est nullement improbable que l'habitude se soit transmise et apparaisse chez les descendants à un plus jeune âge que celui où elle a été contractée par les ancêtres.

Les observations précédentes permettent de penser que certains actes, d'abord accomplis d'une manière raisonnée, ont été convertis en actes réflexes par l'habitude et par l'association ; et qu'ils sont maintenant si bien fixés et acquis, qu'ils se produisent, même sans aucun effet utile[14], toutes les fois que surgissent des causes semblables à celles qui,

13. Müller observe (*Elements of Physiology,* trad. anglaise, vol II, p. 1311) que le tressaillement est toujours accompagné de l'occlusion des paupières.

14. Le docteur Maudsley fait remarquer (*Body and Mind*, p. 10) que les mouvements réflexes ordinairement préposés à un but utile peuvent, avec les modifications qu'entraînent les états pathologiques, être très-nuisibles et même devenir l'occasion de vives souffrances et d'une mort très-douloureuse.

à l'origine, en provoquaient chez nous l'accomplissement volontaire. En pareil cas, les cellules nerveuses sensitives excitent les cellules nerveuses motrices, sans communiquer auparavant avec les cellules dont dépendent notre perception et notre volition. Il est probable que l'éternument et la toux ont été originellement acquis par l'habitude d'expulser aussi violemment que possible une particule quelconque blessant la sensibilité des voies aériennes. Les habitudes de ce genre ont eu tout le temps de devenir innées ou de se convertir en actions réflexes, car elles sont communes à tous ou presque tous les grands quadrupèdes, et ont dû par conséquent apparaître pour la première fois à une époque très-reculée. Pourquoi l'acte de se gratter le gosier n'est-il pas une action réflexe, et doit-il être appris par nos enfants? C'est ce que je ne peux avoir la prétention de dire; on peut comprendre au contraire pourquoi il a fallu apprendre à se moucher dans un mouchoir.

Les mouvements d'une grenouille décapitée qui essuie sur sa cuisse une goutte d'acide ou qui en chasse un autre objet sont parfaitement coordonnés pour un but spécial; aussi il est difficile de se refuser à admettre que, d'abord volontaires, ils sont ensuite devenus si faciles par suite d'une longue habitude qu'ils peuvent finalement s'accomplir d'une façon inconsciente ou indépendante des hémisphères cérébraux.

De même encore il paraît probable que le tressaillement a eu pour première origine l'habitude de sauter en arrière aussi vite que possible pour éviter le danger, chaque fois que l'un de nos sens nous avertissait de sa présence. Ce tressaillement, ainsi que nous l'avons vu, s'accompagne du clignement des paupières qui protégent les yeux, organes les plus délicats et les plus sensibles du corps; il s'accompagne toujours, je crois, en outre, d'une inspiration rapide et énergique qui constitue une préparation naturelle à tout effort violent. Mais lorsqu'un homme ou un cheval tressaille, les mouvements de son cœur soulèvent violemment sa poitrine, et on peut dire que nous avons là l'exemple d'un organe qui n'a jamais été sous l'influence de la volonté et qui prend part aux mouvements réflexes généraux de l'économie. Nous aurons à revenir sur ce point dans un des chapitres suivants.

La contraction de l'iris, lorsque la rétine est excitée par une vive lumière, ne paraît pas avoir été à l'origine un mouvement volontaire, qui aurait ensuite été fixé par l'habitude, car on ne connaît pas d'animal chez lequel l'iris soit soumis à l'action directe de la volonté. Pour ces cas-là, il reste à découvrir une explication quelconque, assurément différente de l'influence de l'habitude. C'est peut-être dans le rayonnement de la force nerveuse de cellules fortement excitées à d'autres cellules unies aux premières, comme dans le cas où une vive lumière frappant la rétine provoque l'éternument, qu'il faut chercher l'origine de certaines actions réflexes. Si un rayonnement nerveux de cette espèce amène un mouvement qui tend à diminuer l'irritation primitive, comme dans le cas où la contraction de l'iris empêche un excès de lumière de tomber sur la rétine, il a pu par la suite être utilisé et modifié dans ce but spécial.

On doit remarquer en outre que les actions réflexes sont, suivant toute probabilité, sujettes à de légères variations, comme le sont tous les détails anatomiques et les instincts; et que toute variation qui était avantageuse et suffisamment importante a dû se conserver et se transmettre par hérédité. Ainsi les actions réflexes une fois acquises pour un besoin quelconque, peuvent ensuite être modifiées indépendamment de la volonté ou de l'habitude, pour être affectées à un besoin déterminé. Ces faits sont du même ordre que ceux qui se sont produits, nous avons tout lieu de le croire, pour beaucoup d'instincts; si certains instincts, en effet, doivent être attribués simplement à une habitude longue et héréditaire, il en est d'autres, très-complexes, qui se sont développés à l'aide de la fixation des variations produites dans les instincts préexistants, c'est-à-dire à l'aide de la sélection naturelle.

J'ai traité avec quelque longueur, quoique d'une manière bien imparfaite, je le sens, le mode d'acquisition des actions réflexes, parce qu'elles entrent souvent en jeu à l'occasion des mouvements qui expriment nos émotions; il était nécessaire de montrer que quelques-unes d'entre elles, tout au moins, ont pu s'acquérir d'abord volontairement, dans le but de satisfaire un désir ou d'éviter une sensation désagréable.

Mouvements habituels associés chez les animaux. — J'ai déjà donné, à propos de l'homme, plusieurs exemples de mouvements associés à divers états de l'esprit ou du corps, qui sont maintenant sans but, mais qui avaient à l'origine une utilité et qui en ont une encore dans certaines circonstances. Comme cette question est très-importante pour nous, je citerai ici un nombre considérable de faits analogues se rapportant aux animaux, sans me laisser arrêter au caractère humble et familier de certains de ces faits. Je me propose de montrer que certains mouvements ont été accomplis à l'origine dans un but déterminé, et que, dans des circonstances à peu près identiques, ils continuent encore à se produire par l'effet d'une habitude invétérée, quoiqu'ils ne soient plus de la moindre utilité. Le rôle de l'hérédité, dans la plupart des cas suivants, nous est démontré par le fait que ces actes sont accomplis de la même manière par tous les individus de la même espèce, sans distinction d'âge. Nous verrons aussi qu'ils sont amenés par les associations les plus diverses, souvent indirectes et parfois méconnues.

Quand un chien veut se mettre à dormir sur un tapis ou

sur une autre surface dure, il tourne généralement en rond
et gratte le sol avec ses pattes de devant d'une manière
insensée, comme s'il voulait piétiner l'herbe et creuser
un trou, ainsi que le faisaient sans doute ses ancêtres sauvages, lorsqu'ils vivaient dans de vastes plaines couvertes
d'herbe ou dans les bois. Les chacals, les fennecs et autres
animaux voisins, au Jardin zoologique, se comportent de
la même manière avec leur litière ; mais c'est un fait assez
singulier que les gardiens, après une observation de plusieurs mois, n'ont jamais vu les loups en faire autant. Un
chien à moitié idiot, — et un animal doit être, dans cette
condition, particulièrement apte à suivre une habitude
insensée, — a été vu par un de mes amis faisant trente tours
complets sur un tapis avant d'aller dormir.

Beaucoup d'animaux carnassiers, lorsqu'ils rampent
vers leur proie et se préparent à se précipiter ou à sauter
dessus, baissent la tête et se courbent, autant, semblé-t-il,
pour se cacher que pour se préparer à l'assaut ; c'est
cette habitude poussée à l'extrême qui est devenue héréditaire chez nos chiens d'arrêt et nos chiens couchants. Or,
j'ai remarqué nombre de fois que, lorsque deux chiens
étrangers l'un à l'autre se rencontrent sur une grande route,
le premier qui voit l'autre, bien qu'à une distance de cent
ou deux cents mètres, abaisse aussitôt la tête, et le plus
souvent se courbe légèrement, ou même se couche tout à
fait ; il prend, en un mot, l'attitude qui convient le mieux
pour se cacher et pour prendre sa course ou son élan.
Cependant, la route est entièrement libre et la distance est
encore grande. Autre exemple : les chiens de toutes sortes,
lorsqu'ils guettent ardemment leur proie et s'en approchent
peu à peu, gardent souvent une de leurs pattes de devant
repliée et soulevée pendant longtemps ; ils se préparent ainsi
à s'avancer avec prudence ; cette attitude est très-caractéristique chez le chien d'arrêt. Or, par l'effet de l'habitude,

ils agissent exactement de même toutes les fois que leur attention est éveillée (fig. 4). J'ai vu au pied d'un mur élevé un chien avec une patte en l'air, repliée, écoutant attentivement un bruit qui se passait du côté opposé ; dans ce cas, il ne pouvait évidemment avoir l'intention de s'approcher avec prudence.

Les chiens, après avoir fait leurs excréments, grattent souvent le sol d'avant en arrière avec leurs quatre pattes, même lorsqu'ils sont sur un pavé tout nu ; il semble qu'ils aient l'intention de recouvrir de terre leurs excréments, à peu près comme les chats. On voit, au Jardin zoologique,

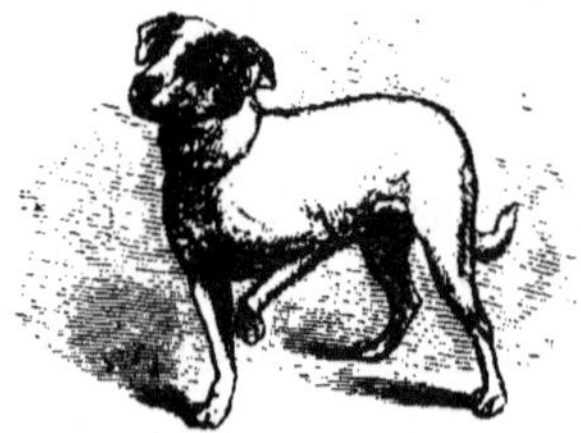

Fig. 4. — Petit chien guettant un chat placé sur une table.
D'après une photographie de M. Rejlander.

les loups et les chacals se comporter exactement de la même manière; et pourtant, d'après ce que m'ont assuré leurs gardiens, ni les loups, ni les chacals, ni les renards ne recouvrent jamais leurs excréments, pas plus d'ailleurs que les chiens, lorsqu'ils auraient le moyen de le faire. Cependant tous ces animaux enfouissent le surplus de leur nourriture. Cela nous permet de comprendre la véritable signification de l'habitude précédente, semblable à celle des chats. Nous ne pouvons guère douter qu'il n'y ait là un vestige sans utilité d'un mouvement habituel, qui avait un but déterminé chez un ancêtre éloigné du genre chien, et qui s'est conservé depuis une antiquité prodigieuse.

Les chiens et les chacals[15] prennent grand plaisir à se rouler et à frotter leur cou et leur échine sur la charogne. Ils paraissent se délecter de son odeur, et cependant les chiens au moins n'en mangent pas. M. Bartlett a fait pour moi des observations sur les loups ; il leur a donné de la charogne, et ne les a jamais vus se rouler dessus. J'ai entendu faire la remarque, et je la crois vraie, que les gros chiens, qui descendent probablement des loups, ne se roulent pas aussi souvent sur la charogne que les petits chiens, qui descendent selon toute apparence des chacals. Lorsqu'on offre à un terrier femelle, que je possède, un morceau de biscuit noir et que cette chienne n'a pas faim, elle le déchire et le tourmente comme si c'était un rat ou une autre proie (j'ai entendu rapporter des faits semblables) ; puis elle se roule dessus à plusieurs reprises, tout à fait comme si c'était un morceau de charogne ; il semble qu'il faille donner un goût imaginaire à ce morceau peu appétissant, et dans ce but le chien se conduit suivant son habitude, comme si le biscuit était un animal vivant ou comme s'il avait l'odeur de la charogne, bien qu'il sache mieux que nous qu'il n'en est rien. J'ai vu ce même terrier agir de même après avoir tué un petit oiseau ou une souris.

Les chiens se grattent par un rapide mouvement de leurs pattes de derrière ; et lorsqu'on leur frotte le dos avec une canne, si forte est l'habitude qu'ils ne peuvent s'empêcher de gratter vivement l'air ou le sol d'une façon absurde et qui prête à rire. Le terrier dont je viens de parler exprimait parfois sa satisfaction, lorsqu'on le grattait ainsi avec une canne, par un autre mouvement habituel, c'est-à-dire en léchant l'air comme il aurait pu lécher ma main.

15. Voyez l'histoire d'un chacal apprivoisé, rapportée par **M. F. H. Salvin.** dans *Land and Water,* octobre 1869.

Les chevaux se grattent en mordillant les parties de leur corps qu'ils peuvent atteindre avec leurs dents; mais le plus souvent un cheval montre à un autre l'endroit où il a besoin d'être gratté et tous les deux se mordillent réciproquement. Un ami dont j'ai appelé l'attention sur ce sujet a observé que, lorsqu'il caressait le cou de son cheval, l'animal avançait la tête, découvrait les dents et remuait les mâchoires, exactement comme s'il mordillait le cou d'un autre cheval; car il va sans dire qu'il n'aurait pu mordre son propre cou. Si un cheval est fortement chatouillé, comme lorsqu'on l'étrille, son désir de mordre devient si irrésistible, qu'il fait claquer ses dents les unes contre les autres, et, sans être vicieux, peut mordre son palefrenier : en même temps, par habitude, il couche fortement ses oreilles, de manière à les préserver des morsures, comme s'il se battait avec un autre cheval.

Un cheval impatient de prendre sa course imite le plus possible le mouvement habituel de la marche en piétinant la terre sur place. Lorsque ensuite, rentré dans sa stalle d'écurie, il va recevoir sa nourriture et attend impatiemment son avoine, il piétine encore le pavé ou sa litière. Deux de mes chevaux agissent ainsi quand ils voient ou entendent qu'on donne l'avoine à leurs voisins. Dans ce cas, il est vrai, nous nous trouvons en présence d'une expression proprement dite à peu près complète; car le piétinement du sol est universellement reconnu pour un signe d'impatience.

Les chats recouvrent de terre tous leurs excréments; mon grand-père[16] a vu un petit chat amasser des cendres sur une cuillerée d'eau pure renversée devant le foyer; voilà donc un acte habituel ou instinctif, provoqué à tort,

---

16. Docteur Darwin (*Zoonomia*, 1794, vol. I, p. 160). J'ai trouvé le fait que les chats étendent leurs pattes lorsqu'ils éprouvent du plaisir mentionné également dans cet ouvrage (p. 151).

non par un acte préalable ou par une odeur, mais par la vue. C'est un fait bien connu que les chats n'aiment pas à se mouiller les pattes, ce qui tient probablement à ce qu'ils ont originairement habité sous le climat sec de l'Égypte; lorsqu'ils mouillent leurs pattes, ils les secouent vivement. Ma fille, ayant versé de l'eau dans un verre tout près de la tête d'un petit chat, le vit aussitôt secouer ses pattes à la manière ordinaire; voilà donc encore un mouvement habituel excité sans motif, non par le sens du toucher mais par un son associé.

Les petits chats, les petits chiens, les petits cochons, et probablement beaucoup d'autres jeunes animaux, frappent alternativement avec leurs pattes de devant contre les mamelles de leur mère, pour exciter la sécrétion du lait ou pour en faciliter l'afflux. Or, il est très-commun de voir les jeunes chats, et pas rare du tout de voir les vieux chats issus de la race commune et de la race persane (qui, suivant quelques naturalistes, n'existerait plus à l'état de pureté), alors qu'ils sont couchés commodément sur un châle bien chaud ou sur un autre objet moelleux, le presser doucement et alternativement de leurs pattes de devant; leurs doigts sont alors étendus et leurs griffes un peu saillantes, absolument comme lorsqu'ils tetaient leur mère. Ce qui prouve bien que c'est là le même mouvement, c'est que souvent ils prennent en même temps un bout du châle dans leur bouche et se mettent à le sucer; ils ferment alors généralement les yeux et font entendre un ron-ron de contentement. Ce curieux mouvement n'est ordinairement excité que par association à la sensation d'une surface chaude et moelleuse; j'ai pourtant vu un vieux chat qui, lorsqu'on lui faisait plaisir en lui grattant le dos, battait l'air de ses pattes de la même manière; cet acte est donc à peu près devenu l'expression d'une sensation agréable.

Puisque j'ai parlé de l'action de teter, je puis ajouter

que ce mouvement complexe, aussi bien que l'extension
alternative des pattes de devant, sont des actions réflexes;
en effet, on les voit se reproduire lorsqu'on place un doigt
mouillé de lait dans la bouche d'un petit chien auquel on a
enlevé la partie antérieure du cerveau [17]. On a récemment
constaté, en France, que l'acte de teter est provoqué
uniquement par l'intermédiaire du sens de l'odorat; si
l'on détruit les nerfs olfactifs chez un petit chien, il ne tète
plus. De même, la remarquable faculté que possède le
poulet, quelques heures à peine après l'éclosion, de bec-
queter de petites miettes pour se nourrir, paraît éveillée
par le sens de l'ouïe; car chez des poulets éclos par la chaleur artificielle, un bon observateur a pu, « en frappant avec
l'ongle contre une planche, de manière à imiter le bruit
que fait la mère, leur apprendre à picorer leur nourriture [18] ».

Je ne donnerai plus qu'un seul exemple d'un mouvement habituel et sans but. Le canard *tadorne* vit sur les
sables que la marée laisse à découvert, et quand il aperçoit
la trace d'un ver, « il se met à piétiner le sol en dansant,
pour ainsi dire, au-dessus du trou », ce qui fait sortir le ver.
Or, M. St-John rapporte que lorsque ses canards tadornes
apprivoisés « venaient demander leur nourriture, ils pié-
tinaient le sol d'un mouvement impatient et rapide [19] ».
C'est donc là en quelque sorte, chez ces animaux, une
manière d'agir expressive de la faim. M. Bartlett m'informe
que le flamant et le kagu (*rhinochetus jubatus*), lorsqu'il
leur tarde de manger, battent la terre avec leurs pieds de
la même façon bizarre. De même encore, quand les martins-

<hr>

17. Carpenter, *Principles of comparative Physiology,* 1854, p. 460.
et Müller, *Elements of Physiology,* trad. anglaise, vol. II, p. 936.
18. Mowbray, *Poultry,* 6e édit., 1830, p. 54.
19. Voyez ce que rapporte cet excellent observateur dans *Wild Sports
of the Highlands,* 1846, p. 142.

pêcheurs prennent un poisson, ils le frappent toujours jusqu'à ce qu'ils l'aient tué ; or au Jardin zoologique ils frappent toujours la viande crue dont on les nourrit, avant de la dévorer.

Nous avons, je pense, suffisamment démontré notre premier principe, que je formule encore une fois : quand une sensation, un désir, une répugnance, etc., a provoqué durant une longue série de générations un certain mouvement volontaire, une tendance à l'accomplissement de ce même mouvement est mise en jeu presque à coup sûr toutes les fois que survient, même à un faible degré, la même sensation ou une autre sensation analogue ou associée, alors même que ce mouvement n'aurait plus, dans le cas actuel, aucune utilité. Les mouvements habituels de cet ordre sont souvent, sinon constamment héréditaires, et diffèrent peu dès lors des actions réflexes. Quand nous parlerons des expressions spéciales de l'homme, on reconnaîtra la justesse de la dernière partie de notre premier principe, tel qu'il a été donné au commencement de ce chapitre : savoir, que lorsque des mouvements associés par l'habitude à certains états d'esprit sont partiellement réprimés par la volonté, certains muscles entièrement ou incomplétement indépendants de l'action de la volonté peuvent néanmoins se contracter, et leur action est souvent très-expressive. Réciproquement, lorsque la volonté est affaiblie d'une façon temporaire ou permanente, les muscles volontaires font défaut avant les muscles involontaires. C'est un fait bien connu des pathologistes, comme le remarque Sir Ch. Bell [20] : « Lorsqu'une affection du cerveau produit de la faiblesse, son influence se fait sentir davantage sur les muscles qui sont, à l'état normal, placés sous l'empire le

20. *Philosophical Transactions,* 1823, p. 132.

plus immédiat de la volonté. » Dans les chapitres suivants, nous nous arrêterons sur une autre proposition contenue aussi dans notre premier principe : savoir que, pour réprimer un mouvement habituel, il faut parfois exécuter d'autres légers mouvements, qui servent eux-mêmes à l'expression.

CHAPITRE II.

PRINCIPES GÉNÉRAUX DE L'EXPRESSION.

(Suite.)

Principe de l'antithèse. — Exemples chez le chien et le chat. — Origine du
principe. — Signes conventionnels. — Le principe de l'antithèse n'a pas
pour origine des actions opposées accomplies en connaissance de cause
sous l'influence d'impulsions opposées.

Passons à notre second principe, le principe de l'antithèse. Certains états d'esprit, ainsi que nous l'avons vu
dans le dernier chapitre, amènent certains mouvements
habituels, dont l'utilité a été réelle primitivement et peut
l'être encore ; nous allons voir maintenant que, lorsqu'un
état d'esprit tout à fait inverse se produit, il se manifeste une tendance énergique et involontaire à des mouvements également inverses, bien qu'ils n'aient jamais été
d'aucune utilité. Nous donnerons quelques exemples frap-
pants d'antithèse quand nous traiterons des expressions
spéciales à l'homme ; mais c'est surtout dans les cas de ce
genre que nous sommes exposés à confondre des attitudes
et des expressions conventionnelles ou artificielles avec celles
qui sont innées ou universelles, et qui seules méritent d'être
rangées parmi les expressions véritables ; c'est pourquoi,
dans ce chapitre-ci, je prendrai presque exclusivement
mes exemples dans les expressions des animaux.

Lorsqu'un chien d'humeur farouche ou agressive rencontre un chien étranger ou un homme, il marche droit et

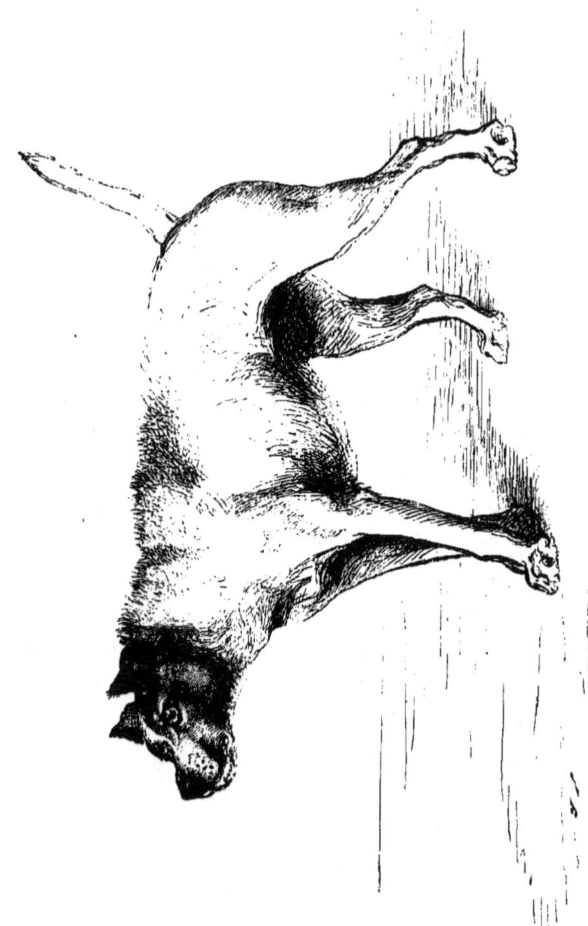

Fig. 5. — Chien qui s'approche d'un autre chien, avec des intentions hostiles, par M. Rivière.

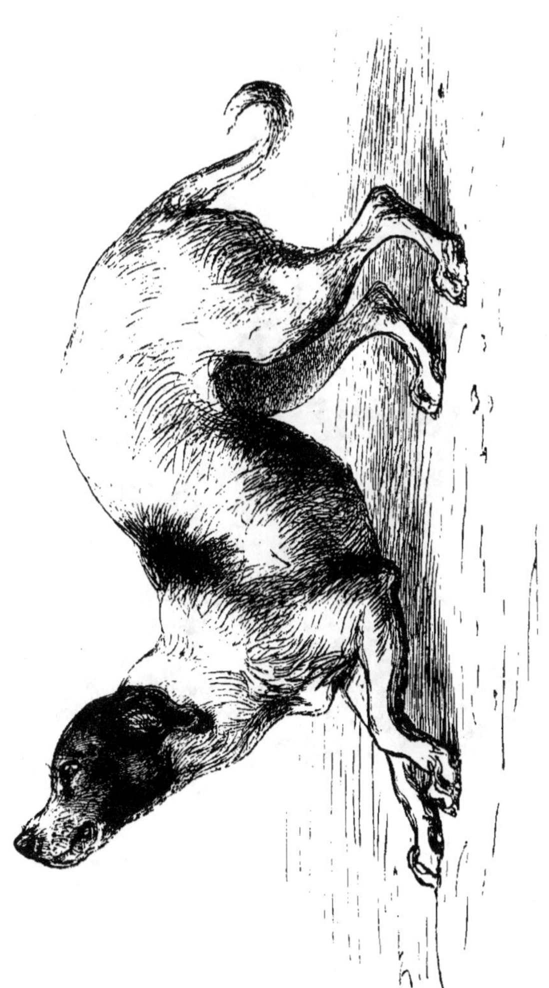

Fig. 6 — Le même, d'humeur humble et caressante, par M. Rivière.

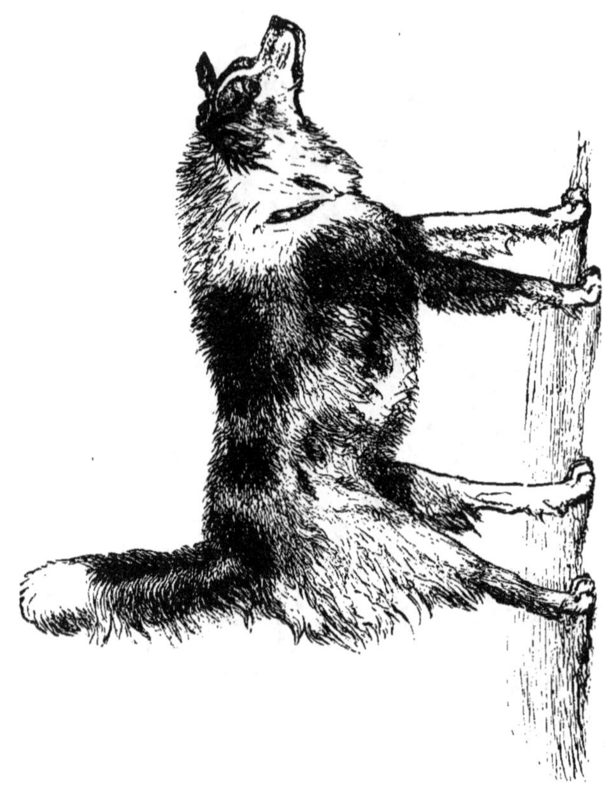

Fig. 7. — Chien de berger demi-sang, dans le même état que celui de la figure 5, par M. A. May.

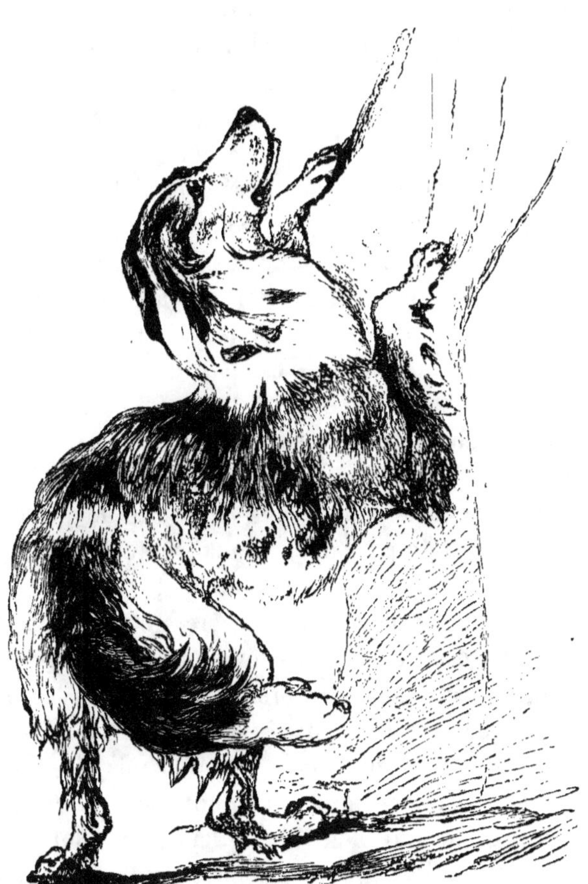

Fig. 8. — Le même, caressant son maître, par M. A. May.

en se tenant très-raide; sa tête est légèrement relevée ou un peu abaissée; la queue se tient droite en l'air, les poils se hérissent, surtout le long du cou et de l'échine; les oreilles dressées se dirigent en avant, et les yeux regardent avec fixité (voyez les fig. 5 et 7). Ces particularités, ainsi qu'il sera expliqué ci-après, proviennent de l'intention qu'a le chien d'attaquer son ennemi, et sont ainsi pour la plupart faciles à comprendre. S'il se prépare à s'élancer sur son adversaire avec un grognement sauvage, les dents canines se découvrent et les oreilles sont complétement couchées en arrière contre la tête; nous n'avons pas à nous occuper pour le moment de ces derniers actes. Supposons maintenant que ce chien reconnaisse tout à coup que l'homme dont il s'approche n'est pas un étranger, mais son maître; et observons comme tout son être se transforme d'une manière complète et soudaine. Au lieu de marcher redressé, il se baisse ou même se couche en imprimant à son corps des mouvements flexueux; sa queue, au lieu de se tenir droite en l'air, est abaissée et agitée d'un côté à l'autre; instantanément son poil devient lisse; ses oreilles sont renversées en arrière, mais sans être appliquées contre la tête, et ses lèvres pendent librement. Par suite du renversement des oreilles en arrière, les paupières s'allongent, et les yeux perdent leur aspect arrondi et fixe. On doit ajouter qu'à ce moment l'animal est dans un transport de joie, et qu'il y a production en excès de force nerveuse, ce qui doit naturellement produire une activité quelconque. Pas un seul des mouvements précédents, qui expriment l'affection avec tant de clarté, n'est de la moindre utilité pour l'animal. Ils s'expliquent, à ce qu'il me semble, simplement parce qu'ils sont en opposition complète ou en antithèse avec l'attitude et les mouvements très-intelligibles du chien qui se prépare au combat, et qui expriment la colère. Je prie le lecteur de jeter les yeux sur les quatre croquis ci-joints, qui ont pour but de rappeler d'une manière frappante l'aspect d'un chien dans ces deux états d'esprit. Il n'est pas aisé du reste de représenter l'affection chez un chien qui caresse son maître et remue la queue, car ce qui constitue surtout son expression, c'est l'ondulation continuelle de ses mouvements.

Parlons maintenant du chat. Lorsque cet animal est menacé par un chien, il courbe son échine d'une façon surprenante, hérisse son poil, ouvre la bouche et crache; nous ne nous occupons pas ici de cette attitude bien connue, qui exprime la terreur associée à la colère. Nous nous occupons seulement de l'expression de la fureur ou de la colère, que l'on n'observe pas souvent, mais qui se manifeste cependant quand deux chats se battent ensemble; je l'ai vue bien marquée chez un chat sauvage que harcelait un jeune garçon. L'attitude est presque identique à celle d'un tigre que l'on dérange pendant son repas et qui grogne, ainsi que chacun a pu le voir dans les ménageries. L'animal prend une position allongée, en étendant le corps, et la queue tout entière ou son extrémité seule, repliée ou recourbée, se porte d'un côté à l'autre. Les poils ne sont nullement hérissés. A cela près, l'attitude et les mouvements sont presque les mêmes que lorsque l'animal se prépare à s'élancer sur sa proie, et que sa férocité est assurément éveillée. Mais lorsqu'il se prépare au combat, il y a cette différence que les oreilles sont fortement couchées en arrière; la gueule est entr'ouverte et laisse apercevoir les dents; les pattes de devant sont parfois jetées en dehors, les griffes saillantes; parfois aussi, l'animal pousse un grognement farouche (voyez fig. 9 et 10). Tous ces actes, ou à peu près tous, proviennent naturellement (ainsi qu'il sera expliqué ci-après) de la manière dont le chat se propose d'attaquer son ennemi.

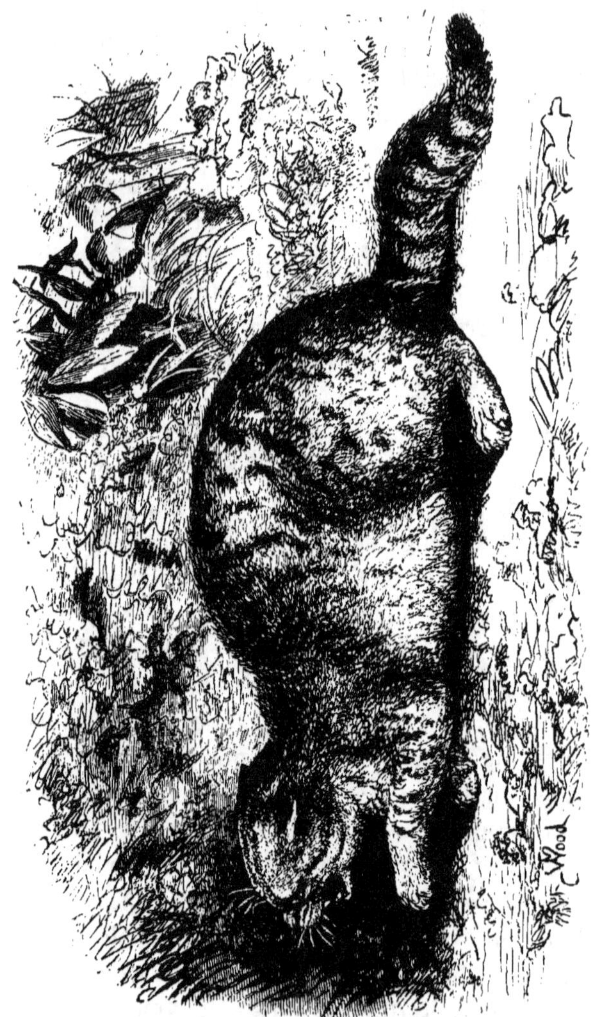

Fig. 9. — Chat effarouché et prêt à se battre, dessiné d'après nature par M. Wood.

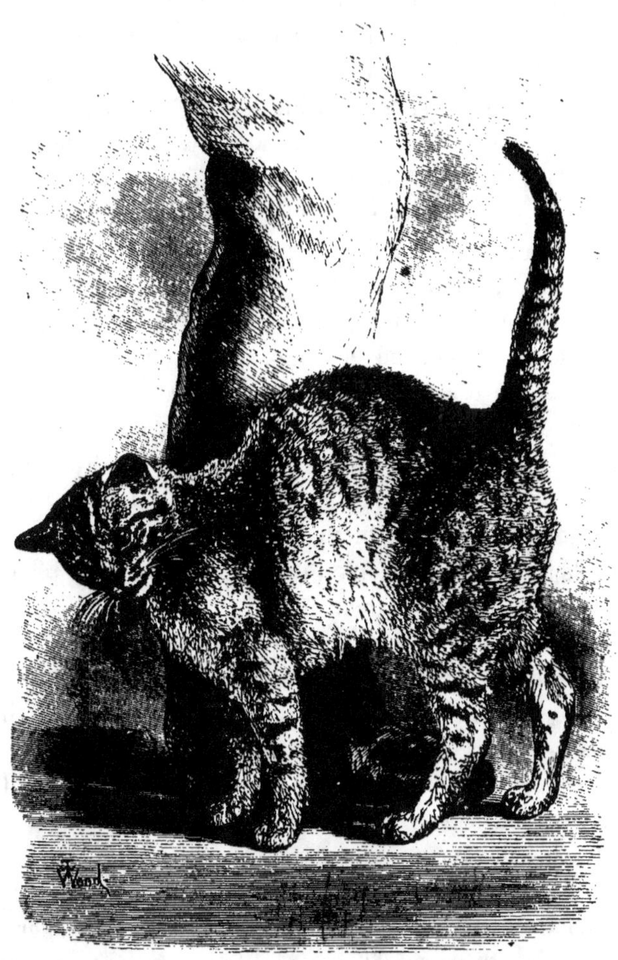

Fig. 10. — Chat d'humeur affectueuse, par M. Wood.

Examinons maintenant une chatte d'une humeur absolument inverse, au moment où elle exprime son affection à son maître par des caresses, et remarquons quel contraste frappant existe dans son attitude. Elle se redresse, le dos légèrement recourbé, ce qui soulève un peu ses poils, mais sans les hérisser; sa queue, au lieu d'être étendue et de fouetter ses flancs, est tenue tout à fait raide et s'élève perpendiculairement; ses oreilles sont droites et pointues; sa gueule est fermée; elle se frotte contre son maître et le ron-ron remplace le grognement. Observons encore à quel point le chat, dans la manière d'exprimer son affection, diffère par toute sa manière d'être du chien, qui caresse son maître le corps courbé et ondulant, la queue abaissée et mobile, et les oreilles tombantes. Un pareil contraste dans les attitudes et les mouvements de ces deux carnassiers sous l'empire du même état d'esprit agréable et tendre, ne peut trouver une explication, me semble-t-il, que dans l'antithèse complète de ces mouvements avec les mouvements naturels à ces animaux lorsqu'ils sont irrités et se préparent à combattre ou à saisir leur proie.

Dans les cas précédents, relatifs au chien et au chat, il y a tout lieu de croire que les gestes qui expriment l'hostilité et l'affection sont les uns et les autres innés ou héréditaires; car ils sont presque identiquement les mêmes dans les différentes races de ces deux espèces, et chez tous les individus, vieux ou jeunes, de la même race.

Je vais donner un nouvel exemple du rôle de l'antithèse dans l'expression. J'ai possédé autrefois un gros chien, qui, comme tous les chiens, aimait beaucoup à aller à la promenade. Il exprimait son plaisir en trottant gravement devant moi, à pas comptés, la tête très-haute, les oreilles un peu relevées et la queue en l'air, mais sans raideur. Non loin de ma maison, un sentier s'offre à droite, qui conduit à la serre; j'avais l'habitude de la visiter souvent pendant quelques moments pour regarder mes plantes en expérience. C'était toujours pour mon chien l'occasion d'un grand désappointement, parce qu'il ne savait pas si je continuerais ma promenade; il était risible de voir le changement d'expression soudain et radical qui se produisait chez lui dès que j'inclinais le moins du monde vers le sentier, ce que je faisais parfois uniquement pour l'observer. Son regard abattu était connu de tous les membres de ma famille, et on l'appelait son *air de serre*.

Voici en quoi il consistait : la tête s'abaissait beaucoup; tout le corps s'affaissait un peu et demeurait immobile; les oreilles et la queue retombaient brusquement, sans que la queue fût du reste agitée; à ces oreilles basses, à ces mâchoires pendantes, s'ajoutait un grand changement dans l'aspect des yeux, qui me paraissaient moins brillants. Sa mine piteuse exprimait un profond désespoir; et, comme je l'ai dit, elle était risible, vu la cause insignifiante qui l'avait provoquée. Chaque particularité de son attitude était en opposition complète avec sa précédente allure, pleine à la fois d'allégresse et de dignité; il me semble qu'elle ne pouvait s'expliquer autrement que par le principe de l'antithèse. Si le changement n'avait pas été aussi instantané, j'aurais attribué cette attitude à la réaction de son abattement sur les systèmes nerveux et circulatoires, ainsi qu'on le voit chez l'homme, et par suite sur la tonicité de tout son appareil musculaire; il est même possible que cette cause entrât pour quelque chose dans la production du phénomène.

Nous allons voir maintenant quelle est l'origine du principe de l'antithèse. Chez les animaux qui vivent en société, il est de la plus haute importance de pouvoir communiquer entre membres d'une même communauté; chez les autres espèces, ce même besoin existe entre les animaux de sexes différents, entre les jeunes et les vieux. Ce but est ordinairement atteint au moyen de la voix, mais il est certain que les gestes et les signes expressifs servent aussi jusqu'à un certain point à se comprendre mutuellement. L'homme ne s'est pas borné à l'usage de cris inarticulés, de gestes et de signes expressifs; il a inventé le langage articulé, si tant est qu'on puisse appliquer le mot *d'invention* à un progrès accompli grâce à d'innombrables perfectionnements à peine raisonnés. Il suffit d'avoir observé les singes pour être convaincu qu'ils comprennent parfaitement les gestes et les signes les uns des autres, et dans une large mesure ceux de l'homme, ainsi que l'affirme Rengger[1]. Qand un animal va en attaquer un autre, ou a peur d'un autre, il se donne souvent un air terrible en hérissant ses poils. ce qui le fait paraître plus gros, en montrant ses dents, en brandissant ses cornes, ou en poussant des cris féroces.

Le pouvoir de communiquer entre eux est certainement d'une très-grande utilité à beaucoup d'animaux; aussi n'est-il pas *a priori* improbable que des gestes manifestement opposés à ceux qui exprimaient déjà certains sentiments aient pu à l'origine se produire naturellement sous l'empire d'un sentiment opposé; le fait que ces gestes sont maintenant innés ne suffit pas pour empêcher de croire qu'ils aient pu être accomplis tout d'abord intentionnellement; car ils ont dû probablement, après plusieurs générations, devenir héréditaires. Quoi qu'il en soit, il est plus que douteux, comme nous allons le voir, qu'aucun des cas auxquels va s'appliquer le principe de l'antithèse ait une pareille origine.

Des signes conventionnels qui ne sont pas innés, tels que ceux qu'emploient les sourds-muets et les sauvages, ont en partie mis en œuvre le principe d'opposition ou d'an-

---

1. *Naturgeschichte der Saügethiere von Paraguay*, 1830, s. 55.

tithèse. Les moines de Citeaux croyaient commettre un péché
en parlant; ils inventèrent un langage mimique où le principe
de l'opposition paraît avoir été employé[2]. Le docteur Scott, de
l'Institution des sourds-muets d'Exeter, m'écrit que « les
oppositions sont très-usitées pour l'instruction des sourds-
muets, qui les sentent très-vivement ». Cependant j'ai été surpris du petit nombre d'exemples incontestables que l'on peut
en donner. Cela provient en partie de ce que tous les signes
ont eu ordinairement quelque origine naturelle, et en partie
de l'habitude prise par les sourds-muets et par les sauvages
d'abréger le plus possible ces signes pour les rendre plus
rapides[3]. De là vient que leur source ou leur origine est souvent douteuse ou même complétement perdue, ainsi que cela
se rencontre pour le langage articulé.

Beaucoup de signes, d'ailleurs, qui sont évidemment
opposés les uns aux autres, paraissent avoir eu chacun de
leur côté une signification propre, à leur origine. Il semble
qu'il en ait été ainsi des signes qu'emploient les sourds-
muets pour désigner la lumière et l'obscurité, la force et la
faiblesse, etc., etc. Dans un autre chapitre, je m'efforcerai
de montrer que les gestes opposés d'affirmation et de négation, savoir, celui d'abaisser verticalement la tête et celui
de la secouer latéralement, ont été probablement tous les
deux naturels au début. L'agitation de la main de droite à
gauche, dont se servent quelques sauvages pour dire non, a

2. M. Tylor parle du langage mimique des moines de Citeaux dans
son *Early History of Mankind* (2ᵉ édit., 1870, p. 40) et fait quelques
remarques sur le principe de l'opposition dans les gestes.

3. Voyez sur ce sujet l'intéressant ouvrage du docteur **W. R. Scott**,
The Deaf and Dumb, 2ᵉ édit., 1870, p. 12. « Cette manière, dit-il, d'abréger les gestes naturels, et d'en faire des gestes plus concis que ceux
qu'exigerait l'expression naturelle, est très-commune parmi les sourds-
muets. Ce geste abrégé est parfois tellement tronqué qu'il perd presque
toute ressemblance avec le geste naturel ; mais pour le sourd-muet qui
l'emploie il n'en conserve pas moins l'énergie et l'expression originelles. »

peut-être été inventée à l'imitation du mouvement de la tête ; quant au mouvement opposé, par lequel la main s'agite en ligne droite en avant du visage en signe d'affirmation, on ne saurait décider s'il provient de l'antithèse ou s'il a pris naissance d'une autre manière.

Si maintenant nous considérons les gestes innés ou communs à tous les individus d'une même espèce, qui se rangent parmi ceux que produit l'antithèse, nous trouvons qu'il est très-douteux qu'aucun d'eux ait été d'abord inventé de propos délibéré et accompli en connaissance de cause. Dans l'espèce humaine, le meilleur exemple qu'on puisse citer de gestes directement opposés à d'autres mouvements, et survenant naturellement dans un état d'esprit contraire, est le haussement des épaules. Il exprime l'impuissance ou le refus ; il signifie qu'une chose ne peut pas être faite ou être évitée. Ce geste est parfois employé sciemment et volontairement; mais il est très-improbable qu'il ait été d'abord inventé de propos délibéré, et fixé ensuite par l'habitude ; car non-seulement le petit enfant hausse les épaules sous l'influence des états d'esprit précités, mais encore ce mouvement est accompagné, comme il sera montré dans un des chapitres suivants, de divers mouvements accessoires, dont pas un homme sur mille n'a conscience à moins de s'être spécialement occupé de la question.

Quand un chien s'approche d'un chien étranger, il peut trouver utile de montrer par ses mouvements qu'il a des intentions amicales et ne veut pas se battre. Lorsque deux jeunes chiens qui jouent grognent et se mordent le museau et les jambes, il est évident qu'ils comprennent mutuellement leurs gestes et leurs manières. Il semble vraiment qu'il y ait chez les petits chiens et les petits chats une sorte de notion instinctive qu'ils ne doivent pas se servir sans précautions, en jouant, de leurs petites dents aiguës ou de leurs griffes, bien que cela arrive parfois et provoque un cri ; s'il n'en était pas ainsi, ils se blesseraient souvent les yeux. Quand mon terrier mord ma main en jouant, s'il serre trop fort et que je dise : « *Doucement, douce-ment,* » il continue à mordre, mais me répond par quelques frétillements de la queue qui semblent signifier : « Ne faites pas attention, c'est pour m'amuser. » Les chiens expriment donc ou peuvent avoir le désir d'exprimer à d'autres chiens et à l'homme qu'ils sont dans des disposi-tions amicales ; il n'en est pas moins difficile de croire qu'ils aient jamais pu penser délibérément à coucher en arrière leurs oreilles, au lieu de les tenir droites, à baisser et à agiter la queue, au lieu de la garder dressée en l'air, etc., par suite de la notion que ces mouvements étaient en oppo-sition directe avec ceux qui se produisent sous l'influence d'une humeur contraire et hostile.

De même lorsqu'un chat, ou plutôt lorsqu'un ancêtre primitif de l'espèce, sous l'empire de sentiments affectueux, a pour la première fois fait un peu le gros dos, élevé la queue en l'air perpendiculairement et dressé les oreilles, peut-on croire que cet animal eût le désir raisonné de mani-fester ainsi une humeur directement inverse de celle qui, lorsqu'il se prépare à combattre ou à s'élancer sur sa proie, lui fait prendre une attitude rampante, agiter sa queue d'un côté à l'autre, et renverser ses oreilles ? Je puis encore moins croire que mon chien prît volontairement son attitude abattue et son « *air de serre* », qui faisait un contraste si complet avec son attitude première et toute son allure pleine d'allégresse ; on ne saurait supposer qu'il sût que je com-prendrais son expression, et qu'il pourrait ainsi m'attendrir le cœur et me faire renoncer à visiter la serre.

Donc, pour le développement des mouvements de cet ordre, il a fallu l'intervention d'un autre principe, distinct de l'influence de la volonté et de la conscience. Ce principe paraît être le suivant: tout mouvement que nous avons volontairement accompli durant notre existence a demandé l'action de certains muscles; lorsque nous avons fait un mouvement absolument opposé, un groupe opposé de muscles a été habituellement mis en jeu, — comme dans les actes de tourner à droite ou à gauche, de repousser un objet ou de l'attirer à nous, de soulever un poids ou de l'abaisser. Si fort est le lien qui réunit nos intentions et nos mouvements, que, si nous désirons vivement qu'un objet se meuve dans une direction, nous ne pouvons guère nous empêcher de pencher le corps dans ce sens, quelque persuadés que nous puissions être de l'inutilité de ce geste. Une bonne démonstration de ce fait a déjà été donnée, dans l'introduction, à propos des mouvements grotesques d'un joueur de billard jeune et ardent, qui surveille le chemin parcouru par sa bille. Lorsqu'un homme ou un enfant en colère crie à quelqu'un : « Allez-vous-en ! » le plus souvent il étend le bras comme pour le repousser, bien que son adversaire puisse être éloigné de lui et bien qu'il puisse être complétement inutile de confirmer sa parole par un geste. Au contraire, lorsque nous désirons vivement qu'une personne s'approche très-près de nous, nous faisons le geste de l'attirer à nous : il en est de même dans une infinité de cas.

L'accomplissement de mouvements ordinaires de nature opposée, sous l'empire d'impulsions opposées de la volonté, est devenu habituel chez nous et chez les animaux ; il en résulte que, lorsque des actions d'une espèce quelconque ont été étroitement associées avec une sensation ou une émotion, il semble naturel que des actes d'une nature entièrement opposée, bien qu'absolument inutiles, soient accomplis d'une façon inconsciente, par suite de l'habitude et de l'association, sous l'influence d'une sensation ou d'une émotion directement opposée. Ce principe me permet seul de concevoir comment ont pris naissance les gestes et les expressions compris sous ce chef de l'antithèse. Assurément, s'ils sont de quelque utilité à l'homme ou à quelque autre animal, pour aider les cris inarticulés ou le langage, ils peuvent être aussi employés volontairement, et l'habitude en est de la sorte fortifiée. Mais qu'ils soient ou non utiles comme moyen de communiquer, il suffirait, si nous pouvons raisonner par analogie, de la tendance à accomplir des mouvements opposés sous l'influence de sensations ou d'émotions inverses pour les rendre héréditaires après un long usage; et l'on ne saurait mettre en doute que plusieurs mouvements expressifs dus au principe de l'antithèse ne soient héréditaires.

CHAPITRE III.

PRINCIPES GÉNÉRAUX DE L'EXPRESSION.

(Fin.)

Troisième principe : Action directe sur l'économie de l'excitation du système nerveux, indépendamment de la volonté et, en partie, de l'habitude. — Changement de couleur du poil. — Tremblement des muscles. — Modifications des sécrétions. — Sueur. — Expression d'une vive douleur, de la fureur, de la joie, de la terreur. — Différence entre les expressions qui causent ou non des mouvements expressifs. — États d'esprit qui excitent ou dépriment. — Résumé.

Nous voici arrivé à notre troisième principe : certains actes que nous reconnaissons comme expressifs de tels ou tels états d'esprit résultent directement de la constitution même du système nerveux, et ont été, dès le début, indépendants de la volonté, et en grande partie aussi indépendants de l'habitude. Lorsque le sensorium est fortement excité, la force nerveuse, engendrée en excès, se transmet dans des directions qui dépendent des connexions des cellules nerveuses, et, s'il s'agit du système musculaire, de la nature des mouvements qui sont habituels. Dans d'autres cas, l'affluence de la force nerveuse semble au contraire s'interrompre. Sans doute l'organisme n'exécute pas un mouvement qui ne soit déterminé par la constitution du système nerveux ; mais il ne s'agit ici ni des actes accomplis sous l'empire de la volonté ou de l'habitude, ni de ceux qui dérivent du principe de l'antithèse. Le sujet que nous abordons est plein d'obscurité ; toutefois, vu son importance, il doit être traité avec quelque étendue; il n'est d'ailleurs jamais inutile de se faire une juste idée de son ignorance.

Le cas le plus frappant que l'on puisse citer de cette influence directe du système nerveux, — cas d'ailleurs rare et anormal, — est la décoloration des cheveux que l'on a vue quelquefois succéder à une terreur ou à une douleur excessives. On en a rapporté un exemple authentique, relatif à un homme que l'on conduisait au supplice, dans l'Inde, et chez lequel le changement s'opéra avec une telle rapidité, que l'œil pouvait en suivre les progrès[1].

Un autre bon exemple est le tremblement musculaire qui est commun à l'homme et à un grand nombre d'animaux, sinon au plus grand nombre. Ce tremblement n'est d'aucune utilité, souvent même il est très-nuisible ; à coup sûr, ce n'est pas volontairement qu'il a dû se produire d'abord, sous l'empire d'une émotion quelconque, pour s'y associer ensuite par l'influence de l'habitude. Dans des circonstances qui eussent provoqué chez l'adulte un tremblement excessif, d'après un témoignage digne de toute confiance, le jeune enfant ne tremble pas, mais tombe en convulsions. Le tremblement se produit, chez des individus divers, à des degrés très-différents et par les causes les plus variées : le refroidissement ; le début des accès de fièvre, malgré l'élévation de la température du corps au-dessus du degré normal ; l'empoisonnement du sang ; le *delirium tremens* et certaines autres maladies ; l'affaiblissement général dans la vieillesse ; l'épuisement après une fatigue excessive ; les affections locales graves, telles que les brûlures ; enfin, d'une manière toute particulière, le passage d'un cathéter. Personne n'ignore que, de toutes les émotions, la plus propre à provoquer le tremblement est la frayeur ; toutefois une colère violente, une vive joie produi-

---

1. Voyez les faits intéressants réunis par **G.** Pouchet dans la *Revue des Deux Mondes,* 1ᵉʳ janvier 1872, p. 79. — Un autre exemple a été communiqué il y a quelques années à l'Association britannique, à Belfast.

sent quelquefois le même effet. Je me rappelle avoir vu un jour un jeune garçon qui venait d'abattre sa première bécasse ; le plaisir faisait trembler ses mains à un tel point qu'il dut attendre un moment pour recharger son fusil. J'ai entendu rapporter un fait exactement semblable, relatif à un sauvage australien auquel on avait prêté un fusil. Chez certaines personnes, la belle musique, avec les émotions vagues qu'elle éveille, fait courir un frisson dans le dos. Entre des causes physiques ou des émotions de nature aussi dissemblables, comment trouver un caractère commun, qui puisse rendre compte de cet effet commun, le tremblement ? D'après Sir J. Paget, auquel je dois plusieurs des observations qui précèdent, c'est là une question des plus obscures. Puisque le tremblement accompagne tantôt la joie, tantôt la fureur longtemps avant la période de l'épuisement, il semblerait que toute excitation énergique du système nerveux interrompe l'afflux régulier de la force nerveuse au système musculaire[2].

La manière dont les sécrétions du canal alimentaire et de certaines glandes, — foie, reins, mamelles, — sont impressionnées par des émotions violentes, est encore un exemple excellent de l'action directe du sensorium sur ces organes, en dehors de toute intervention de la volonté ou de quelque habitude utile associée. Quant au choix des organes qui sont ainsi affectés, et au degré de l'impression reçue, il existe à cet égard, entre les divers individus, les différences les plus tranchées.

Le cœur, dont les battements se succèdent sans interruption jour et nuit avec une régularité si merveilleuse, est

---

2. Müller fait remarquer (*Éléments de Physiologie,* trad. angl., vol. II, p. 934) que, sous l'influence de sensations très-intenses « tous les nerfs spinaux reçoivent une impression qui peut aller jusqu'à produire une paralysie incomplète ou à déterminer un tremblement général ».

extrêmement sensible aux excitations extérieures. Claude Bernard, l'éminent physiologiste, a montré[3] à quel point cet organe ressent le contre-coup de la plus faible excitation portée sur un nerf sensitif, d'un attouchement si léger qu'il n'a certainement pu en résulter aucune souffrance. Il était dès lors naturel qu'une excitation violente de l'esprit dut agir instantanément et directement sur lui : c'est en effet ce que chacun sait par sa propre expérience. Un autre fait que je dois rappeler et sur lequel Claude Bernard a insisté à plusieurs reprises, c'est que, lorsque le cœur est impressionné, il réagit sur le cerveau; l'état du cerveau réagit à son tour sur le cœur par l'intermédiaire du nerf pneumogastrique; en sorte que, sous l'influence d'une excitation quelconque, il se produit des actions et des réactions réciproques multipliées entre ces deux organes, les plus importants de l'économie.

Le système vaso-moteur, qui règle le calibre des petites artères, subit aussi l'influence directe du sensorium, comme le prouve la rougeur de la honte; toutefois, dans ce cas particulier, nous pourrons, je crois, trouver en partie dans l'action de l'habitude une curieuse explication de cette brusque suppression de l'influx nerveux, qui dilate les vaisseaux de la face. Il nous sera possible aussi, je pense, de jeter un peu de lumière, bien peu malheureusement, sur le redressement involontaire des poils qui accompagne les émotions de la rage et de la terreur. La sécrétion des larmes est encore un phénomène qui dépend certainement des connexions de certaines cellules nerveuses; mais, pour celui-ci comme pour les précédents, nous serons bien vite arrêtés quand nous voudrons chercher quelles peuvent être les voies que l'habitude fait parcourir à l'influx nerveux, sous l'influence d'émotions déterminées.

3. *Leçons sur les propriétés des tissus vivants,* 1866. p. 457-466.

Un examen rapide des signes extérieurs de quelques-unes des sensations et des émotions les plus fortes va nous montrer bien mieux, quoique imparfaitement encore, la façon complexe dont se combinent ces deux principes : celui de l'action directe sur l'économie de l'excitation du système nerveux, actuellement en question, et celui de l'association des mouvements utiles due à l'habitude.

Lorsqu'un animal est torturé par la souffrance, il se roule en général dans d'affreuses contorsions; s'il a l'habitude de se servir de la voix, il pousse des cris perçants ou de sourds gémissements. Presque tous les muscles du corps entrent vigoureusement en action. Chez l'homme, la bouche se contracte parfois fortement; plus souvent les lèvres se crispent, les dents se serrent ou frottent avec bruit les unes contre les autres; il est dit qu'il y a en enfer des *grincements de dents*. Chez une vache affectée d'une inflammation intestinale très-douloureuse, j'ai parfaitement entendu ce frottement des dents molaires. La femelle de l'hippopotame, observée au Jardin zoologique, souffrit beaucoup lorsqu'elle mit bas : elle marchait au hasard, ou bien elle se roulait sur les flancs, en ouvrant et fermant les mâchoires, et choquant ses dents avec bruit[4]. Chez l'homme on voit tantôt les yeux s'ouvrir tout grands, comme dans la stupeur, tantôt les sourcils se contracter fortement; le corps est baigné de sueur, le visage ruisselle; la circulation et la respiration sont profondément modifiées; aussi les narines sont-elles dilatées et souvent frémissantes; d'autres fois la respiration s'arrête au point d'amener dans les vaisseaux de la face une stase sanguine qui la rend pourpre. Lorsque la souffrance est très-intense et prolongée, tous ces symptômes se transforment; une prostration extrême

---

4. M. Bartlett, *Note sur la naissance d'un hippopotame; Proc. Zoolog. Soc.* 1871, p. 255.

leur succède, accompagnée de défaillance et de convulsions.

Lorsqu'un nerf sensitif subit une excitation, il transmet une impression à la cellule nerveuse de laquelle il procède; celle-ci la transmet à son tour d'abord à la cellule correspondante du côté opposé, et ensuite à d'autres cellules placées le long de l'axe cérébro-spinal, au-dessus et au-dessous d'elle, dans une étendue plus ou moins considérable, suivant le degré de l'excitation; de sorte qu'en fin de compte le système nerveux tout entier peut être impressionné[5]. Cette transmission involontaire de la force nerveuse peut être ou n'être pas consciente. Pourquoi l'irritation d'une cellule nerveuse engendre-t-elle ou met-elle en liberté de la force nerveuse? Nous ne pouvons répondre à cette question; mais, si la cause reste inconnue, la réalité du fait n'en paraît pas moins admise par tous les plus grands physiologistes, Müller, Virchow, Bernard[6], etc. D'après la remarque de M. Herbert Spencer, on peut considérer comme « une vérité indiscutable que, à un moment quelconque, la quantité de force nerveuse libre qui produit en nous, par un mystérieux mécanisme, l'état que nous appelons sensation, *doit* forcément se dépenser d'une certaine manière, *doit* engendrer quelque part une manifestation équivalente de force »; ainsi, lorsque sous l'influence d'une violente excitation du système cérébro-spinal, un excès de force nerveuse se trouve mis en liberté, il peut se dépenser en sensations intenses, en pensées rapides, en mouvements désordonnés, enfin en un surcroît d'activité glandu-

5. Voyez sur ce sujet Claude Bernard, *Tissus vivants*, 1866, p. 316, 337, 358. — Virchow s'exprime d'une façon presque identique dans son mémoire *Ueber das Rückenmark* (*Sammlung wissenschaft. Vorträge*, 1871, s. 28).

6. Müller (*Éléments de Physiologie,* trad. angl., v. II, p. 932) dit, en parlant des nerfs, que « tout changement brusque d'état, d'un ordre quelconque, met en jeu le principe nerveux ». — Voyez sur le même sujet Virchow et Bernard, passages cités dans la note précédente.

laire[7]. M. Spencer soutient en outre que « un afflux de force nerveuse, non dirigé, suivra évidemment d'abord les voies les plus habituelles; si celles-ci ne suffisent pas, il débordera dans les voies moins usitées »; en conséquence les muscles faciaux et les muscles respiratoires, qui sont ceux dont le jeu est le plus fréquent, seront au premier chef disposés à entrer immédiatement en action; viendront ensuite les muscles des membres supérieurs, puis ceux des membres inférieurs, enfin ceux du corps tout entier[8].

Lorsqu'une émotion n'a pas été habituellement accompagnée par un acte volontaire ayant pour objet le soulagement ou la satisfaction qui répond à sa nature, elle a peu de tendance, quelque forte qu'elle puisse être, à provoquer des mouvements d'un ordre quelconque; lorsqu'il s'en produit, au contraire, la nature de ces mouvements est, dans une large mesure, déterminée par ceux que la volonté a fréquemment dirigés, dans un but défini, sous l'influence de l'émotion dont il s'agit. Une douleur aiguë pousse l'animal, comme elle l'a fait depuis des générations innombrables, à exécuter les efforts les plus violents et les plus variés pour échapper à la cause qui la produit. Quand une lésion porte sur un membre, sur une partie isolée du corps, on constate souvent chez l'animal une disposition à secouer cette partie, comme s'il pouvait en même temps secouer le mal et s'en débarrasser. C'est ainsi qu'a dû s'établir l'habitude de mettre énergiquement en jeu tous les muscles, sous l'action d'une vive souffrance. Les muscles de la poitrine et les organes de la voix, dont l'emploi est si fréquent, sont éminemment

7. H. Spencer, *Essays, Scientific, Political,* etc. Second Series. 1863, p. 109-111.

8. Sir H. Holland (*Medical Notes and Reflexions,* 1839, p. 328) fait remarquer, à propos de ce curieux état de l'économie appelé *crispation,* qu'il paraît produit par « une accumulation de quelque cause d'irritation qui cherche à se soulager par l'exercice de l'activité musculaire ».

susceptibles d'entrer alors en action, et il en résulte des cris aigus, rauques, prolongés. Toutefois le but utile que remplissent ces cris eux-mêmes a dû probablement jouer aussi un rôle important ; nous voyons en effet les petits d'un grand nombre d'animaux, dans la souffrance ou le danger, appeler bruyamment leurs parents à leur secours ; ainsi font encore les divers membres d'une même société.

Il est encore un principe qui a dû contribuer pour sa part, quoique à un moindre degré, à fortifier cette tendance à une action violente sous l'influence d'une souffrance excessive : je veux parler de la conscience intime possédée par l'animal que le pouvoir ou la capacité du système nerveux a des limites. Un homme ne peut en même temps réfléchir profondément et mettre vigoureusement en jeu sa puissance musculaire. Lorsque deux douleurs se font sentir simultanément, suivant une observation qui remonte à Hippocrate, la plus vive émousse l'autre. Dans le ravissement de leurs extases religieuses, certains martyrs ont paru rester insensibles aux plus horribles tortures. On voit parfois des marins condamnés au fouet saisir un fragment de plomb entre leurs dents et le mordre de toutes leurs forces, afin de supporter plus facilement l'exécution. La femme qui accouche apporte quelque soulagement à ses douleurs en contractant ses muscles avec toute l'énergie dont elle est capable.

Ainsi, en récapitulant : le rayonnement non dirigé de la force nerveuse des cellules qui ont reçu la première impression, — la longue habitude d'une lutte péniblement soutenue pour échapper à la cause de la douleur, — enfin la conscience que l'action musculaire en elle-même est un soulagement, — ces trois éléments ont probablement concouru, comme nous venons de le voir, à produire cette tendance aux mouvements violents, presque convulsifs, que provoque une extrême souffrance jusque dans les organes de la voix, et qui en sont, d'un consentement universel, la manifestation expressive la plus parfaite.

Puisqu'une légère provocation d'un nerf sensitif réagit directement sur le cœur, une vive douleur doit évidemment réagir aussi sur lui, de la même manière, mais beaucoup plus énergiquement. Toutefois, dans ce cas, nous ne devons pas oublier les effets indirects de l'habitude sur cet organe, ainsi que nous le verrons lorsque nous étudierons les signes de la fureur.

Lorsqu'un homme est torturé par la douleur, la sueur ruisselle souvent sur son visage. Un vétérinaire m'a affirmé avoir vu fréquemment, en pareil cas, chez les chevaux, des gouttes couler du ventre sur la partie interne des cuisses, et chez les bestiaux le corps entier s'inonder de sueur. Il a observé ce fait alors qu'aucun effort de l'animal ne pouvait en fournir l'explication. Le corps entier de l'hippopotame femelle dont j'ai parlé plus haut était couvert d'une transpiration rougeâtre pendant qu'elle mettait bas. Le même phénomène se produit dans la frayeur extrême : le vétérinaire déjà cité l'a constaté fréquemment sur des chevaux ; M. Bartlett l'a observé chez le rhinocéros ; chez l'homme c'est un symptôme universellement connu. La cause de la production de la sueur dans ces circonstances est très-obscure ; toutefois quelques physiologistes pensent qu'elle se lie à un affaiblissement de la circulation capillaire ; or nous savons que le système vaso-moteur, qui régit cette circulation, est sous l'influence immédiate de l'esprit. Quant aux mouvements de certains muscles de la face, sous l'empire de la souffrance et de diverses autres émotions, leur étude viendra naturellement lorsque nous nous occuperons des expressions spéciales de l'homme et des animaux.

Passons maintenant aux symptômes caractéristiques de la fureur. Sous l'influence de cette puissante émotion, les battements du cœur s'accélèrent beaucoup [9], ou se troublent notablement. La face rougit, devient pourpre, par suite de l'arrêt de la circulation en retour ; quelquefois elle prend au contraire une pâleur cadavérique. La respiration est laborieuse, la poitrine se soulève, les narines frémissantes se dilatent. Souvent le corps entier tremble. La voix s'altère. Les dents se serrent ou frottent les unes contre les autres, et le système musculaire est généralement excité à quelque acte violent, presque frénétique. Mais les gestes de l'homme qui est dans cet état diffèrent ordinairement des contorsions désordonnées et sans but de celui que torture la douleur ; en effet ils représentent plus ou moins parfaitement l'acte de frapper ou de lutter contre un ennemi.

Tous ces symptômes de la fureur sont probablement dus en grande partie à l'action directe du sensorium excité ; quelques-uns paraissent même ne devoir reconnaître que cette seule cause. Cependant les animaux de toute espèce, et leurs ancêtres avant eux, ont répondu à la menace ou à l'attaque d'un ennemi en déployant toute leur énergie pour combattre et se défendre. Si un animal ne se met pas ainsi en état de fondre sur son ennemi, s'il n'en a pas l'intention ou tout au moins le désir, on ne peut dire, à proprement parler, qu'il soit furieux. C'est ainsi qu'une habitude héréditaire d'effort musculaire a dû s'associer à la fureur ; et cette habitude affecte directement ou indirectement divers organes, à peu près de la même manière que le fait une grande souffrance physique.

Le cœur est sans aucun doute impressionné d'une manière directe ; mais il l'est aussi, suivant toute probabilité,

9. Je dois des remercîments à M. A. H. Garrod, qui m'a fait connaître un ouvrage de M. Lorain sur le pouls, dans lequel on trouve le tracé sphygmographique d'une femme dans un accès de fureur ; ce tracé diffère beaucoup, par la fréquence et par d'autres caractères, de celui de la même femme dans son état ordinaire.

par l'effet de l'habitude, d'autant mieux qu'il n'est pas soumis au contrôle de la volonté. Tout exercice violent, exécuté volontairement, impressionne cet organe, comme nous le savons, par un mécanisme complexe dont nous n'avons pas à nous occuper ici; d'autre part on a vu, dans le chapitre Ier, que la force nerveuse se propage aisément par les voies qui lui sont le plus habituelles, c'est-à-dire par les nerfs de mouvement volontaire ou involontaire et par les nerfs de sensibilité. Ainsi un exercice même modéré tendra à agir sur le cœur; et en vertu du principe de l'association dont nous avons donné tant d'exemples, nous pourrons tenir comme à peu près certain que toute sensation ou émotion, telle que la souffrance ou la fureur, qui a provoqué habituellement des actes musculaires, devra influencer immédiatement l'afflux de la force nerveuse vers le cœur, alors même que ces actes ne se produiraient pas à ce moment.

Le cœur, ai-je dit, est d'autant plus facilement impressionné par des associations habituelles, qu'il n'est pas soumis au contrôle de la volonté. L'homme, modérément irrité ou même furieux, peut commander aux mouvements de son corps, mais il ne peut empêcher les battements rapides de son cœur. La poitrine se soulèvera peut-être fort peu, les narines trembleront à peine, parce que les mouvements de la respiration ne sont qu'en partie volontaires. De la même manière, les muscles de la face, qui obéissent moins à la volonté, trahiront seuls quelquefois une émotion légère et fugitive. Les glandes sont encore complétement indépendantes de la volonté, et l'homme qui souffre peut commander à ses traits, mais il ne peut toujours empêcher les larmes de remplir ses yeux. Un individu affamé, placé en face d'une nourriture appétissante, ne trahira peut-être sa faim par aucun geste, mais il n'empêchera pas la sécrétion de la salive.

Dans un transport de joie ou de vif plaisir, il se manifeste une tendance très-marquée à divers mouvements sans but, et à l'émission de sons variés. C'est ce qu'on observe chez les enfants, dans leur rire bruyant, leurs battements de mains, leurs sauts de joie; dans les gambades et les aboiements d'un chien que son maître va mener à la promenade; dans le piétinement impatient d'un cheval qui voit devant lui une carrière ouverte. La joie précipite la circulation, qui stimule le cerveau, et ce dernier réagit à son tour sur l'économie tout entière. Ces mouvements sans but et cette activité exagérée du cœur doivent être attribués principalement à l'excitation du sensorium [10], et à l'afflux excessif et non dirigé de force nerveuse qui en résulte, suivant la remarque de M. Herbert Spencer. Il est digne de remarque que c'est surtout l'avant-goût d'un plaisir et non la jouissance elle-même qui provoque ces mouvements extravagants et sans but et ces sons variés. C'est ce que nous observons chez nos enfants, quand ils attendent quelque grand plaisir ou quelque fête; de même un chien, qui faisait des bonds joyeux à la vue d'une assiettée de nourriture, ne manifeste plus sa satisfaction, quand il la possède, par aucun signe extérieur, pas même en remuant la queue. Chez les animaux

10. La puissance avec laquelle la joie excite le cerveau, et avec laquelle celui-ci réagit sur l'économie, se manifeste d'une façon remarquable dans les cas rares d'intoxication psychique. Le docteur J. Crichton Brown (*Medical Mirror,* 1865) rappelle le cas d'un jeune homme, de tempérament très-nerveux, qui, apprenant par un télégramme qu'il venait d'hériter d'une grande fortune, pâlit d'abord, puis se mit à rire, et devint d'une gaieté remuante et exaltée. Pour se tranquilliser, il alla se promener avec un ami; mais ses pas étaient chancelants. Il riait aux éclats, tout en manifestant une grande irritabilité de caractère; il parlait incessamment et chantait à haute voix au milieu des rues. Il était parfaitement certain qu'il n'avait touché aucune liqueur spiritueuse, bien qu'il eût l'air de s'être grisé; au bout d'un certain temps il vomit; on examina le contenu à moitié digéré de son estomac, sans y reconnaître la moindre odeur alcoolique. Enfin il s'endormit d'un lourd sommeil, et, quand il se réveilla, il était à peu près remis; mais il souffrait encore de mal de tête, de nausées, et d'une grande faiblesse.

de toute espèce, tous les plaisirs, si l'on excepte la chaleur et le repos, sont associés et l'ont été depuis longtemps à des mouvements actifs, comme on le voit dans la chasse ou la recherche d'une proie, ou dans leurs amours. Bien plus, le simple exercice des muscles, après un repos prolongé ou une longue réclusion, constitue par lui-même un plaisir, comme nous le savons par notre propre expérience et comme nous le constatons dans les jeux des jeunes animaux. En vertu de ce dernier principe seul, on pouvait peut-être s'attendre, inversement, à ce qu'un vif plaisir pût se manifester par des mouvements musculaires.

Chez tous ou presque tous les animaux, chez les oiseaux eux-mêmes, la terreur fait trembler le corps. La peau devient pâle, la sueur ruisselle, le poil se hérisse. Les sécrétions du canal alimentaire et des reins sont augmentées, et involontairement expulsées, par suite du relâchement des muscles sphincters; c'est là un fait bien connu chez l'homme, et dont j'ai vu des exemples chez le bœuf, le chien, le chat et le singe. La respiration se précipite. Le cœur bat vite, tumultueusement et avec violence; envoie-t-il pour cela le sang plus efficacement dans toute l'économie? Il est permis d'en douter, car la surface du corps paraît exsangue, et la vigueur des muscles fait rapidement défaut. Sur un cheval effrayé, j'ai senti, à travers la selle, les battements du cœur si distinctement que je pouvais les compter. Les facultés intellectuelles sont profondément troublées. Bientôt arrive une prostration profonde qui va jusqu'à la défaillance. On a vu un serin terrifié, non-seulement trembler, et devenir blanc autour de la base du bec, mais tomber en faiblesse [11]; j'attrapai un jour, dans une chambre, un rouge-gorge, qui s'évanouit si complétement, que pendant un moment je le **crus mort.**

11. Docteur Darwin, *Zoonomia*, 1794, vol. I, p. 148.

La plupart de ces symptômes sont probablement le résultat direct du trouble apporté dans l'état du sensorium, indépendamment de toute action de l'habitude ; toutefois, il est douteux que cette explication suffit à en rendre compte. Lorsqu'un animal est alarmé, il reste presque toujours un moment immobile, pour rassembler ses sens et reconnaître la source du danger, quelquefois aussi pour éviter d'être découvert. Mais bientôt il se met à fuir impétueusement, sans chercher à ménager ses forces comme pour une lutte ; il continue ainsi à courir, tant que dure le danger, jusqu'à ce qu'une prostration complète, avec arrêt de la circulation et de la respiration, avec un tremblement général de tous les muscles et une sueur abondante, arrête sa course. Ce fait semble autoriser à croire que le principe de l'association habituelle peut expliquer en partie quelques-uns des symptômes caractéristiques de la terreur indiqués ci-dessus, ou tout au moins leur donner plus d'intensité.

Le rôle important qu'a dû jouer le principe de l'association habituelle, dans l'acquisition des mouvements expressifs des diverses émotions ou sensations violentes que nous venons de passer en revue, me paraît bien démontré par deux ordres de considérations distinctes : d'abord celle des émotions vives dont la nature ne sollicite au contraire ordinairement aucun mouvement volontaire pour procurer le soulagement ou la satisfaction qui leur correspond ; et en second lieu celle du contraste essentiel qui existe entre les états de l'esprit que l'on désigne par les termes généraux d'états *excitants* et états *déprimants*. Quelle émotion est plus puissante que l'amour maternel ? Et pourtant cette tendresse profonde dont une mère entoure son faible enfant peut ne se manifester par aucun signe extérieur, ou seulement par de légers mouvements caressants, accompagnés d'un doux sourire et d'un tendre regard. Mais qu'on fasse volontairement du mal à l'enfant, et voyez quelle transfiguration chez la mère! Elle se dresse d'un air menaçant, ses yeux brillent, son visage se colore, son sein se soulève, ses narines se dilatent, son cœur palpite. Ce sont là des manifestations, non pas de l'amour maternel, mais de la colère, qui en a été en effet la véritable cause provocatrice. L'amour réciproque des deux sexes ne ressemble en rien à l'amour maternel : quand deux amants sont en présence, nous le savons, leur cœur bat rapidement, leur respiration s'accélère, leur visage rougit; c'est qu'en effet cet amour n'est pas inexpressif comme celui de la mère pour son enfant.

Un homme peut avoir l'âme dévorée de soupçons ou de haine, d'envie ou de jalousie, sans que ces sentiments provoquent par eux-mêmes aucun acte, sans qu'ils se révèlent par aucun signe extérieur, bien que leur durée soit en général plus ou moins prolongée; tout ce qu'on peut dire, c'est que cet homme ne paraît, à coup sûr, ni gai ni d'humeur agréable. S'il arrive que ces sentiments éclatent en actes extérieurs, c'est que la fureur les a remplacés et se traduit dès lors par ses modes d'expression ordinaires. La peinture ne représente qu'avec peine le soupçon, la jalousie, l'envie, etc., à moins d'avoir recours à des accessoires qui aident à comprendre la situation. La poésie ne sait trouver pour caractériser ces mêmes expressions que des qualifications vagues et fantaisistes. C'est ainsi qu'on dit : « la jalousie aux yeux fauves ». Spencer, décrivant le soupçon, lui applique les épithètes suivantes : « noir, hideux, renfrogné, au regard sombre et oblique, etc. ». Shakespeare, parlant de l'envie, dit : « L'envie au visage décharné sous son masque hideux, » et dans un autre endroit : « Aucune noire envie ne creusera ma tombe, » et ailleurs encore : « Sous l'étreinte redoutable de la pâle envie. »

On a souvent distingué les émotions et les sensations en deux catégories : celles qui *excitent*, celles qui *dépriment*.

Lorsque toutes les fonctions du corps et de l'esprit, — mouvement volontaire et involontaire, perception, sensation, pensée. etc., — s'accomplissent avec plus d'énergie et de rapidité qu'à l'état normal, on peut dire de l'homme ou de l'animal qu'il est excité ; dans le cas contraire, on peut dire qu'il est déprimé ; parmi les émotions excitantes, la colère et la joie se placent en première ligne, elles provoquent naturellement, la première surtout, des mouvements énergiques qui réagissent sur le cœur, et par son intermédiaire sur le cerveau. Un médecin me faisait remarquer un jour, comme une preuve de la nature excitante de la colère, qu'on voit quelquefois un homme exténué de fatigue s'irriter d'offenses imaginaires, dans le but inconscient de ranimer ses forces : j'ai eu depuis l'occasion de vérifier la parfaite justesse de cette observation.

Plusieurs autres états d'esprit. qui semblent d'abord excitants, deviennent bientôt déprimants au plus haut degré. Regardez une mère qui vient de perdre subitement son enfant ; on peut certes la considérer comme étant dans un état d'excitation : voyez-la, affolée de douleur, courir au hasard devant elle, s'arracher les cheveux, déchirer ses vêtements, se tordre les mains. Ce dernier geste dérive peut-être du principe de l'antithèse, en trahissant un sentiment intime de faiblesse et de l'inanité de tout effort. Quant aux autres gestes désordonnés, ils peuvent s'expliquer en partie par le soulagement que procure l'action musculaire en elle-même, en partie [par l'influence de la force nerveuse en excès et sans direction qui émane du sensorium surexcité. Ajoutons que l'une des premières pensées qui se présentent très-communément à notre esprit. en face de la perte imprévue d'un être qui nous était cher, est celle-ci : il était possible de faire quelque chose de plus pour le sauver. Un de nos romanciers, excellent observateur[12], décrivant la

12. Mme Oliphant. dans le roman intitulé *Miss Majoribanks,* p. 362.

conduite d'une jeune fille, dont le père vient de mourir subitement, s'exprime de la manière suivante : « Elle courait dans la maison comme une folle, se tordant les mains et s'accusant elle-même : Oui, c'est ma faute, pourquoi l'ai-je jamais quitté ! Si seulement je l'avais veillé !... » Sous l'empire de telles pensées fortement empreintes dans l'esprit, il doit se produire, en vertu du principe de l'association habituelle, une tendance très-marquée à une action énergique de nature quelconque.

Mais aussitôt que dans l'âme désolée s'est fait jour la conviction intime qu'il n'y avait aucune ressource, cette douleur frénétique fait place au désespoir ou à une sombre tristesse. Alors on s'assied, immobile, ou avec un léger balancement ; la circulation se ralentit, la respiration est presque insensible, et la poitrine exhale de profonds soupirs. Ce nouvel état réagit sur le cerveau, et bientôt arrive la prostration ; les muscles se relâchent, les paupières s'alourdissent. L'association habituelle ne provoque plus aucun acte. C'est alors que nos amis interviennent, et nous excitent à accomplir quelque exercice volontaire, au lieu de nous absorber dans une douleur muette et immobile. Cet exercice stimule le cœur, qui réagit sur le cerveau, et aide l'âme à supporter le triste fardeau qui lui est imposé.

Une vive souffrance amène très-vite une dépression ou une prostration extrême, cependant elle agit tout d'abord comme un stimulant et excite à l'action ; je rappellerai à cet égard l'effet bien connu du coup de fouet sur le cheval, et aussi les horribles tortures que l'on fait subir, dans certains pays étrangers, aux bêtes de somme épuisées, pour les forcer à exécuter une nouvelle tâche. La frayeur est la plus dépressive de toutes les émotions ; elle produit rapidement une prostration complète, qu'on prendrait pour une conséquence d'efforts prolongés faits dans le but d'échapper au danger, et qui peut en effet reconnaître cette cause, bien que ces efforts n'aient pas été exécutés, par voie d'association. Cependant une frayeur extrême agit souvent d'abord comme un puissant stimulant : chacun sait que l'homme ou l'animal poussé au désespoir par la terreur acquiert une force prodigieuse, et devient dangereux au plus haut degré.

Résumons et concluons. Dans la détermination d'un grand nombre d'expressions, il faut attribuer une haute influence au principe d'une action directe du sensorium sur l'économie, action due uniquement à la constitution du système nerveux, et dès le début indépendante de la volonté. Le tremblement des muscles, la transpiration de la peau, les modifications des sécrétions du canal alimentaire et des glandes, qui se manifestent sous l'influence des diverses émotions ou sensations, nous ont fourni des exemples de l'application de ce principe. Toutefois les phénomènes de cet ordre se combinent souvent avec d'autres phénomènes, qui dérivent du premier principe que nous avons établi et que nous rappelons : tout acte qui a été fréquemment d'une utilité directe ou indirecte dans certains états d'esprit, pour se procurer certaines sensations, satisfaire certains désirs, etc., s'accomplit encore, dans des circonstances analogues, par l'effet de la seule habitude, alors même qu'il est devenu inutile. Nous trouvons des combinaisons de ce genre, au moins en partie, dans les gestes frénétiques qu'inspire la fureur, dans les contorsions que provoque l'extrême souffrance, et peut-être aussi dans la suractivité du cœur et des organes respiratoires. Lorsque ces émotions ou sensations, ou diverses autres, se produisent même à un degré très-faible, il existe encore une tendance à des actes semblables, due à la force de l'habitude longtemps associée, et ceux de ces actes qui sont le moins soumis au contrôle de la volonté sont en général ceux qui persistent le plus longtemps. N'oublions pas le rôle qu'a dû jouer aussi, dans certains cas. notre second principe, celui de l'antithèse.

Les trois principes que nous avons successivement étudiés peuvent déjà, j'espère le démontrer dans la suite de cet ouvrage, rendre compte d'un très-grand nombre de mouvements expressifs; un jour viendra. il nous est permis de le croire, où tous les autres seront expliqués à leur tour par ces mêmes principes ou par d'autres très-analogues. Il faut pourtant l'avouer, il est souvent impossible de décider quelle part revient, dans chaque cas particulier, à tel ou tel de l'un de nos principes, et bien des points demeurent encore inexpliqués dans la théorie de l'expression.

CHAPITRE IV.

MOYENS D'EXPRESSION CHEZ LES ANIMAUX.

Émission de sons. — Sons vocaux. — Sons produits par divers mécanismes.
— Hérissement des appendices cutanés, poils, plumes, etc., sous l'influence
de la fureur ou de la terreur. — Renversement en arrière des oreilles
comme préparation au combat et comme signe de colère. — Redressement
des oreilles et élévation de la tête en signe d'attention.

Les deux chapitres qui vont suivre seront consacrés à la description des mouvements expressifs que manifestent quelques animaux bien connus, sous l'influence des différents états de leur esprit; je me bornerai aux développements qui me paraîtront strictement nécessaires pour mettre en lumière cette partie de mon sujet. Afin d'éviter d'inutiles répétitions, il convient, avant de passer en revue ces divers animaux dans un ordre logique, d'étudier tout d'abord certains moyens d'expression qui sont communs à la plupart d'entre eux.

Émission de sons. — Chez un très-grand nombre d'espèces animales, et chez l'espèce humaine en particulier, les organes de la voix constituent un moyen d'expression d'une incomparable valeur. Nous avons vu, dans un chapitre précédent, que, lorsqu'une excitation intense agit sur le sensorium, les muscles du corps entier entrent énergiquement en contraction. Alors, si muet qu'il soit d'ordinaire, l'animal laisse échapper des cris violents, alors même que ces cris ne sauraient lui être d'aucune utilité. C'est ainsi

que le lièvre et le lapin ne font jamais usage, que je sache,
de leurs organes vocaux, si ce n'est poussés à bout par la
souffrance : le lièvre par exemple, lorsque déjà blessé il est
achevé par le chasseur, et le lapin lorsqu'il tombe entre les
griffes du furet. Les chevaux et les bestiaux endurent la
douleur en silence; cependant si elle dépasse certaines
limites et devient excessive, et surtout si elle s'associe à la
terreur, ils poussent des cris épouvantables. J'ai souvent
reconnu de loin, dans les pampas, le dernier beuglement
des taureaux agonisants pris au lasso et dont on cou-
pait les jarrets. Les chevaux attaqués par les loups poussent, dit-on, des cris de détresse facilement reconnaissables.

Il est possible que l'émission de sons vocaux n'ait été
primitivement qu'une conséquence involontaire et sans but
des contractions des muscles thoraciques et laryngiens, provoquées par la douleur ou la crainte. Toujours est-il qu'aujourd'hui beaucoup d'animaux font usage de la voix dans
des buts raisonnés et divers, et aussi dans certaines circonstances où l'habitude paraît jouer le principal rôle. Les
animaux qui vivent en troupe et chez lesquels la voix constitue un moyen de communication réciproque fréquemment
employé, en font aussi plus volontiers usage, en toute occasion, que ceux dont les mœurs sont différentes. L'observation précédente faite par divers naturalistes est, je crois,
parfaitement juste. Cependant cette règle souffre des exceptions bien marquées : par exemple les lapins. Le principe de
l'association, si fécond, si étendu dans ses conséquences, a
dû sans aucun doute avoir aussi sa part d'influence. En vertu
de ce principe, la voix, d'abord employée comme un aide
utile dans diverses circonstances qui excitaient chez l'animal des impressions de plaisir, de douleur, de rage, etc.,
est devenue plus tard d'un usage habituel, toutes les fois
que ces mêmes sensations ou émotions se sont reproduites,

soit à un moindre degré, soit dans des conditions entièrement différentes.

Chez un grand nombre d'espèces, les sexes s'appellent continuellement l'un l'autre pendant la saison des amours ; il n'est pas rare que le mâle cherche ainsi à charmer ou à exciter sa femelle. Tel paraît, du reste, avoir été l'usage primitif de la voix et l'origine de son développement, ainsi que j'ai essayé de le démontrer dans ma *Descendance de l'homme;* l'emploi des organes vocaux aurait donc été d'abord associé au prélude de la plus vive jouissance que l'individu soit capable de ressentir. Les animaux qui vivent en société s'appellent souvent l'un l'autre lorsqu'ils sont séparés, et éprouvent manifestement une grande joie à se retrouver ensemble; observez par exemple un cheval au moment où vous le rendez à son compagnon, qu'il réclamait en hennissant. La mère ne cesse d'appeler ses petits qu'elle a perdus ; ainsi une vache beugle après son veau. Inversement les petits de beaucoup d'animaux appellent leur mère. Lorsqu'un troupeau de moutons est dispersé, on entend les brebis bêler continuellement pour réunir leurs agneaux, et l'on peut voir avec quel plaisir ils se retrouvent. Malheur à l'homme qui s'aventure au milieu des petits des quadrupèdes sauvages de grande taille si ceux-ci viennent à entendre un cri de détresse de leur progéniture!

La fureur met violemment en jeu tous les muscles, y compris ceux de la voix ; aussi voit-on divers animaux, sous l'empire de ce sentiment, émettre des sons qu'ils s'efforcent de rendre éclatants et rauques, sans doute pour frapper de crainte leurs ennemis : ainsi fait le lion par ses rugissements, le chien par ses hurlements, etc. En même temps le lion dresse sa crinière, le chien hérisse le poil de son échine; ils s'enflent ainsi et se donnent une apparence aussi formidable que possible. Les mâles rivaux se défient, se provoquent de la voix, et s'engagent ainsi dans des luttes sanglantes, quelquefois mortelles. C'est de cette manière que l'usage de la voix a dû s'associer à l'émotion de la colère, et devenir un mode général d'expression de ce sentiment, quelle que soit d'ailleurs la cause qui puisse l'exciter. D'autre part, nous avons déjà vu qu'une vive douleur provoque de même des cris violents, qui amènent par eux seuls une sorte de soulagement; c'est ainsi que l'usage de la voix a dû s'associer aussi à la souffrance, de quelque nature qu'elle puisse être.

Pourquoi les diverses émotions et sensations provoquent-elles l'émission de sons extrêmement différents? La réponse à cette question est bien difficile. Cette règle est d'ailleurs loin d'être absolue : chez le chien, par exemple, l'aboiement de la colère et celui de la joie diffèrent assez peu, bien qu'il soit pourtant possible de les distinguer l'un de l'autre. Jamais probablement on n'expliquera d'une manière complète la cause ou l'origine de chaque son particulier à chaque état de l'esprit. Certains animaux ont pris, comme nous le savons, en passant à l'état de domesticité, l'habitude d'émettre certains sons, qui ne leur étaient pas naturels[1]. C'est ainsi que les chiens domestiques, et quelquefois même des chacals apprivoisés ont appris à aboyer : l'aboiement n'existe en effet chez aucune espèce du genre, si ce n'est, dit-on, chez le *Canis latrans* de l'Amérique septentrionale. On a vu de même certaines races de pigeons apprendre à roucouler d'une manière nouvelle et tout à fait particulière.

Dans un intéressant ouvrage sur la musique, M. Herbert Spencer[2] a étudié les caractères que revêt la voix

1. Voyez la démonstration de ce fait dans *Variation des animaux et des plantes sous l'action de la domestication,* trad. franç. par Moulinié, t. I, p. 29. — *Sur le roucoulement des pigeons,* vol. I, p. 154-155.

2. *Essays, Scientific, Political and Speculative,* 1858. *The Origin and Function of Music,* p. 3?.

humaine sous l'influence des diverses émotions. Il a démontré clairement que la voix se modifie beaucoup, suivant les circonstances, sous les divers rapports de la force et de la qualité, c'est-à-dire de l'intensité et du timbre, aussi bien que de la hauteur et de l'étendue. Écoutez un orateur ou un prédicateur éloquent, écoutez un homme qui parle avec colère ou qui exprime une vive surprise, et vous serez certainement frappé de la vérité de l'observation de M. Spencer. Il est curieux de voir combien l'intonation de la voix devient expressive de bonne heure. Chez l'un de mes enfants, alors qu'il n'avait pas encore deux ans, je savais distinguer nettement dans le bégayement à peine articulé qui composait tout son langage la nuance très-affirmative par laquelle il disait oui, de l'espèce de plainte qui exprimait un refus obstiné. M. Spencer a démontré en outre que le langage passionné a des rapports intimes, à tous les points de vue que je viens d'indiquer, avec la musique vocale, et par conséquent avec la musique instrumentale ; et il a essayé d'expliquer les qualités respectives qui les caractérisent par des raisons physiologiques, c'est-à-dire « par cette loi générale que tout sentiment est un stimulus incitateur d'une action musculaire ». On peut certainement admettre que la voix obéit à cette loi ; toutefois cette explication me paraît trop générale et trop vague pour pouvoir jeter beaucoup de lumière sur les différences qui existent entre le langage ordinaire et le langage passionné ou le chant, elle n'explique guère que l'éclat plus grand de ce dernier.

La remarque précédente reste vraie, quelle que soit l'opinion qu'on adopte ; soit que les diverses qualités de la voix aient pris naissance en parlant sous l'excitation de sentiments violents et se soient ultérieurement transmises à la musique vocale ; soit (comme c'est mon avis) que l'habitude d'émettre des sons musicaux se soit développée d'abord, comme moyen de séduction, chez les ancêtres primitifs de l'homme, et se soit associée ainsi aux émotions les plus énergiques qu'ils pussent ressentir, c'est-à-dire à l'amour, à la rivalité, à la victoire. Certains animaux émettent des sons musicaux, c'est un fait bien connu et dont le chant des oiseaux est un exemple commun et familier à tout le monde. Chose plus remarquable : un singe, un des gibbons, produit une octave complète de sons musicaux, montant et descendant l'échelle par demi-tons ; aussi peut-on dire de lui que, « seul de tous les animaux mammifères, il chante[3] ». Ce fait et l'analogie m'ont conduit à croire que les ancêtres de l'homme ont probablement commencé par émettre des sons musicaux, avant d'acquérir la faculté d'articuler le langage ; d'où je conclus que, lorsque la voix humaine est mise en jeu par quelque émotion violente, elle doit tendre à revêtir, en vertu du principe de l'association, un caractère musical. Chez les animaux, nous pouvons parfaitement comprendre que les mâles fassent usage de leur voix pour plaire à leurs femelles, et qu'ils trouvent eux-mêmes du plaisir dans leurs exercices musicaux ; mais il est impossible, jusqu'à présent, d'expliquer pourquoi ils produisent certains sons déterminés, et d'où vient la satisfaction qu'ils en retirent.

Il n'est pas douteux que la hauteur de la voix ne soit en rapport avec certains états de l'âme. Une personne qui se plaint doucement d'un mauvais traitement ou d'une souffrance légère parle presque toujours dans un ton élevé. Lorsqu'un chien est un peu impatient, il pousse souvent par les narines une sorte de sifflement aigu, qui nous

3. *La Descendance de l'homme,* trad. franç. par Moulinié, vol. II, p. 290.

Les mots cités sont du professeur Owen. On a récemment montré que certains quadrupèdes, des rongeurs, qui sont plus bas placés dans l'échelle que les singes, sont capables de produire des sons musicaux définis. Voir l'histoire d'un hesperomys chanteur, par le Rév. S. Lockwood, dans le *American Naturalist*, vol. V, décembre 1871, p. 761.

frappe immédiatement comme une plainte[4]; mais combien il est difficile de savoir si ce son est en effet essentiellement plaintif, ou si seulement il nous paraît tel parce que nous avons appris sa signification par expérience ! Rengger a constaté que les singes (*Cebus azarœ*) qu'il possédait au Paraguay exprimaient : l'étonnement par un bruit qui tenait le milieu entre le sifflement et le grognement ; la colère ou l'impatience par la répétition du son *hou-hou* sur un ton plus bas, grondant ; enfin la crainte ou la douleur par des cris perçants. D'autre part, chez l'espèce humaine, de sourds gémissements et des cris aigus expriment également l'angoisse de la souffrance. Le rire est tantôt haut, tantôt bas : ainsi, suivant une ancienne observation due à Haller[5], chez l'homme adulte, le son du rire participe des caractères des voyelles O et A (prononcées à l'allemande) ; chez l'enfant et chez la femme au contraire, il rappelle plutôt les voyelles E et I, qui sont, comme Helmholtz l'a démontré, plus hautes que les précédentes ; malgré cette différence, il exprime également bien, dans l'un et l'autre cas, la joie ou l'amusement.

En étudiant la manière dont les émissions vocales expriment les sentiments, nous sommes naturellement conduit à rechercher la cause de ce qu'on appelle en musique l'*expression*. Sur ce sujet, M. Litchfield, qui s'est si long-temps occupé des questions musicales, a eu la gracieuseté de me communiquer les observations suivantes: « La nature de l'*expression* musicale est un problème auquel se rattachent un grand nombre de questions obscures, qui constituent jusqu'à présent, à ma connaissance, autant d'énigmes irrésolues. Cependant, toute loi qui convient à l'expression

---

4. Dans son étude sur cette question, M. Taylor signale cette plainte du chien (*Primitive Culture*, 1871, vol. I, p. 166).

5. *Naturgeschichte der Säugethiere von Paraguay*, 1830. s. 46.

6. Cité par Gratiolet, *De la physionomie*, 1865, s. 115.

des émotions par des sons simples doit, jusqu'à un certain point, s'appliquer au mode d'expression plus développé du chant, celui-ci pouvant être considéré comme le type primitif de toute musique. Une grande partie de l'effet d'un chant sur l'âme dépend du caractère de l'action à l'aide de laquelle les sons se produisent. Dans les chants, par exemple, qui expriment une passion véhémente, l'effet dépend souvent surtout du débit impétueux d'un ou deux passages caractéristiques, qui exigent un vigoureux exercice de la force vocale; on a souvent observé qu'un chant de ce caractère manque son effet lorsqu'il est exécuté par une voix d'une puissance et d'une étendue suffisantes pour pouvoir donner sans effort ces passages caractéristiques. Tel est, sans aucun doute, le secret de l'amoindrissement de l'effet que produit si souvent la transposition d'un chant d'un ton dans un autre. On voit donc que l'effet ne dépend pas seulement des sons eux-mêmes, mais de la nature de l'action qui les produit. Toutes les fois que nous sentons que l'*expression* d'une mélodie résulte de la rapidité ou de la lenteur de son mouvement, de sa douceur ou de son énergie, et ainsi de suite, n'est-il pas évident que nous interprétons en réalité les actions musculaires qui produisent le son, comme nous interprétons en général toute action musculaire? Ces considérations toutefois sont impuissantes à expliquer l'effet plus subtil et plus spécifique que nous appelons l'expression *musicale* du chant, — le plaisir donné par sa mélodie, ou même par les sons séparés dont l'ensemble compose cette mélodie. C'est là un effet indéfinissable, que personne n'est parvenu, que je sache, à analyser, et que les ingénieuses spéculations de M. Herbert Spencer sur l'origine de la musique laissent entièrement inexpliqué. Il est en effet certain que l'effet *mélodique* d'une série de sons ne dépend pas le moins du monde de leur force ou de leur douceur, ni de leur hauteur *absolue*. Un air donné reste toujours le même, qu'il soit exécuté *forte* ou *piano*, par la voix d'un homme ou par celle d'un enfant, par une flûte ou par un trombone. L'effet purement musical d'un son quelconque dépend de la place qu'il occupe dans ce qu'on appelle techniquement une *échelle*, un même son produisant sur l'oreille des effets complétement différents, suivant qu'il lui arrive associé avec telle ou telle série d'autres sons.

« C'est donc de cette association *relative* des sons que dépendent tous les effets essentiellement caractéristiques qu'on résume par le mot d'*expression musicale*. Mais pourquoi certaines associations de sons ont-elles tels ou tels effets? C'est un problème qui n'est point encore résolu. Ces effets doivent à la vérité se trouver, d'une manière ou d'une autre, en rapport avec les relations arithmétiques bien connues existant entre les vitesses de vibration des sons qui constituent une échelle musicale. Il est possible, mais ce n'est encore qu'une hypothèse, que la facilité mécanique plus ou moins grande avec laquelle l'appareil vibrant du larynx humain passe d'un état de vibration à un autre, ait été primitivement une cause du plaisir plus ou moins marqué produit par diverses successions de sons. »

Laissant de côté ces questions complexes, et ne nous occupant que des sons plus simples, nous pouvons reconnaître au moins quelques-unes des raisons de l'association de certains genres de sons avec certains états d'esprit. Un cri, par exemple, poussé par un jeune animal ou par un des membres d'une société, pour appeler au secours, est naturellement fort, prolongé et aigu, afin qu'il puisse être entendu au loin. En effet, par suite des dimensions de la cavité interne de l'oreille et du pouvoir de résonnance qui en résulte, les notes élevées produisent, — comme Helmholtz l'a démontré, chez l'homme [7] — une impression particulière-

____

7. *Théorie physiologique de la musique*, Paris, 1868, p. 146. Dans ce savant ouvrage, Helmholtz a aussi étudié complétement les relations qui

ment violente. Un animal mâle qui voudra plaire à sa femelle emploiera naturellement les sons qui sont agréables à l'oreille de son espèce ; il semble du reste que les mêmes sons plaisent souvent à des animaux très-différents, grâce à la ressemblance de leur système nerveux ; c'est ce que nous constatons sur nous-mêmes en écoutant avec plaisir le gazouillement des oiseaux et même le chant de certaines rainettes. Au contraire, les sons destinés à frapper un ennemi de terreur seront naturellement rauques et désagréables.

Le principe de l'antithèse a-t-il joué un rôle dans le développement des sons comme moyen d'expression? On aurait pu le supposer ; c'est cependant fort douteux. Les sons saccadés du rire. émis par l'homme et par diverses espèces de singes pour témoigner le plaisir, sont aussi différents que possible des cris prolongés qui expriment chez eux la souffrance. Le sourd grognement de satisfaction du porc, alors qu'il est repu, ne ressemble en rien au cri strident qu'il pousse sous l'influence de la douleur ou de la terreur. Chez le chien, au contraire, comme je l'ai déjà fait remarquer, l'aboiement de colère et l'aboiement de joie n'ont absolument rien d'opposé l'un à l'autre ; il en est de même dans bien d'autres cas.

Voici encore un autre point obscur : les sons produits sous l'influence de divers états de l'esprit déterminent-ils la forme de la bouche? ou bien est-ce au contraire la forme de la bouche qui, déterminée par des causes indépendantes, agit sur ces sons et les modifie? Un jeune enfant qui pleure ouvre largement la bouche ; ce qui est évidemment nécessaire pour l'émission d'un fort volume de son ; mais en même temps l'orifice buccal prend une forme à peu près

existent entre la forme de la cavité buccale et la production des différentes voyelles.

quadrangulaire, par suite d'une cause complétement distincte, qui est, comme on le verra plus loin, l'occlusion énergique des paupières et l'élévation de la lèvre supérieure qui en est la conséquence. Jusqu'à quel point cette forme carrée de la bouche modifie-t-elle le son expressif des pleurs? C'est ce que je ne saurais dire; seulement nous savons, grâce aux travaux de Helmholtz et de divers autres observateurs, que la forme de la cavité buccale et celle des lèvres déterminent la nature et la hauteur des sons-voyelles qui sont produits.

On verra encore, dans un chapitre ultérieur, que, sous l'influence du mépris ou du dégoût, il existe une tendance, dont les causes sont explicables, à souffler par la bouche ou les narines, et à produire ainsi un son analogue à *peuh* ou *psh*. Qu'il vous arrive d'être arrêté court ou subitement étonné, et vous aurez immédiatement une disposition à ouvrir largement la bouche comme pour exécuter une inspiration profonde et rapide, sans doute parce que vous étiez préparé à prolonger l'exercice que vous exécutiez. Pendant la profonde expiration qui suit, la bouche se ferme légèrement, et les lèvres se portent un peu en avant, pour des raisons qui seront étudiées plus tard; cette forme de la bouche répond, d'après Helmholtz, au son de la voyelle *o*. Il est certain qu'une foule laisse échapper en effet un *oh* prolongé, lorsqu'elle vient d'assister à quelque spectacle étonnant. Si la douleur se mêle à la surprise, il se produit une tendance à contracter tous les muscles du corps, y compris ceux de la face, et les lèvres se portent en arrière; cela explique peut-être pourquoi le son devient alors plus élevé et prend le caractère de *ah !* ou *ach !* La crainte, qui fait trembler tous les muscles, amène naturellement du tremblement dans la voix; celle-ci devient en même temps rauque, par suite de la sécheresse de la bouche que produit l'arrêt du fonctionnement des glandes salivaires. On ne peut

expliquer pourquoi le rire de l'homme et du singe est un
son rapidement saccadé. Les coins de la bouche sont alors
attirés en haut et en arrière, ce qui l'allonge transversalement; nous essayerons plus loin de trouver les causes de
ce fait. Toutefois la question des différences des sons qui se
produisent sous l'influence des divers états de l'âme est dans
son ensemble si obscure, que c'est à peine si j'ai pu l'éclairer
d'un peu de lumière, et je ne saurais me dissimuler la faible
valeur des observations que j'ai réunies.

Tous les sons dont il a été question jusqu'à présent sont
sous la dépendance des organes respiratoires; mais il en est
dont le mécanisme est entièrement différent et qui ont aussi
leur valeur comme moyens d'expression. Les lapins s'aver-
tissent mutuellement par le bruit qu'ils font en frappant le
sol du pied; un homme qui sait imiter exactement ce bruit
peut, par une soirée tranquille, entendre les lapins qui lui
répondent de divers côtés. Ces animaux, comme beaucoup
d'autres d'ailleurs, frappent encore le sol lorsqu'on les met
en colère. Dans cette même situation d'esprit, les porcs-
épics font sonner leurs piquants et agitent leur queue avec
bruit; j'en ai vu un se comporter de cette manière quand
on introduisait un serpent vivant dans sa cage. Les piquants
de la queue sont très-différents de ceux du corps; ils sont
courts, creux, minces comme des plumes d'oie; leur extrémité est coupée transversalement et ouverte; ils sont attachés par un pédicule long, délié, élastique. Lorsque l'animal
secoue rapidement sa queue, ces piquants s'entre-choquent
en produisant un son continu particulier. J'ai été témoin
de ce fait en présence de M. Bartlett. Il est possible, me
semble-t-il, de comprendre comment le porc-épic a été
muni, grâce à une modification de ses piquants protecteurs,
de cet appareil sonore tout particulier. C'est en effet un
animal nocturne; or si, dans l'obscurité de la nuit, il vient

à flairer ou à entendre un ennemi qui rôde autour de lui, n'est-ce pas pour lui un précieux avantage de pouvoir lui indiquer à qui il a affaire, et l'avertir qu'il est armé de formidables piquants? Il peut ainsi éviter une attaque. Je puis ajouter qu'il a si bien conscience de la puissance de ses

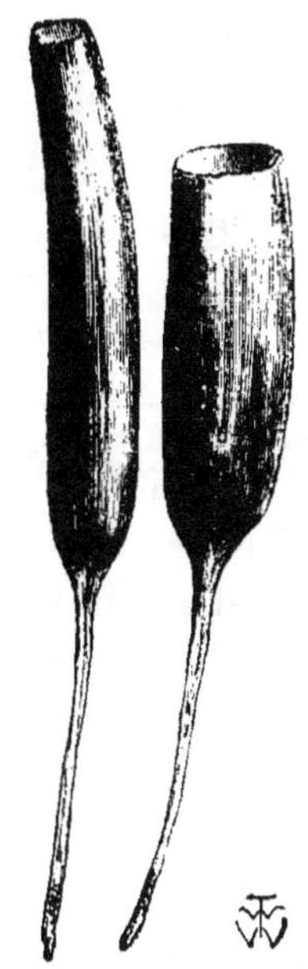

Fig. 11. — Piquants sonores de la queue du porc-épic.

armes, que, lorsqu'on l'irrite, il charge à reculons, ses piquants hérissés, quoique toujours inclinés en arrière.

Un grand nombre d'oiseaux produisent pendant la saison des amours des sons variés, à l'aide de plumes offrant une disposition spéciale. Lorsqu'on la provoque, la cigogne fait entendre un claquement bruyant de son bec. Certains serpents produisent un bruit de frottement ou de raclement. Beaucoup d'insectes bourdonnent en frottant les unes contre les autres des parties spécialement modifiées de leur tégument corné. Ce bourdonnement est en général employé comme un appel ou un moyen de séduction d'un sexe à l'autre; mais il sert aussi à exprimer des émotions différentes [8]. Tous ceux qui ont étudié les abeilles savent que leur bourdonnement change de caractère lorsqu'elles sont irritées, ce qui peut mettre en garde contre le danger d'être piqué. Certains auteurs ont tellement insisté sur les organes respiratoires et vocaux considérés comme moyens spéciaux d'expression, que j'ai cru devoir faire ces quelques observations, pour montrer que des sons produits par d'autres mécanismes servent également bien au même objet.

Érection des appendices cutanés. — Il n'est peut-être pas de mouvement expressif qui soit aussi général que le hérissement involontaire des poils, des plumes et des autres appendices cutanés; il est en effet commun à trois des grandes classes de vertébrés. Ces appendices se hérissent sous l'influence de la colère ou de la terreur, et plus spécialement lorsque ces émotions s'associent ou succèdent rapidement l'une à l'autre. Cette action sert d'ailleurs à donner à l'animal une apparence plus imposante et plus terrible en présence de ses ennemis ou de ses rivaux; elle est généralement accompagnée par divers mouvements volontaires tendant au même objet, et par l'émission de sons sauvages. M. Bartlett, qui a acquis une si parfaite connaissance des animaux de toute espèce, ne doute nullement de la vérité de cette interprétation; mais une tout autre question est de savoir si la propriété de ce genre d'érection a été primitivement acquise pour ce but spécial.

Je commencerai par rappeler les faits, en nombre con-

8. J'ai donné quelques détails sur ce sujet dans ma *Descendance de l'homme,* trad. franç. par Moulinié, tome I, p. 366-413.

sidérable, qui montrent combien ce phénomène est général chez les mammifères, les oiseaux et les reptiles ; ce qui concerne l'homme sera réservé pour un chapitre ultérieur.

M. Sutton, l'intelligent gardien du Jardin zoologique, ayant observé avec soin, sur ma demande, le chimpanzé et l'orang, a constaté que le poil de ces animaux se hérisse toutes les fois qu'ils sont effrayés brusquement, comme par un coup de tonnerre, ou irrités, par des taquineries par exemple. J'ai vu moi-même un chimpanzé qu'alarmait l'aspect insolite d'un charbonnier au visage noirci : tout son poil était hérissé ; il faisait de petits mouvements en avant, comme pour fondre sur cet homme, sans aucune intention d'en rien faire, mais, disait son gardien, dans l'espoir de l'effrayer. D'après M. Ford[9], lorsque le gorille est en fureur, « il dresse sa crête de poils et la projette en avant ; ses narines se dilatent, sa lèvre inférieure s'abaisse. En même temps il pousse son hurlement caractéristique, probablement dans le but de frapper ses ennemis de terreur. » Chez le babouin Anubis, j'ai vu l'horripilation se produire, sous l'influence de la colère, depuis le cou jusqu'aux lombes, mais non sur la croupe ni sur les autres parties du corps. Ayant placé un jour un serpent empaillé dans la cage des singes, je vis le poil se hérisser instantanément sur un grand nombre d'individus appartement à diverses espèces ; la queue surtout était le siége du phénomène, et j'en fis particulièrement la remarque sur le *Cercopithecus nictitans*. Brehm a constaté[10] que le *Midas œdipus* (qui appartient à la famille des singes américains) érige sa crinière lorsqu'on l'agace, « pour se donner, ajoute cet observateur, un aspect aussi effrayant que possible ».

9. Cité par Huxley, dans son ouvrage intitulé *Evidence as to Man's Place in Nature,* 1863, p. 52.
10. *Illus. Thierleben,* 1864, B. 1, s. 130.

Chez les carnivores, le hérissement des poils paraît être un caractère à peu près universel ; il s'accompagne souvent de mouvements menaçants : l'animal montre les dents et pousse des grondements sauvages. J'ai observé ce hérissement chez l'ichneumon, sur tout le corps, la queue comprise. Chez la hyène et le protèle, la crête dorsale se dresse d'une manière remarquable. Le lion en fureur hérisse sa crinière. Tout le monde a vu le poil se hérisser, chez le chien, sur le cou et le dos ; chez le chat, sur le corps entier et particulièrement sur la queue. Dans cette dernière espèce la frayeur seule paraît donner lieu à ce phénomène ; chez le chien, il est provoqué par la colère et par la frayeur ; mais non pourtant, d'après mes observations, par cette sorte de crainte servile qu'il ressent, par exemple, au moment où un garde-chasse irrité va lui administrer une correction ; cependant si l'animal manifeste quelque velléité de résistance, — ce qui arrive quelquefois, — son poil se hérisse. D'après une remarque dont j'ai souvent vérifié la justesse, la circonstance la plus favorable à l'horripilation, chez le chien, est cet état intermédaire à la colère et à l'effroi, dans lequel il se trouve, par exemple, lorsqu'il observe un objet qu'il ne distingue qu'imparfaitement, au milieu des ténèbres.

Un vétérinaire m'a affirmé avoir vu souvent le poil se hérisser chez les chevaux et les bœufs qui avaient déjà subi des opérations et sur lesquels il allait en pratiquer de nouvelles. Ayant montré un serpent empaillé à un pécari, je vis son poil se dresser d'une manière surprenante le long de son échine ; pareil fait s'observe chez le verrat lorsqu'il est mis en fureur. Aux État-Unis, un élan porta un jour un coup de corne mortel à un homme ; d'après la relation de cet épisode, il brandit d'abord ses andouillers, en bramant avec rage et frappant le sol de ses pieds ; ensuite, on vit « son poil se hérisser », enfin il se précipita en avant pour attaquer [11]. Pareille horripilation se produit chez les chèvres; et, d'après ce que j'ai entendu rapporter par M. Blyth, chez certaines antilopes des Indes. J'ai constaté le même phénomène chez le fourmilier velu, et chez l'agouti, un rongeur. Une chauve-souris femelle, qui élevait ses petits dans une cage, « hérissait sa fourrure le long de son dos, quand on regardait dans la cage, et mordait avec fureur les doigts qu'on lui présentait [12]. »

Les oiseaux appartenant à toutes les grosses espèces

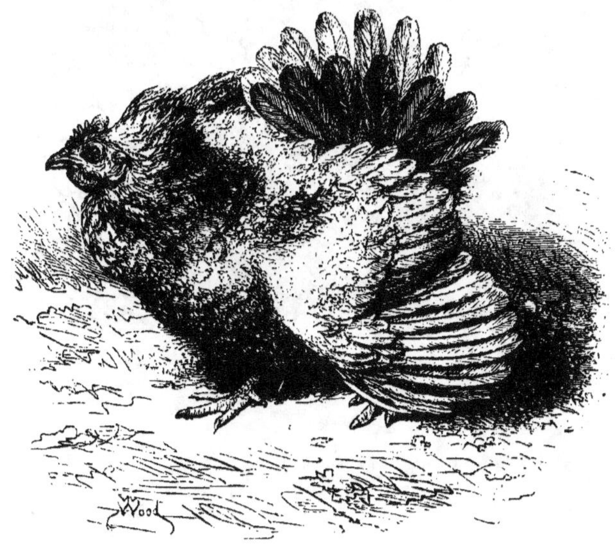

Fig. 12. — Poule protégeant ses poussins contre un chien.
D'après nature, par M. Wood.

érigent leurs plumes lorsqu'ils sont irrités ou effrayés. Tout le monde a vu deux coqs, dès leur plus jeune âge, se préparer à fondre l'un sur l'autre, le cou hérissé; l'érection

11. M. J. Caton, Académie des sciences naturelles d'Ottawa, mai 1868, p. 36-40. — Sur le *Capra Ægagrus,* voir *Land and Water,* 1867, p. 37.
12. *Land and Water,* 20 juillet 1867, p. 659.

de ces plumes n'est cependant pas pour eux un moyen de défense, car l'expérience a prouvé aux amateurs de combats de coqs qu'il est avantageux de les couper. Le *Macheles pugnax* mâle dresse aussi son collier de plumes lorsqu'il se bat. Quand un chien approche d'une poule commune accompagnée de ses poussins, elle étend ses ailes,

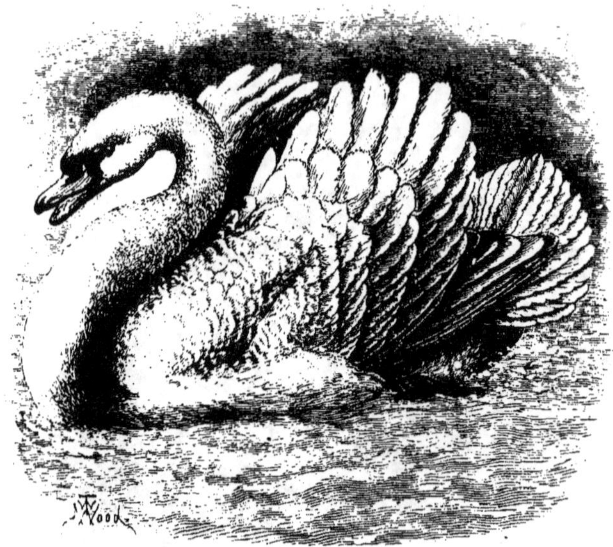

Fig. 13. — Cygne repoussant un importun.
D'après nature, par M. Wood.

relève sa queue, hérisse toutes ses plumes, et, se donnant une mine aussi féroce que possible, elle se précipite sur l'importun. La queue ne prend pas toujours exactement la même position; elle est quelquefois si hérissée que les plumes centrales touchent presque le dos, comme dans le dessin ci-joint. Un cygne irrité dresse de même ses ailes et sa queue, et hérisse ses plumes; il ouvre le bec, et fait en nageant de petits bonds agressifs vers ceux qui approchent de trop près le bord de l'eau. Certains oiseaux des tropiques, lorsqu'on va les déranger sur leurs nids, ne s'envolent pas, dit-on, mais « se contentent de hérisser leurs plumes en poussant des cris [13] ». La chouette (*Strix flammea*), lorsqu'on l'approche, « enfle instantanément son plumage, étend les ailes et la queue, siffle et fait claquer son bec avec force et rapidité [14] ». D'autres espèces de hiboux font de même. D'après les informations que m'a fournies M. Jenner Weir, le faucon érige aussi ses plumes et étale ses ailes et sa queue dans des circonstances semblables. Quelques espèces de perroquets hérissent leurs plumes; j'ai vu agir de même un casoar, effrayé par la vue d'un fourmilier. Les jeunes coucous, dans leur nid, hérissent leurs plumes, ouvrent largement leur bec, et se rendent aussi effrayants que possible.

Certains petits oiseaux, m'a rapporté M. Weir, tels que divers pinsons, bruants et fauvettes, lorsqu'ils sont irrités, hérissent toutes leurs plumes, ou seulement celles du cou, ou bien ils étalent leurs ailes et les plumes de leur queue. Dans cet état, ils se lancent les uns contre les autres, le bec ouvert et avec une attitude menaçante. M. Weir conclut de sa grande expérience que le hérissement des plumes est provoqué beaucoup plus par la colère que par la frayeur. Il cite comme exemple un chardonneret métis, de l'humeur la plus irascible, qui, approché de trop près par un domestique, prenait instantanément l'apparence d'une boule de plumes hérissées. Il pense que, en thèse générale, les oiseaux, sous l'influence de la frayeur, resserrent au contraire étroitement toutes leurs plumes; la diminution de volume qui en résulte est souvent étonnante. Aussitôt revenus de leur crainte ou de leur surprise, la première chose qu'ils font est de secouer leur plumage. C'est chez la caille et chez certains

---

13. *Phaeton rubricauda : Ibis*, vol. III, 1861, p. 180.

14. Sur le *Strix flammea*, voir Audubon, *Ornithological Biography*, 1864, vol. II, p. 407. — J'ai observé d'autres cas semblables au Jardin zoologique.

perroquets [15] que M. Weir a trouvé les meilleurs exemples de ce rapprochement des plumes et de cette diminution apparente du corps, sous l'action de la frayeur. Cette habitude se comprend chez ces oiseaux, parce qu'ils ont été accoutumés, en face d'un danger, soit à se blottir sur le sol, soit à demeurer immobiles sur une branche, pour éviter d'être découverts. Assurément, il est possible que la colère soit la cause principale et la plus commune du hérissement des plumes; cependant il est probable que les jeunes coucous, lorsqu'on les regarde dans leur nid, et la poule avec ses poussins lorsqu'un chien les approche, ne sont pas tout à fait exempts de frayeur. Je tiens de M. Tegetmeier que, dans les combats de coqs, le hérissement des plumes de la tête, chez l'un des champions, est regardé depuis longtemps comme un signe avéré de couardise.

Les mâles de quelques sauriens, lorsqu'ils se battent ensemble pendant leurs amours, dilatent leur poche ou sac laryngien et érigent leur crête dorsale [16]. Toutefois le docteur Gunther ne pense pas qu'ils puissent dresser isolément leurs épines ou écailles.

Les exemples que nous venons de citer montrent combien le hérissement des appendices cutanés, sous l'influence de la colère et de la frayeur, est général chez les vertébrés des deux premières classes, et même chez certains reptiles. Le mécanisme de ce phénomène nous a été révélé par une découverte intéressante due à M. Kölliker, celle des petits muscles lisses, involontaires, qui s'attachent aux follicules des poils, des plumes, etc., et qu'on désigne souvent sous

15. *Melopsittacus undulatus*. Voir la description de ses mœurs, par Gould, *Handbook of Birds of Australia*, 1865, vol. II, p. 82.

16. Voir par exemple la relation que j'ai donnée (*Descendance de l'homme*, traduction française par Moulinié, t. II, p. 33), au sujet d'un *Anolis* et d'un *Draco*.

le nom de muscles *arrectores pili*[17]. Par la contraction de ces muscles, les poils peuvent se redresser instantanément, comme nous le voyons chez le chien, en même temps qu'ils sont un peu attirés hors de leurs follicules; immédiatement après ils s'abaissent. Le nombre de ces petits muscles existant sur le corps entier d'un quadrupède velu est véritablement prodigieux. Dans certains cas, on voit s'ajouter à leur action celle des fibres striées et volontaires du panicule charnu sous-jacent; par exemple, chez l'homme, quand les cheveux se hérissent sur sa tête. C'est aussi par la contraction de cette dernière couche musculaire que le hérisson dresse ses piquants. Il résulte en outre des rcherches de Leydig[18] et d'autres observateurs que des fibres striées se portent de ce panicule à quelques-uns des poils les plus grands, par exemple aux vibrisses de certains quadrupèdes. La contraction des *arrectores pili* ne se produit pas seulement sous l'influence des émotions que nous avons indiquées, mais aussi par l'effet du refroidissement. Je me rappelle avoir observé, le matin d'une nuit glaciale passée au sommet de la Cordillière, que mes mulets et mes chiens, amenés d'une station inférieure et plus chaude, avaient le poil aussi hérissé, sur toute la surface du corps, qu'il peut l'être sous l'action de la plus profonde terreur. Nous constatons le même phénomène dans la *chair de poule*, qui se produit chez nous pendant le frisson précurseur d'un accès de fièvre. M. Lister a remarqué[19] que le chatouillement provoque aussi le redressement des poils dans les parties voisines du tégument.

17. Ces muscles sont décrits dans les ouvrages bien connus de M. Kölliker. Je dois des remercîments à cet observateur distingué pour les explications qu'il a bien voulu me fournir, à ce sujet, dans une lettre.
18. *Lehrbuch der Histologie des Menschen*, 1857, s. 82. Je dois à la gracieuseté du professeur W. Turner un résumé de cet ouvrage.
19. *Quarterly Journal of Microscopical Science*, 1853, vol. I, p. 262.

Des faits qui précèdent, il résulte évidemment que le hérissement des appendices cutanés est un acte réflexe, indépendant de la volonté; lorsqu'il se produit sous l'influence de la colère ou de la frayeur, il faut le considérer, non comme une faculté acquise dans un but utile, mais comme un phénomène accessoire, résultant au moins en grande partie de l'action directe du sensorium impressionné. On peut le comparer, à cet égard, à la sueur abondante que provoquent l'excès de souffrance ou la terreur. Il est cependant remarquable de voir avec quelle facilité il se manifeste souvent par l'effet de la plus légère excitation; c'est ainsi que se hérisse le poil de deux chiens qui vont se jeter l'un sur l'autre en jouant. Nous avons vu d'autre part, par un grand nombre d'exemples pris dans des classes très-différentes, que l'érection des poils ou des plumes s'accompagne presque toujours de mouvements volontaires variés : l'animal prend une attitude menaçante, il ouvre la bouche et montre les dents; chez les oiseaux, les ailes et la queue s'étalent; enfin des sons sauvages sont articulés; or il est impossible de méconnaître le but de ces mouvements volontaires; aussi semble-t-il peu croyable que le hérissement des appendices cutanés, qui se produit en même temps et par lequel l'animal s'enfle et se donne une apparence plus formidable en face de ses ennemis ou de ses rivaux, ne soit qu'un phénomène entièrement accidentel, un résultat sans objet de la perturbation du sensorium. Il serait presque aussi vraisemblable de considérer comme autant d'actes sans but le hérissement des piquants du hérisson, ou celui des épines du porc-épic, ou bien encore le redressement des plumes qui ornent divers oiseaux, pendant leurs amours.

Mais ici surgit une sérieuse difficulté. Comment la contraction des *arrectores pili*, muscles lisses et involontaires, a-t-elle pu s'associer à celle de muscles volontaires variés pour un même objet spécial ? S'il était possible d'admettre que les *arrectores* ont été primitivement des muscles volontaires, et ont depuis perdu leurs stries pour cesser d'être soumis à l'empire de la volonté, la question se trouverait singulièrement simplifiée. Mais il n'existe, que je sache, aucune preuve en faveur d'une pareille manière de voir. On peut croire cependant que la transformation inverse n'aurait pas présenté de bien grandes difficultés, puisque les muscles volontaires existent à l'état lisse dans les embryons des animaux les plus élevés et dans les larves de certains crustacés. On sait aussi, d'après Leydig[20], que dans les couches les plus profondes du derme, chez certains oiseaux adultes, le réseau musculaire est dans une sorte de condition intermédiaire : les fibres n'ont que quelques rudiments de stries transversales.

Voici une autre explication qui me paraît acceptable. On peut supposer qu'au début, sous l'influence de la rage et de la terreur, les *arrectores pili* ont été mis légèrement en action, d'une manière directe, par la perturbation du système nerveux. exactement comme ils le sont chez nous dans la *chair de poule* qui précède un accès de fièvre. Les excitations de la rage et de la terreur s'étant reproduites fréquemment, pendant une longue suite de générations, cet effet direct de la perturbation du système nerveux sur les appendices dermiques a dû presque certainement s'augmenter par l'habitude et par la tendance qu'a la force nerveuse à passer facilement par les voies qui lui sont habituelles. Cette opinion sur le rôle attribué à la force de l'habitude sera bientôt confirmée par l'étude des phénomènes que présentent les aliénés ; nous verrons en effet, dans un chapitre suivant, que chez eux l'impressionnabilité du système pileux devient excessive, par suite de la

---

20. *Lehrbuch der Histologie*, 1857, s. 82.

fréquence de leurs accès de fureur ou de terreur. Une fois
cette propriété de l'horripilation ainsi accrue ou fortifiée,
l'animal mâle a dû voir souvent ses rivaux furieux ériger
leurs poils ou leurs plumes, et augmenter ainsi le volume
de leur corps. Il est probable qu'alors il a eu lui-même
le désir de se faire paraître plus gros et plus formidable
pour ses ennemis, tout en prenant volontairement une attitude menaçante et poussant des cris sauvages ; au bout d'un
certain temps, cette attitude et ces cris sont devenus instinctifs, par l'effet de l'habitude. C'est ainsi que les actes accomplis par la contraction des muscles volontaires ont pu se
combiner, pour un même but spécial, avec des actes effec-
tués par des muscles involontaires. Il est même possible
qu'un animal soumis à une excitation, et plus ou moins
conscient de la modification survenue dans l'état de son système pileux, puisse agir sur celui-ci par un exercice répété
de son attention et de sa volonté ; nous avons en effet des
raisons de croire que la volonté est susceptible d'influencer
d'une manière mystérieuse l'action de certains muscles lisses
ou involontaires ; je citerai comme exemple les mouvements
péristaltiques de l'intestin et la contraction de la vessie.
N'oublions pas non plus le rôle qu'ont dû jouer la variation
et la sélection naturelle : les mâles qui ont réussi à se donner l'apparence la plus terrifiante, en face de leurs rivaux
ou de leurs autres ennemis, ont dû laisser en moyenne un
plus grand nombre de descendants, héritiers de leurs qualités caractéristiques, anciennes ou nouvellement acquises.

*Gonflement du corps, et autres moyens de produire la
crainte chez un ennemi.* — Certains amphibies et certains
reptiles qui ne possèdent ni épines à hérisser, ni muscles
pour produire ce mouvement, enflent leur corps en
inspirant de l'air, sous l'influence de la crainte ou de la
colère. C'est là un phénomène parfaitement connu chez les

crapauds et les grenouilles. Qui ne se rappelle la chétive pécore, mise en scène par Ésope dans sa fable intitulée *le Bœuf et la Grenouille*, et qui, par envie et vanité, s'enfla si bien qu'elle creva? L'observation de ce fait doit remonter à l'époque la plus reculée, puisque, d'après M. Hensleigh Wedgwood[21], le mot *crapaud* exprime, dans plusieurs des langues de l'Europe, l'habitude de se gonfler. Cette particularité a été constatée chez certaines espèces exotiques, au Jardin zoologique ; le docteur Günther pense qu'elle est générale dans tout ce groupe. En nous laissant guider par l'analogie, nous admettrons que le but primitif de ce gonflement a été probablement de donner au corps un aspect aussi imposant et aussi terrible que possible, en face d'un ennemi. Toutefois il en résulte encore un autre avantage, plus important peut-être : lorsqu'une grenouille est prise par un serpent, son principal ennemi, elle s'enfle d'une manière prodigieuse ; et, d'après le docteur Günther, si le serpent est de petite taille, il ne peut engloutir la grenouille, qui échappe ainsi au danger d'être dévorée.

Les caméléons et quelques autres sauriens s'enflent aussi lorsqu'ils sont irrités. Je citerai, par exemple., le *Tapaya Douglasii*, espèce qui habite l'Orégon. Elle est lente dans ses mouvements, et elle ne mord pas, mais elle a une apparence féroce : « Lorsque cet animal est irrité, il s'élance d'un air menaçant sur tout objet placé devant lui ; en même temps il ouvre largement la gueule, il siffle avec force, enfin il enfle son corps et manifeste sa colère par divers autres signes[22]. »

Plusieurs espèces de serpents se gonflent de même sous l'influence de la colère. Le *Clotho arietans* est particulièrement remarquable à ce point de vue ; seulement je crois,

<hr>

21. *Dictionary of English Etymology*, p. 403.
22. Voir la relation des mœurs de cet animal par le docteur Cooper cité dans *Nature*, 27 avril 1871, p. 512.

à la suite d'une observation attentive de cet animal, qu'il n'agit pas ainsi avec le dessein d'augmenter son volume apparent, mais simplement dans le but d'inspirer une provision d'air considérable, qui lui permette de produire son sifflement bruyant, aigu et prolongé. Le *Cobra-de-capello*, irrité, se gonfle un peu et siffle doucement; mais en même temps il lève la tête, et, au moyen de ses longues côtes antérieures, il dilate la peau de chaque côté de son cou, de manière à former une sorte de disque large et aplati, désigné sous le nom de capuchon. Il prend alors, avec sa gueule largement ouverte, un aspect effrayant. L'avantage qui en résulte pour lui doit évidemment être considérable pour compenser la diminution sensible que cette dilatation fait éprouver à la rapidité, très-grande encore il est vrai, de ses mouvements, lorsqu'il s'élance sur un ennemi ou sur une proie; c'est ainsi qu'un morceau de bois large et mince ne peut fendre l'air aussi vivement qu'un petit bâton cylindrique. Un serpent inoffensif de l'Inde, le *Tropidonotus macrophthalmus*, dilate son cou de la même manière lorsqu'il est irrité, ce qui le fait prendre souvent pour son compatriote le terrible cobra [23]; cette ressemblance constitue peut-être une sauvegarde pour lui. Une autre espèce inoffensive, le *Dasypeltis* de l'Afrique méridionale, se gonfle, distend son cou, siffle et se lance sur l'importun qui le dérange [24]. Beaucoup d'autres serpents sifflent dans des circonstances semblables. Ils dardent aussi leur langue et l'agitent avec rapidité, ce qui peut encore contribuer à leur donner une apparence formidable.

Outre le sifflement, certains serpents possèdent des moyens de produire des sons particuliers. J'ai remarqué, il y a déjà plusieurs années, dans l'Amérique du Sud, que

---

23. Docteur Günther, *Reptiles of British India,* p. 262.
24. M. J. Mansel Weale, *Nature,* 27 avril 1871, p. 508.

lorsqu'on troublait un *Trigonocephalus* venimeux, il agitait vivement l'extrémité de sa queue, qui, frappant sur l'herbe et les petites branches sèches, produisait un bruit vif et rapide, entendu distinctement à la distance de six pieds [25]. L'*Echis carinata* de l'Inde, espèce féroce et dont la piqûre est mortelle, produit « un son particulier, étrange, prolongé, presque un sifflement », par un mécanisme tout différent, c'est-à-dire « en frottant les replis de son corps les uns contre les autres », tandis que la tête reste à peu près immobile. Les écailles latérales, et celles-là seulement, sont fortement convexes, et leur saillie médiane est dentelée comme une scie; lorsque l'animal enroulé frotte ses replis, ces dents frottent les unes contre les autres [26]. Rappelons enfin l'exemple bien connu du serpent à sonnette. Celui qui s'est borné à secouer la *sonnette* d'un serpent mort ne peut se faire une idée juste du son produit par l'animal vivant. D'après le professeur Shaler, ce son ne peut se distinguer de celui que produit le mâle d'une grande cigale (insecte homoptère) qui habite le même pays [27]. Au Jardin zoolo-

25. *Journal of Researches during the Voyage of the « Beagle »*, 1845, p. 96. J'ai comparé le bruit ainsi produit à celui du serpent à sonnette.

26. Voir la relation du docteur Anderson, *Proc. Zool. Soc.*, 1871, p. 196.

27. *American Naturalist*, janvier 1872, p. 32. — Je regrette de ne pouvoir partager l'opinion du professeur Shaler, et croire comme lui que la sonnette du crotale s'est développée par l'effet de la sélection naturelle, dans le but de produire des sons destinés à tromper les oiseaux, à les attirer et à en faire la proie de ce reptile. Sans vouloir nier que ces sons puissent parfois servir à cet usage, je crois plus probable la conclusion à laquelle je suis arrivé, et qui me fait considérer ce bruit comme un avertissement à l'adresse des ennemis qui pourraient être tentés de l'attaquer; cette conclusion concilie en effet des faits de divers ordres. Si le serpent avait acquis sa sonnette par l'habitude de faire du bruit dans le but d'attirer une proie, il ne serait pas probable qu'il fît agir invariablement cet appareil toutes les fois qu'il est dérangé ou mis en colère. Quant au mode de développement de la sonnette, le professeur Shaler est à peu près

gique, j'ai été frappé de la ressemblance des sons émis par
le serpent à sonnette et par le *Clotho arietans,* alors qu'on
les provoquait en même temps; et, bien que le bruit produit
par le crotale fût plus retentissant et plus aigu que le sifflement du *Clotho,* j'avais peine, à quelques mètres de distance,
à les distinguer l'un de l'autre. Or, quelle que soit la signification du bruit produit dans l'une de ces espèces, je ne puis
guère douter qu'il ne serve au même but dans la seconde ;
et je conclus des mouvements menaçants exécutés en même
temps par beaucoup de serpents, que leur sifflement, le bruit
de la sonnette du crotale et de la queue du trigonocéphale, le
raclement des écailles de l'échis, et la dilatation du capuchon du cobra, servent tous au même objet, c'est-à-dire à
les faire paraître formidables à leurs ennemis [28].

On pourrait supposer que les serpents venimeux, tels
que ceux que nous venons de nommer, qui possèdent dans
leurs crochets un instrument de défense si redoutable, ne
doivent pas être exposés à des attaques, et qu'ils n'ont par
conséquent aucun besoin de moyens propres à provoquer la
crainte chez leurs ennemis. Il n'en est rien cependant, et,
dans tous les pays du monde, on voit ces reptiles servir
eux-mêmes de proie à un très-grand nombre d'animaux.
C'est un fait bien connu qu'aux États-Unis on emploie,
pour purger les districts infestés de serpents à sonnette, des
porcs, qui s'acquittent parfaitement de cette besogne [29]. En

d'accord avec moi ; j'ai d'ailleurs constamment soutenu la même opinion
depuis que j'ai observé le trigonocéphale dans l'Amérique du Sud.

28. D'après les récits récemment recueillis par Mme Barber, et publiés
dans le *Journal of the Linnean Society,* sur les mœurs des serpents de
l'Afrique méridionale, et d'après des relations dues à divers auteurs, à
M. Lawson entre autres, sur le serpent à sonnette de l'Amérique du Nord,
il ne paraît pas improbable que l'aspect terrifiant que prennent certains
serpents et les sons qu'ils émettent puissent servir à leur procurer une
proie, en paralysant ou, comme on le dit quelquefois, en fascinant des animaux de petite taille.

29. Voir le récit du docteur R. Brown (*Proc. Zool. Soc.,* 1871,

Angleterre, le hérisson attaque et dévore la vipère. J'ai
entendu dire au docteur Jerdon que, dans l'Inde, plusieurs
espèces de faucons et un **mammifère** au moins, l'ichneumon,
tuent les cobras et d'autres serpents venimeux [30]; il en est
de même dans le sud de l'Afrique. Il est donc permis de
croire que les sons ou les signes de tout genre, par lesquels
les espèces venimeuses peuvent se faire reconnaître immédiatement pour redoutables, leur sont au moins aussi utiles
qu'aux espèces inoffensives, qui seraient incapables, si elles
étaient attaquées, de faire aucun mal réel.

Puisque l'histoire des serpents m'a déjà entraîné à
d'aussi longs développements, je ne puis résister à la tenta-
tion d'ajouter quelques remarques sur le mécanisme qui a
probablement présidé au développement de la sonnette du
crotale. Divers animaux, certains sauriens en particulier,
replient leur queue ou l'agitent vivement, lorsqu'ils sont
provoqués : c'est ce qu'on observe chez un grand nombre
d'espèces de serpents [31]. On voit au Jardin zoologique une
espèce inoffensive, le *Coronella Sayi*, qui fait tournoyer sa
queue si rapidement que celle-ci devient presque invisible.
Le trigonocéphale, dont j'ai déjà parlé, a la même habi-

p. 39). « Aussitôt, dit-il, qu'un porc aperçoit un serpent, il s'élance sur
lui ; le serpent, au contraire, s'esquive immédiatement à l'aspect d'un
porc. »

30. Le docteur Günther signale (*Reptiles of British India*, p. 340) la
destruction des cobras par l'ichneumon ou herpestes, et des cobras jeunes
par les *jungle-fowl* (poule des jungles). Il est bien connu que le paon fait
aussi aux serpents une chasse active.

31. Le professeur Cope a cité un nombre très-considérable d'espèces,
dans son travail *Method of Creation of Organic Types,* lu devant *the
American Phil. Soc.,* le 15 décembre 1871, p. 20. — Le professeur Cope
est du même avis que moi sur l'emploi des mouvements et des sons produits par les serpents. J'ai touché légèrement cette question dans la dernière édition de mon *Origine des espèces.* Depuis l'impression des pages
ci-dessus, j'ai eu la satisfaction de voir que M. Henderson attribuait aussi
à la sonnette le même usage, qui est « de prévenir une attaque ». (*The
American Naturalist,* mai 1872, p. 260.)

tude ; l'extrémité de sa queue est un peu renflée. Chez le *Lachesis*, qui est si rapproché du crotale que Linné les a placés dans le même genre, la queue, pointue, se termine par une écaille unique, grande, en forme de lancette. Or, d'après les observations du professeur Shaler, chez certains serpents, « la peau se détache plus difficilement sur la région caudale que sur les autres parties du corps ». Supposons dès lors que, chez quelque ancienne espèce américaine, la queue élargie ait d'abord porté une seule grande écaille ; supposons qu'à l'époque de la mue, cette écaille n'ait pu se détacher et soit restée définitivement fixée au corps de l'animal ; à chaque nouvelle période du développement du reptile, une nouvelle écaille, plus grande que la précédente, se sera formée au-dessus d'elle, et aura pu de même rester adhérente. Voilà le point de départ du développement d'une sonnette, dont l'emploi sera habituel, si l'espèce avait coutume, comme tant d'autres, d'agiter sa queue en présence d'une provocation. Il est difficile de mettre en doute que la sonnette ne se soit ensuite développée spécialement pour servir d'instrument sonore ; car les vertèbres elles-mêmes de l'extrémité de la queue ont éprouvé des modifications dans leur forme et se sont soudées ensemble. Divers appareils d'ailleurs, aussi bien que la sonnette du crotale, — les écailles latérales chez l'échis, les côtes cervicales chez le cobra, le corps tout entier chez le clotho, — ont pu éprouver certaines modifications tendant à produire l'appréhension et l'effroi chez un ennemi. Ne voyons-nous pas chez un oiseau, le bizarre secrétaire (*Gypogeranus*), l'économie tout entière spécialement adaptée à la chasse aux serpents, sans qu'il en résulte aucun danger pour lui ? Il est extrêmement probable, d'après ce que nous avons déjà vu, que cet oiseau hérisse ses plumes quand il se précipite sur un serpent ; il est certain que, au moment où l'ichneumon fond sur un reptile, il redresse le poil de tout son corps et en particulier celui de sa queue [32]. On sait de même que certains porcs-épics, irrités ou alarmés par l'aspect d'un serpent, agitent rapidement leur queue, produisant ainsi un son particulier qui résulte du choc de leurs piquants tubulaires. Ainsi l'assaillant et l'assailli cherchent tous les deux à se rendre l'un pour l'autre aussi effrayants que possible; chacun d'eux possède à cet effet des moyens spéciaux, qui, chose singulière, se trouvent être parfois presque identiques. Enfin on voit que si, parmi les serpents, les individus privilégiés qui étaient le plus capables d'effrayer leurs ennemis ont échappé le plus facilement à la mort; si d'autre part, parmi ces ennemis, ceux-là ont survécu en plus grand nombre qui étaient le mieux doués pour leur dangereuse lutte contre les serpents venimeux; les variations utiles qui ont pu se produire de part et d'autre, à ce point de vue, ont dû se perpétuer et se développer parmi les descendants des individus le plus heureusement constitués.

Renversement des oreilles en arrière. — Chez un grand nombre d'animaux, les mouvements des oreilles constituent un moyen expressif d'une grande valeur; dans certaines espèces, par exemple chez l'homme, chez les singes supérieurs et chez beaucoup de ruminants, ces organes n'ont au contraire aucune utilité au point de vue de l'expression. De légers déplacements suffisent souvent pour accuser de la manière la plus évidente des états d'esprit différents, ainsi qu'on l'observe journellement chez le chien. Nous ne nous occuperons pour le moment que de ce mouvement spécial par lequel les oreilles se renversent complétement en arrière et s'appliquent contre la surface de la tête. Ce mouvement indique des dispositions hostiles, mais seulement dans le cas

32. M. des Vœux, *Proc. Zool. Soc.*, 1871, p. 3.

où il s'agit d'animaux qui combattent à coups de dents; il s'explique alors naturellement par la préoccupation qu'ont ces animaux, dans une bataille, de garantir ces appendices si exposés et d'empêcher leur adversaire de les saisir. L'influence de l'habitude et de l'association leur fait ensuite exécuter le même mouvement toutes les fois qu'ils sont hargneux, même à un faible degré, ou qu'ils veulent s'en donner l'air en jouant. Pour se convaincre que cette explication est bien l'expression de la réalité, il suffit de considérer la relation qui existe, chez un très-grand nombre d'espèces animales, entre cette rétraction des oreilles et la manière de combattre.

Tous les carnivores combattent avec les dents canines, et tous aussi, au moins dans les limites des observations que j'ai pu faire, renversent leurs oreilles pour exprimer des dispositions hostiles. C'est ce qu'on peut voir tous les jours chez les dogues, lorsqu'ils se battent entre eux sérieusement, et chez les petits chiens, quand ils luttent pour s'amuser. Ce mouvement est bien distinct de l'abaissement des oreilles accompagné d'un léger renversement en arrière, que l'on observe sur un chien joyeux et caressé par son maître. On peut le constater encore chez les petits chats quand ils luttent dans leurs jeux, aussi bien que chez les chats adultes, lorsqu'ils sont réellement d'humeur farouche. (Voyez ci-dessus, fig. 9, p. 60.) On le sait; bien que protégées efficacement jusqu'à un certain point par la position qu'elles prennent alors, les oreilles ne sortent pas toujours saines et sauves de la bataille, et l'on voit souvent chez les vieux chats des déchirures plus ou moins profondes, traces de leurs belliqueuses rivalités. Dans les ménageries, ce même mouvement est très-accusé chez les tigres, les léopards, etc., lorsqu'ils s'accroupissent en grondant sur leur pâture. Le lynx possède des oreilles d'une longueur remarquable; si l'on approche un de ces animaux dans sa cage, il les rétracte avec énergie, d'une manière qui est expressive au plus haut degré de ses dispositions hostiles. Un phoque, l'*Otaria pusilla,* qui a de très-petites oreilles, les renverse de même en arrière quand il s'élance avec colère aux jambes de son gardien.

Lorsque les chevaux luttent entre eux, ils mordent avec les incisives et frappent avec les jambes de devant, beaucoup plus qu'ils ne ruent des jambes de derrière. Ces observations ont été faites sur des étalons échappés; cela résulte d'ailleurs d'une manière évidente de la nature des blessures qu'il se font les uns aux autres. Tout le monde connaît l'air vicieux que donne à un cheval ce renversement des oreilles, qui est parfaitement distinct du mouvement par lequel il prête attention à un bruit produit derrière lui. Si un cheval de mauvais caractère, placé dans sa stalle d'écurie, a des dispositions à ruer, ses oreilles se rétractent, par habitude, bien qu'il n'ait pas l'intention ou le pouvoir de mordre. Voyez au contraire un cheval qui s'élance en pleins champs ou qui reçoit un coup de fouet; il lance vigoureusement ses deux jambes de derrière, mais en général il ne renverse pas ses oreilles, car il n'est pas alors en colère. Les guanacos se battent à outrance avec leurs dents : ces batailles doivent même être fréquentes, car j'ai trouvé souvent des déchirures profondes dans le cuir de ceux que j'ai tués en Patagonie. Les chameaux font de même. Or, dans ces deux espèces, les oreilles se renversent encore fortement en arrière, en signe d'hostilité. J'ai remarqué que les guanacos rétractent aussi leurs oreilles, lorsqu'ils n'ont pas l'intention de mordre, mais seulement de lancer de loin leur salive sur l'agresseur dont la présence les irrite. L'hippopotame lui-même renverse ses petites oreilles, exactement comme le cheval, quand il s'avance menaçant, la gueule largement ouverte, sur un animal de son espèce.

Quel contraste entre les animaux précédents et les bœufs,

les moutons. les chèvres, qui n'usent jamais de leurs dents
pour combattre, et ne rétractent jamais leurs oreilles
sous l'influence de la colère! Si pacifiques que paraissent les moutons et les chèvres. leurs mâles se livrent quelquefois des batailles acharnées. Les cerfs constituent une
famille très-voisine des précédentes ; ne sachant pas qu'ils
combattissent jamais avec les dents. j'ai été un jour surpris
de trouver dans un récit du major Ross King les détails
suivants sur l'élan d'Amérique, qu'il a observé au Canada :
« Lorsqu'il arrive à deux mâles de se rencontrer, dit-il, ils
se précipitent l'un sur l'autre avec une fureur effrayante,
en renversant les oreilles et en grinçant des dents [33]. » J'ai
appris depuis par M. Bartlett que certaines espèces de cerfs
se battent avec fureur à coups de dents, en sorte que le
renversement des oreilles de l'élan est encore une confirmation de la règle générale. Plusieurs espèces de kangurous,
conservées au Jardin zoologique, combattent en égratignant
avec les pieds de devant et ruant avec les pattes de derrière ; jamais ils ne se mordent les uns les autres, et jamais
leurs gardiens ne les ont vus renverser leurs oreilles lorsqu'ils étaient irrités. Les lapins se battent surtout à coups
de pieds et à coups de griffes, mais ils se mordent aussi
mutuellement ; je connais un exemple dans lequel l'un d'eux
emporta d'un coup de dent la moitié de la queue de son
adversaire. Au début de la lutte, ils renversent leurs oreilles ;
mais ensuite, lorsqu'ils se précipitent les uns sur les autres
et se frappent à coups de pieds, ils les gardent redressées
ou les remuent vivement dans tous les sens.

M. Bartlett a été témoin d'un combat acharné entre un
sanglier et sa femelle ; l'un et l'autre avaient la gueule
ouverte et les oreilles renversées. Cependant il ne paraît pas
que cette attitude soit habituelle aux cochons domestiques

33. *The Sportsman and Naturalist in Canada,* 1866, p. 53.

dans leurs querelles. Les sangliers combattent en frappant de bas en haut avec leurs défenses; M. Bartlett doute qu'ils renversent jamais leurs oreilles. Les éléphants. qui luttent aussi avec leurs défenses, ne rétractent pas ces appendices. mais au contraire les dressent, en se précipitant les uns sur les autres ou sur un ennemi d'espèce étrangère.

Les rhinocéros du Jardin zoologique se battent avec leur corne nasale; on ne les a jamais vus essayer de se mordre mutuellement, si ce n'est en jouant; et leurs gardiens affirment qu'ils ne renversent jamais leurs oreilles, à la manière des chevaux ou des chiens, pour manifester des dispositions hostiles. Aussi ne puis-je m'expliquer comment Sir S. Baker, racontant qu'un rhinocéros, tué par lui, avait perdu ses oreilles, ajoute : « Elles avaient été emportées d'un coup de dent, dans une bataille, par un autre animal de la même espèce; cette mutilation n'est d'ailleurs pas rare [34]. »

Pour terminer, un mot sur les singes. Quelques espèces, qui possèdent des oreilles mobiles et qui se battent à coups de dents, par exemple le *Cercopithecus ruber*. renversent leurs oreilles, exactement comme les chiens, lorsqu'ils sont irrités; ils prennent alors un aspect remarquablement farouche. Chez d'autres, tels que l'*Inuus ecaudatus*, on ne voit rien de semblable. D'autres enfin, — et c'est là une anomalie singulière, — rétractent les oreilles, montrent les dents et font entendre un grognement de satisfaction, lorsqu'on les caresse. J'ai fait cette observation sur deux ou trois espèces de macaques, et sur le *Cynopithecus niger*. A coup sûr, si nous n'étions prévenu, il nous serait difficile, étant donnée l'habitude que nous avons de la physionomie des chiens, de reconnaître dans les caractères précédents l'expression de la joie ou du plaisir.

34. *The Nile Tributaries of Abyssinia,* 1867, p. 443.

Redressement des oreilles. — Nous avons peu de chose à dire sur ce mouvement. Tout animal qui peut mouvoir librement ses oreilles les dirige, lorsqu'il est effrayé ou qu'il regarde attentivement un objet, vers cet objet lui-même, afin de saisir tout son qui pourrait en provenir. En même temps il relève généralement la tête; tous ses organes sensoriaux sont alors en éveil; certains animaux de petite taille se dressent même sur leurs pattes de derrière. Les espèces elles-mêmes qui s'accroupissent sur le sol ou qui fuient immédiatement devant le danger prennent en général l'attitude précédente, au premier moment, dans le but de découvrir la source et la nature du péril qui les menace. La tête relevée, les oreilles dressées et le regard dirigé en avant donnent à un animal quelconque une expression d'attention profonde qu'il est impossible de méconnaître.

CHAPITRE V.

Mouvements expressifs divers chez le chien. — Chat. — Cheval. — Ruminants. — Singes. — Expressions de joie et d'affection, de souffrance, de colère, d'étonnement et de terreur chez ces animaux.

Chien. — J'ai déjà décrit l'aspect d'un chien qui en approche un autre avec des intentions hostiles (fig. 5 et 7); les oreilles se dressent, le regard se dirige fixement en avant, le poil se hérisse sur le cou et le dos, l'allure est remarquablement raide, la queue est levée en l'air et rectiligne. De ces divers caractères, deux seulement, la raideur de l'allure et le redressement de la queue, demandent encore quelques développements. Sir Ch. Bell fait remarquer [1] que, lorsqu'un tigre ou un loup, frappé par son gardien, entre subitement en fureur, « tous les muscles sont tendus et les membres sont dans une attitude de contraction forcée : l'animal est prêt à bondir ». Cette tension des muscles et la raideur de l'attitude qui en résulte peuvent s'expliquer par le principe de l'association des habitudes; en effet, la colère a toujours poussé à des efforts furieux et par conséquent à une mise en action violente de tous les muscles du corps. Or il existe des raisons de supposer que le système musculaire exige en quelque sorte une rapide préparation, un certain degré d'innervation, avant de pouvoir produire une action énergique. Mes propres sensations confirment pour

1. *The Anatomy of Expression,* 1844, p. 190.

moi cette hypothèse, qui cependant n'est pas, que je sache, admise par les physiologistes. Toutefois Sir J. Paget m'apprend que, lorsque les muscles se contractent brusquement avec une très-grande force, sans aucune préparation, ils sont susceptibles de se rompre ; c'est ce qu'on observe quelquefois chez un homme qui fait un faux pas et glisse d'une façon inattendue ; une pareille rupture se produit très-rarement au contraire, quand l'acte musculaire, quelque violent qu'il puisse être, est accompli de propos délibéré et sous l'influence de la volonté.

Quant à la position relevée de la queue, elle semble dépendre d'un excès de puissance des muscles élévateurs sur les muscles abaisseurs ; excès qui aurait naturellement pour effet de placer cet organe dans la situation verticale, lorsque tous les muscles de la partie postérieure du corps sont contractés. Je ne puis toutefois affirmer que cette explication soit l'expression de la vérité. Un chien joyeux, trottant devant son maître avec une allure gaie et alerte, porte généralement la queue en l'air, mais avec beaucoup moins de raideur que lorsqu'il est irrité. Un cheval qu'on lance pour la première fois en pleins champs trotte gracieusement et à longues enjambées, en levant la tête et la queue. Les vaches elles-mêmes, lorsqu'elles gambadent avec satisfaction, lèvent leur queue d'une manière grotesque. On peut faire la même observation, au Jardin zoologique, sur divers animaux. Toutefois, dans certains cas, la position de la queue est déterminée par des circonstances spéciales ; par exemple, aussitôt qu'un cheval prend le grand galop, il abaisse invariablement sa queue, de manière à présenter à la résistance de l'air aussi peu de prise que possible.

Lorsqu'un chien est sur le point de s'élancer sur un ennemi, il pousse un grognement sauvage ; ses oreilles se renversent complétement en arrière, et sa lèvre supérieure se rétracte pour laisser agir les dents et spécialement les canines (fig. 14). Ces mêmes mouvements peuvent s'observer aussi chez les dogues et les petits chiens quand ils jouent ensemble. Cependant si, au milieu du jeu, l'animal se met sérieusement en colère, son expression change immédiate-

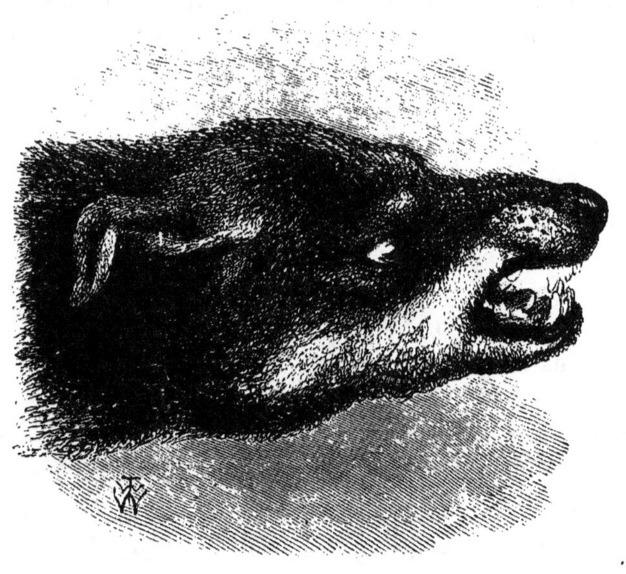

Fig. 14. — Tête d'un chien qui gronde.

D'après nature, par M. Wood.

ment; ce qui tient simplement à ce que les lèvres et les oreilles se rétractent avec beaucoup plus d'énergie. Si un chien grogne contre un autre, sa lèvre se rétracte généralement d'un seul côté, celui qui regarde son ennemi.

J'ai décrit dans le chapitre II les mouvements d'un chien qui manifeste son affection pour son maître (fig. 6 et 8). La tête et le corps entier s'abaissent et se contournent en mouvements flexueux; la queue est étendue et se balance d'un côté à l'autre. Les oreilles sont abaissées et un peu portées en arrière, attitude qui force les paupières à s'allonger, et modifie l'apparence de la face tout entière. Les lèvres sont relâchées et pendantes; le poil reste lisse. Tous ces mouvements et ces attitudes peuvent s'expliquer, je crois, par le principe de l'antithèse; car ils sont en opposition complète avec ceux qu'exécute naturellement un chien irrité, c'est-à-dire soumis à un état d'esprit précisément inverse.

Lorsqu'un homme parle simplement à son chien ou qu'il lui donne une marque d'attention, on voit les derniers vestiges de ces mouvements dans le balancement de la queue, qui persiste seul et ne s'accompagne même pas de l'abaissement des oreilles. Le chien manifeste encore son affection en se frottant contre son maître; le même sentiment le porte à désirer aussi le frottement ou les tapes amicales de la main.

Gratiolet rend compte des manifestations affectueuses que nous venons d'indiquer de la manière suivante; le lecteur jugera par lui-même de la valeur de ces explications. Parlant des animaux en général, y compris le chien : « C'est toujours, dit-il, la partie la plus sensible de leur corps qui recherche les caresses ou les donne. Lorsque toute la longueur des flancs et du corps est sensible, l'animal serpente et rampe sous les caresses; et ces ondulations se propageant le long des muscles analogues des segments jusqu'aux extrémités de la colonne vertébrale, la queue se ploie et s'agite [2]. » Plus loin, il ajoute que le chien, dans l'expression de son affection, abaisse ses oreilles, afin d'éliminer toute perception sonore, et de concentrer son attention entière sur les caresses de son maître !

Les chiens ont encore une manière très-remarquable de

2. *De la Physionomie*, 1865. p. 1 7, 218.

manifester leur affection pour leur maître ; elle consiste à lui lécher les mains ou le visage. Ils se lèchent aussi quelquefois entre eux, et toujours sur le museau. J'ai vu également des chiens lécher des chats avec lesquels ils vivaient en bonne intelligence. Ce signe expressif dérive sans doute de l'habitude qu'ont les femelles de pourlécher leurs petits — le plus cher objet de leur affection — dans le but de les nettoyer. Souvent aussi on les voit donner à leur progéniture, après une courte absence, quelques coups de langue rapides, qui paraissent simplement destinés à exprimer leur tendresse. Cette habitude a dû s'associer ainsi avec toute émotion affectueuse, d'une origine quelconque. Aujourd'hui elle est si fortement acquise par hérédité ou innée qu'elle se transmet également aux deux sexes. Dernièrement on tua chez moi les petits d'une femelle de chien terrier, que je possède, et qui s'est toujours montrée très-affectueuse ; j'ai été très-frappé, en cette circonstance, de la manière dont elle essaya de satisfaire son amour maternel instinctif, en le reportant sur moi ; son désir de me lécher les mains était passé à l'état de passion insatiable.

Le même principe explique probablement pourquoi les chiens, pour exprimer leur affection, aiment à se frotter contre leurs maîtres et à être frottés ou tapés amicalement par eux ; en effet, pendant l'allaitement de leurs petits, le contact avec un objet aimé s'est associé fortement dans leur esprit avec les émotions affectueuses.

L'affection qu'éprouve le chien pour son maître se mélange d'un sentiment profond de soumission, qui tient un peu de la crainte. Aussi certains chiens ne se bornent pas à abaisser leurs oreilles et à s'aplatir un peu en approchant leurs maîtres, mais s'allongent sur le sol, le ventre en l'air. C'est là un mouvement aussi opposé que possible à toute démonstration de résistance. J'ai possédé jadis un gros chien qui ne redoutait nullement de se mesurer avec des adversaires de son espèce; cependant il y avait dans le voisinage un chien de berger, sorte de chien loup, d'humeur pacifique et beaucoup moins fort, qui avait sur lui une étrange influence. Lorsque le hasard les mettait en présence, mon chien avait coutume de courir à sa rencontre, la queue entre les jambes et le poil lisse; puis il s'allongeait à terre, le ventre en l'air. Il semblait ainsi dire plus clairement que par tout discours : « Tiens! je suis ton esclave. »

Certains chiens expriment d'une manière très-particulière une disposition d'esprit agréable, gaie, en même temps qu'affectueuse : je veux dire par une sorte de rictus. Somerville avait fait cette remarque il y a déjà longtemps :

> « Avec un rire flatteur, le chien caressant
> Te salue; il s'accroupit; ses narines se dilatent largement;
> Il ondule, et ses grands yeux à la noire prunelle
> S'humectent de douces caresses et d'humble joie. »
>
> La Chasse, liv. I.

Le fameux lévrier écossais de Walter Scott, Maïda, avait cette habitude, qui est du reste commune chez les terriers. Je l'ai constatée aussi chez un roquet et chez un chien de berger. M. Rivière, qui a porté tout particulièrement son attention sur cette expression, m'apprend qu'elle se manifeste rarement d'une manière complète, mais très-communément au contraire à un faible degré. La lèvre supérieure se rétracte alors, comme pour le grognement, de sorte que les canines se découvrent; en même temps les oreilles se portent en arrière; toutefois l'aspect général de l'animal indique clairement qu'il n'est pas irrité. « Le chien, dit Sir C. Bell, pour exprimer la tendresse, renverse légèrement les lèvres; il grimace et renifle, en gambadant, d'une manière qui ressemble au rire [3]. » Certaines personnes consi-

---

3. *The Anatomy of Expression,* 1844, p. 140.

dèrent en effet cette grimace comme un sourire; mais si c'était réellement un sourire, nous verrions ce même mouvement des lèvres et des oreilles, se reproduire d'une manière plus accusée encore, quand l'animal pousse des aboiements de joie; or il n'en est rien; on voit seulement l'aboiement de joie et la grimace en question se succéder fréquemment. D'autre part les chiens, lorsqu'ils jouent avec leurs compagnons ou avec leurs maîtres, ont presque toujours l'air de vouloir mordre, et alors ils rétractent, peu énergiquement il est vrai, leurs lèvres et leurs oreilles. Aussi existe-t-il, je crois, chez certains chiens, lorsqu'ils éprouvent un vif plaisir en même temps qu'un sentiment affectueux, une tendance à agir sur les mêmes muscles, par l'effet de l'habitude et de l'association, comme s'ils voulaient encore mordiller quelque compagnon de jeu ou les mains de leurs maîtres.

J'ai décrit, dans le chapitre II, l'attitude et la physionomie du chien lorsqu'il est joyeux, et l'opposition bien marquée qu'elles présentent quand il est abattu et désappointé : dans ce dernier cas il abaisse la tête, les oreilles, le corps, la queue, la mâchoire; son regard devient terne. S'il attend au contraire un grand plaisir, il bondit et gambade d'une manière extravagante, tout en aboyant de joie. La tendance à aboyer, dans cet état d'esprit, a été acquise par hérédité; elle est entrée dans le sang. On sait que les lévriers aboient rarement; observez au contraire un roquet que son maître va mener à la promenade : ses aboiements continuels deviennent fatigants.

Une vive douleur se manifeste chez le chien à peu près comme chez la plupart des animaux, c'est-à-dire par des hurlements, des contorsions et des mouvements convulsifs du corps entier.

L'attention est exprimée par l'élévation de la tête, le redressement des oreilles, le regard dirigé fixement sur l'objet ou le point qui la provoque. S'il s'agit d'un bruit dont l'origine est inconnue, on voit souvent le chien tourner la tête obliquement de droite à gauche, de la manière la plus significative, probablement pour juger plus exactement de quel côté vient ce bruit. J'ai vu un chien, vivement surpris d'entendre un son nouveau pour lui, tourner ainsi la tête, par l'effet de l'habitude, bien qu'il en perçût clairement la source. J'ai déjà fait remarquer qu'un chien, dont l'attention est éveillée d'une manière quelconque, qui guette quelque objet, ou qui prête l'oreille à quelque bruit, lève souvent une patte (fig. 4) et la tient repliée, comme s'il voulait se préparer à approcher lentement et avec précaution.

Sous l'influence d'une terreur extrême, le chien se roule à terre, hurle et laisse échapper ses excrétions ; je ne pense pas que son poil se hérisse jamais, dans ces circonstances, à moins qu'il ne ressente en même temps de la colère à un degré plus ou moins marqué. J'ai vu un chien terrifié à l'ouïe d'une musique bruyante exécutée par une troupe de musiciens hors de la maison : tous les muscles de son corps tremblaient ; son cœur palpitait avec une telle rapidité qu'on pouvait difficilement compter les battements ; sa respiration était haletante, et il ouvrait largement la gueule. Ces symptômes sont aussi ceux qui caractérisent la terreur chez l'homme. Bien entendu, ce chien n'avait fait aucun exercice ; il était en train de se promener paisiblement et avec lenteur dans la chambre ; j'ajouterai que le temps était froid.

La frayeur, même à un très-faible degré, se manifeste invariablement par la position de la queue, qui se cache entre les jambes. En même temps les oreilles se portent en arrière, mais sans s'appliquer exactement contre la tête, et sans s'abaisser, mouvements qui se produisent, le premier quand le chien grogne, le second quand il est joyeux ou qu'il veut témoigner son affection. Lorsque deux jeunes chiens se poursuivent en jouant, celui qui fuit devant l'autre cache toujours sa queue entre ses jambes. La même attitude est prise par le chien qui, au comble de la joie, tournoie comme un fou autour de son maître, en décrivant des circonférences ou des huit de chiffre; il agit alors comme s'il était poursuivi par un autre chien. Cette façon singulière de jouer, bien connue de tous ceux qui ont observé cet animal, est particulièrement fréquente lorsqu'il a été un peu surpris ou effrayé, par exemple quand son maître se jette brusquement sur lui dans l'obscurité. Dans ce cas, aussi bien que lorsque deux jeunes chiens se poursuivent l'un l'autre en jouant, il semble que le poursuivi craigne d'être saisi par la queue; cependant, que je sache, ces animaux ne se saisissent que très-rarement les uns les autres de cette manière. Un amateur, qui avait gardé des chiens courants toute sa vie, m'a affirmé n'avoir jamais vu un chien saisir un renard par la queue; cette observation a été confirmée par d'autres chasseurs expérimentés. Il semble que le chien poursuivi, ou en danger d'être frappé par derrière, ou exposé à la chute d'un objet quelconque, veuille retirer aussi rapidement que possible tout son arrière-train; et que par suite de quelque sympathie ou de quelque connexion entre les muscles, la queue se retire alors complétement en dedans et se cache entre les jambes.

Un mouvement analogue, intéressant à la fois l'arrière-train et la queue, peut se constater chez l'hyène. D'après les observations de **M. Bartlett**, lorsque deux de ces animaux se battent ensemble, chacun d'eux a parfaitement conscience de la puissance de la mâchoire de son adversaire; aussi sont-ils pleins de défiance et de précaution. Ils savent bien que si l'une de leurs jambes était prise, l'os serait immédiatement broyé en morceaux, c'est pourquoi ils s'approchent, les genoux fléchis, les jambes repliées autant que possible en dedans, et le corps entier courbé, de manière à ne présenter aucun point saillant; en même temps la queue se dissimule complétement entre les jambes. Dans cette attitude, ils s'abordent par côté, et même un peu par derrière. Diverses espèces de cerfs, dans leurs batailles, cachent aussi leur queue de la même manière. Quand un cheval essaye en jouant de mordre l'arrière-train d'un autre cheval, quand un gamin brutal frappe un baudet par derrière, on voit encore le train postérieur et la queue de l'animal se porter en bas et en dedans; mais ce mouvement ne paraît pas avoir simplement pour but de mettre la queue à l'abri de toute lésion. Nous avons parlé plus haut du mouvement inverse : lorsqu'un animal trotte allégrement à longues enjambées, sa queue est presque toujours élevée en l'air.

Comme on l'a vu, un chien poursuivi et fuyant dirige ses oreilles en arrière; mais il les maintient ouvertes, évidemment dans le but d'entendre les pas de celui qui le suit. Par l'effet de l'habitude, les oreilles prennent souvent la même position, en même temps que la queue se cache entre les jambes, alors même que le danger est manifestement en face. J'ai souvent remarqué, chez un terrier craintif que je possède, que lorsqu'il est effrayé par quelque objet placé devant lui, dont il connaît parfaitement la nature et qu'il n'a pas besoin de reconnaître, il garde cependant pendant longtemps la queue et les oreilles dans cette situation, montrant un malaise évident. La contrariété, sans frayeur, s'exprime de la même manière; ainsi, je sortais un jour précisément au moment où ce même chien savait qu'on allait lui donner à manger; je ne l'appelai pas; cependant il avait envie de m'accompagner, mais en même temps

il désirait son dîner; il restait immobile, regardant tantôt
en avant, tantôt en arrière, la queue entre les jambes et les
oreilles basses, présentant une apparence d'indécision et
de contrariété sur laquelle il était impossible de se mé-
prendre.

Presque tous les mouvements décrits ci-dessus sont
innés ou instinctifs; car ils sont communs à tous les individus, jeunes ou vieux, de toutes les espèces : il faut excepter
la grimace riante qui exprime la joie. La plupart de ces
mouvements sont également communs aux parents aborigènes du chien, c'est-à-dire au loup et au chacal, et quelques-uns à d'autres espèces du même groupe. Les loups et
les chacals apprivoisés, lorsqu'on les caresse, sautent de
joie, remuent la queue, abaissent les oreilles, lèchent les
mains de leur maître, s'accroupissent, et même se roulent
sur le sol, le ventre en l'air[4]. J'ai vu un chacal d'Afrique,
originaire du Gabon, et ressemblant beaucoup à un renard,
abaisser les oreilles quand on le caressait. Le loup et le
chacal, effrayés, dissimulent certainement leur queue entre
leurs jambes. J'ai entendu raconter qu'un chacal apprivoisé
tournait autour de son maître en décrivant des cercles et des
huit de chiffre, tout comme un chien, et en cachant sa
queue de la même manière.

On a prétendu[5] que le renard, même apprivoisé, n'exécute jamais aucun des mouvements expressifs dont il vient
d'être question; cependant cela n'est pas rigoureusement

---

4. Gueldenstädt donne divers détails sur ce sujet dans son travail sur le
chacal (*Nov. Comm. Acad. Sc. Imp. Pétrop.* 1775, t. XX, p. 449). — Voyez
encore un article excellent sur les allures et les jeux de cet animal dans *Land
and Water, octobre* 1869. — Le lieutenant Annesley, de l'armée anglaise,
m'a aussi communiqué quelques particularités relatives au chacal. — J'ai
réuni un grand nombre de renseignements sur les loups et les chacals du
Jardin Zoologique, et je les ai observés moi-même.

5. *Land and Water,* 6 nov. 1869.

vrai. J'ai observé, il y a déjà plusieurs années, au Jardin Zoologique, un renard anglais très-privé qui, caressé par son gardien, remuait la queue, abaissait les oreilles, puis se roulait sur le sol le ventre en l'air; j'ai publié ce fait à cette époque. Le renard noir de l'Amérique septentrionale abaisse aussi ses oreilles à un faible degré. Mais je crois que les renards ne lèchent jamais les mains de leurs maîtres, et je me suis assuré qu'ils ne cachent pas leur queue sous l'influence de la crainte. Si l'on admet l'explication que j'ai donnée de l'expression des sentiments affectueux chez le chien, il semble que des animaux qui n'ont jamais passé à l'état de domestication — c'est-à-dire le loup, le chacal et même le renard — ont néanmoins acquis, en vertu du principe de l'antithèse, certains gestes expressifs; en effet il n'est pas probable que ces animaux, emprisonnés dans leurs cages, aient pu apprendre ces gestes en imitant des chiens.

Chat. — J'ai déjà décrit la manière d'être d'un chat qui est irrité, sans frayeur (fig. 9). Il s'accroupit et rampe sur le sol; quelquefois il avance sa patte de devant, en faisant saillir ses griffes, pour être prêt à frapper. La queue est étendue, et elle ondule ou frappe vivement d'un côté à l'autre. Le poil ne se hérisse pas; c'est du moins ce que j'ai vu dans les quelques cas que j'ai eu l'occasion d'observer. L'animal renverse fortement les oreilles en arrière et montre les dents, en poussant de sourds grondements. Pourquoi l'attitude d'un chat qui se prépare à se battre avec un autre chat, ou qui est violemment irrité d'une manière quelconque, diffère-t-elle si complétement de celle que prend le chien dans des circonstances semblables? On peut le comprendre, en se rappelant que le chat frappe avec les pattes de devant, ce qui rend la position accroupie commode ou même nécessaire. Il a aussi, beaucoup plus que le chien, l'habitude de se mettre en embuscade pour tomber brusquement sur sa proie. Quant aux mouvements de la queue, il est impossible de leur assigner une cause avec quelque certitude. Il se retrouvent chez beaucoup d'autres espèces; chez le puma par exemple, au moment où il se dispose à s'élancer[1]; on ne les observe pas au contraire chez le chien, ni chez le renard, d'après les observations faites par M. Saint-John sur un renard aux aguets et saisissant un lièvre. Nous avons déjà vu que certaines espèces de sauriens et divers serpents agitent rapidement l'extrémité de leur queue, en signe de colère. Il semble qu'il se produise, sous l'influence d'une excitation énergique, un irrésistible besoin de mouvement d'une nature quelconque, besoin dû à la surabondance de force nerveuse émanée du sensorium; alors la queue, qui reste libre et dont les mouvements ne troublent point l'attitude générale du corps, se balance ou fouette l'air de côté et d'autre.

Lorsqu'un chat veut témoigner son affection, tous ses mouvements sont en complète antithèse avec ceux que nous venons de décrire. Il se tient droit sur ses pattes, le dos légèrement arqué, la queue élevée verticalement, les oreilles dressées; en même temps il frotte son museau ou ses flancs contre son maître ou sa maîtresse. Ce désir de se frotter contre quelque chose est si intense chez les chats, qu'on les voit souvent se frotter contre les pieds des chaises ou des tables, ou contre les chambranles des portes. Cette manière d'exprimer l'affection dérive probablement, par voie d'association comme chez le chien, des caresses que prodigue la mère à ses petits pendant l'allaitement; peut-être aussi de l'amitié que les petits eux-mêmes se portent mutuellement et se témoignent dans leurs jeux. J'ai déjà décrit

1. Azara, *Quadrupèdes du Paraguay,* 1804, t. I, p. 136.

un autre geste, très-différent, par lequel cet animal exprime le plaisir ; je veux parler de la manière curieuse dont les chats jeunes, et même vieux, avancent alternativement les pattes de devant en écartant les doigts, comme s'ils étaient encore suspendus à la mamelle maternelle. Cette habitude est si analogue à celle de se frotter contre quelque chose, qu'elles doivent dériver, l'une aussi bien l'une que l'autre, d'actes accomplis pendant la période de l'allaitement. Pourquoi le chat manifeste-t-il son affection en se frottant, beaucoup plus que le chien, bien que ce dernier aime le contact de son maître ? Pourquoi le chat lèche-t-il rarement les mains de ceux qu'il aime, tandis que le chien le fait continuellement ? Je ne puis répondre à ces questions. Le chat se nettoie en léchant sa fourrure beaucoup plus régulièrement que le chien ; cependant, la langue du premier paraîtrait moins bien disposée pour ce genre de travail que la langue bien plus longue et plus flexible du second.

Sous l'influence de la terreur, le chat se dresse aussi haut que possible, en arquant son dos d'une manière bien connue et risible. Il crache, souffle ou grogne. Son poil se hérisse sur tout le corps et particulièrement sur la queue. Dans les exemples que j'ai observés, la queue elle-même se relevait vers sa base, tandis que l'extrémité se portait d'un côté ; quelquefois (fig. 15) cet appendice se soulève seulement un peu et s'infléchit latéralement presque à partir de sa racine. Les oreilles se portent en arrière ; les dents se découvrent. Lorsque deux petits chats jouent ensemble, on les voit souvent essayer de s'effrayer mutuellement par ces divers mouvements. Si on se rappelle ce que nous avons vu dans les chapitres précédents, tous les caractères expressifs ci-dessus peuvent s'expliquer, un seul excepté, l'incurvation exagérée du dos. J'incline à penser que, de même que beaucoup d'oiseaux hérissent leurs plumes et étalent leur ailes et leur queue pour se faire paraître aussi gros que possible, de même le chat se dresse de toute sa hauteur, arque son dos, élève souvent la base de sa queue, et hérisse son

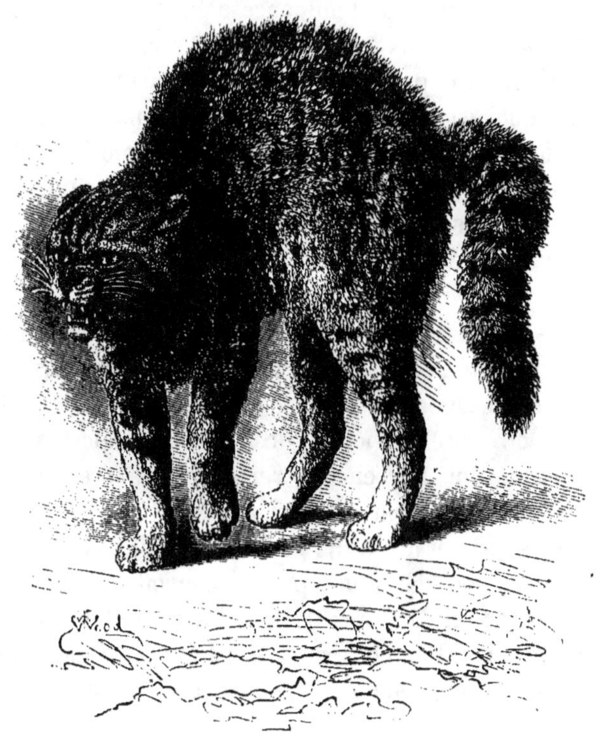

Fig. 15. — Chat effrayé par un chien.

D'après nature, par M. Wood.

poil, le tout dans le même but. On dit que le lynx arque aussi son dos lorsqu'il est attaqué ; c'est dans cette attitude que Brehm l'a représenté. Cependant les gardiens du Jardin Zoologique n'ont jamais constaté la moindre tendance à prendre cette position chez les félins de grande taille, tigres, lions, etc., qui ont, il est vrai, peu de motifs pour être effrayés par aucun autre animal.

Le chat emploie fréquemment la voix comme moyen d'expression; il émet, sous l'influence d'émotions ou de désirs divers, au moins six ou sept sons différents. Le *ronron* de satisfaction, qu'il produit pendant l'inspiration et pendant l'expiration, est un des plus curieux. Le puma, le cheetah et l'ocelot font aussi le rouet; le tigre exprime le plaisir « par un reniflement bref tout particulier, accompagné du rapprochement des paupières [7]. » Il paraît que le lion, le jaguar et le léopard ne font pas le rouet.

Cheval. — Lorsqu'il veut manifester des intentions hostiles, le cheval renverse complétement ses oreilles en arrière, avance sa tête et découvre partiellement ses dents incisives, pour être prêt à mordre. S'il a des dispositions à ruer, l'habitude lui fait encore renverser les oreilles; de plus ses yeux se tournent en arrière d'une façon particulière [8]. Pour exprimer le plaisir, par exemple quand on place devant lui dans son écurie une pâture convoitée, il lève la tête et la ramène en arrière; il dresse les oreilles; il suit d'un regard attentif l'ami qui vient satisfaire son désir; souvent il hennit. Il exprime l'impatience en frappant le sol du pied.

L'attitude d'un cheval subitement effrayé est expressive au plus haut degré. J'ai vu un jour mon cheval épouvanté par la vue d'un semoir mécanique couvert d'une bâche et abandonné en plein champ. Il leva la tête si haut que son

---

7. *Land and Water,* 1867, p. 657. — Voir aussi sur le *Puma,* Azara, *loc. cit.*

8. Sir C. Bell, *Anatomy of Expression,* 3ᵉ éd., p. 123. Voir aussi p. 126, sur la dilatation des narines chez le cheval, et ses rapports avec l'absence de la respiration par la bouche.

cou devint presque vertical ; c'était évidemment un geste de
pure habitude ; car la machine étant placée sur un talus
inférieur, il ne pouvait servir ni à la lui faire voir plus distinctement, ni à mieux entendre le bruit qu'elle aurait pu
produire. Ses yeux et ses oreilles étaient fixement dirigés
en avant. A travers la selle, je percevais les battements rapides de son cœur. Il reniflait violemment, les narines rouges
et dilatées. Enfin, faisant un demi-tour, il serait parti au
grand galop, si je ne l'avais maintenu. La dilatation des
narines n'a pas pour but de flairer la source du danger ; car
lorsqu'un cheval flaire avec soin un objet, sans être effrayé,
cette dilatation ne se produit pas. Grâce à la présence d'une
valvule particulière dans sa gorge, le cheval qui palpite ne
respire pas par la bouche ouverte, mais par les narines, qui
ont dû, par conséquent, acquérir une aptitude d'expansion
très-marquée. Cette expansion, aussi bien que le ronflement
et les palpitations du cœur, sont des actes qui ont dû s'associer fortement, pendant une longue suite de générations, à
l'émotion de la terreur ; car la terrreur a poussé habituellement le cheval à l'exercice le plus violent, pour fuir ventre à
terre la cause du danger.

Ruminants. — Les bœufs et les moutons sont remarquables par la pauvreté des moyens à l'aide desquels ils
expriment en général leurs émotions ou leurs sensations ; il faut
en excepter cependant l'extrême souffrance. Un taureau furieux
ne manifeste sa fureur que par la manière dont il baisse la
tête, en dilatant ses narines et en beuglant. Quelquefois aussi
il frappe le sol du pied ; mais ce mouvement doit être bien
différent de celui d'un cheval impatient ; car lorsque le sol
est poudreux, il soulève des tourbillons de poussière. Le
taureau se comporte de cette manière, je crois, quand il est
harcelé par les mouches, dans le but de les chasser. Les
races sauvages de moutons et les chamois, lorsqu'ils sont

effrayés, frappent du pied et sifflent par les narines; ils signalent ainsi le danger à leurs camarades. Le bœuf musqué des régions Arctiques frappe de même le sol, en présence d'un ennemi[9]. Quelle est l'origine de ce geste? Je ne puis le deviner; car, d'après les recherches que j'ai faites, il ne paraît pas qu'aucun de ces animaux combatte avec les jambes de devant.

Certaines espèces de cerfs manifestent leur colère d'une manière beaucoup plus expressive que les bœufs, les moutons et les chèvres. Nous avons déjà vu, en effet, que ces animaux renversent les oreilles en arrière, grincent des dents, hérissent leur poil, poussent des cris, frappent le sol du pied et secouent leurs bois. Un jour, au Jardin Zoologique, le Cerf de Formose (*Cervus pseudaxis*) s'approcha de moi dans une attitude singulière, la tête un peu oblique et le museau levé en l'air de manière que ses cornes étaient renversées sur son cou. L'expression de son regard m'indiquait évidemment des dispositions hostiles; il approcha lentement, puis, en arrivant contre la grille, au lieu de baisser la tête pour me frapper, il ramassa subitement son cou et vint heurter avec force de ses cornes les barreaux de fer. M. Bartlett m'apprend que quelques autres espèces de cerfs prennent la même attitude lorsqu'ils sont furieux.

Singes. — Les singes des diverses espèces et des divers genres expriment leurs sentiments de manières très-différentes. Ce fait est intéressant, car il touche jusqu'à un certain point à la question de savoir si les prétendues races humaines doivent être considérées comme des espèces ou comme des variétés; en effet, nous le verrons bientôt, les diverses races humaines expriment leurs émotions et leurs sensations avec une remarquable uniformité sur toute la sur-

9. *Land and Water*, 1869, p. 152.

face du globe. Quelques-uns des actes expressifs des singes sont intéressants encore à un autre point de vue, je veux dire parce qu'ils sont exactement analogues à ceux de l'homme. Comme je n'ai eu l'occasion d'étudier aucune espèce du groupe dans toutes les circonstances possibles, les observations éparses que j'ai pu faire seront mieux classées sous le chef des différents états d'esprit.

Plaisir, joie, affection. — Il est impossible de distinguer, chez les singes, au moins sans plus d'expérience que je n'en ai, l'expression du plaisir ou de la joie de celle de l'affection. Les jeunes chimpanzés font entendre une sorte d'aboiement, pour exprimer leur joie du retour d'une personne à laquelle ils sont attachés. En produisant ce bruit, que les gardiens qualifient de rire, ils avancent les lèvres. Ce mouvement est du reste commun à l'expression de diverses autres émotions; toutefois, d'après mes observations, la forme des lèvres est un peu différente, suivant qu'elle exprime le plaisir ou la colère. Lorsqu'on chatouille un jeune chimpanzé (c'est surtout l'aisselle qui est sensible au chatouillement, comme chez les enfants), il articule un son joyeux ou un rire assez caractérisé; c'est cependant quelquefois un rire muet. Les coins de la bouche sont alors tirés en arrière, ce qui plisse parfois un peu les paupières inférieures; toutefois ce plissement des paupières, qui est un trait caractéristique du rire humain, s'observe mieux chez d'autres singes. Les dents de la mâchoire supérieure ne se découvrent pas, ce qui distingue le rire du chimpanzé du nôtre. D'ailleurs ses yeux pétillent et deviennent plus brillants, d'après les observations de M. W.-L. Martin, qui a étudié d'une manière toute spéciale l'expression chez les singes [10].

Quand on chatouille un jeune orang, il fait une grimace

10. *Natural History of Mammalia,* 1841, vol. I, p. 383, 410.

riante analogue et il produit un bruit de satisfaction ; d'après M. Martin, ses yeux deviennent en même temps plus brillants. Aussitôt que ce rire cesse, on voit passer sur sa face une expression qui, suivant une remarque de M. Wallace, peut se comparer à un sourire. J'ai observé quelque chose d'analogue chez le chimpanzé. Le docteur Duchenne — et je ne pourrais citer une meilleure autorité — m'a raconté qu'il avait conservé chez lui pendant un an un singe parfaitement apprivoisé ; lorsque, au moment du repas, il lui donnait quelque friandise, il voyait les coins de sa bouche s'élever très-légèrement ; il distinguait alors très-nettement sur la face de cet animal une expression de satisfaction ressemblant à une ébauche de sourire, et rappelant celle que l'on observe souvent sur le visage humain.

Le *Cebus azaræ* [11] émet de même un son particulier, une sorte de ricanement (en allemand *kichernd*), pour exprimer le plaisir qu'il éprouve à revoir une personne aimée. Il exprime aussi des sensations agréables en tirant en arrière les coins de sa bouche, sans produire aucun bruit. Rengger qualifie ce mouvement de rire, mais on pourrait l'appeler plus exactement un sourire. La forme de la bouche est toute différente dans l'expression de la souffrance ou de la terreur, qui se manifestent en outre par des cris perçants. Au Jardin Zoologique, on voit une autre espèce de *Cebus* (*C. hypoleucus*), qui témoigne sa satisfaction en poussant une note aiguë, perçante, répétée, et en attirant également en arrière les commissures de ses lèvres, probablement par la contraction des mêmes muscles que chez nous. Chez le singe de Barbarie (*Inuus ecaudatus*), ce mouvement est singulièrement prononcé, et la peau de la paupière inférieure

11. Rengger (*Säugethiere von Paraguay*, 1830, s. 46) a conservé en cage des singes de cette espèce pendant plusieurs années, au Paraguay, leur patrie.

se plisse. En même temps, l'animal remue rapidement la mâchoire inférieure ou les lèvres, d'une manière spasmodique, et découvre ses dents; mais le bruit qu'il produit n'est guère plus distinct que celui que nous désignons quelquefois sous le nom de rire muet. A l'époque où je n'avais encore aucune expérience des habitudes de ces animaux, deux de leurs gardiens m'ayant affirmé un jour que ce bruit à peine perceptible constituait en effet leur manière de rire, j'exprimai quelque doute à cet égard; ils mirent alors l'un d'eux en présence d'un singe *Entellus* qui vivait dans la même cage, et qu'il détestait; aussitôt l'expression de la face de l'*Innus* changea complétement : il ouvrit la bouche beaucoup plus largement, découvrit plus complétement ses dents canines, et poussa une sorte d'aboiement rauque.

J'ai vu un gardien provoquer d'abord un babouin *Anubis* (*Cynocephalus anubis*) et l'amener ainsi facilement à un état de rage violente, puis faire la paix avec lui et lui tendre la main; au moment de cette réconciliation, le babouin remuait rapidement ses mâchoires et ses lèvres de haut en bas, avec une expression de satisfaction marquée. Lorsque nous rions aux éclats, nos mâchoires sont agitées d'un mouvement ou d'un tremblement semblable plus ou moins distinct; seulement, chez l'homme, les muscles de la poitrine sont plus particulièrement mis en action; chez le babouin, au contraire, et chez divers autres singes, c'est sur les muscles des mâchoires et des lèvres que porte ce mouvement spasmodique.

J'ai déjà eu l'occasion de faire remarquer la singulière façon dont deux ou trois espèces de macaques et le *Cynopti-thecus niger* expriment la satisfaction que leur causent des caresses, en rétractant leurs oreilles en arrière et faisant entendre un léger son tout particulier. Chez le *Cynopithecus* (fig. 17), les coins de la bouche sont en même temps tirés en arrière et en haut, de manière à laisser les dents à

10

découvert; si l'on n'était prévenu, il serait difficile de reconnaître dans ces caractères une expression de plaisir. En

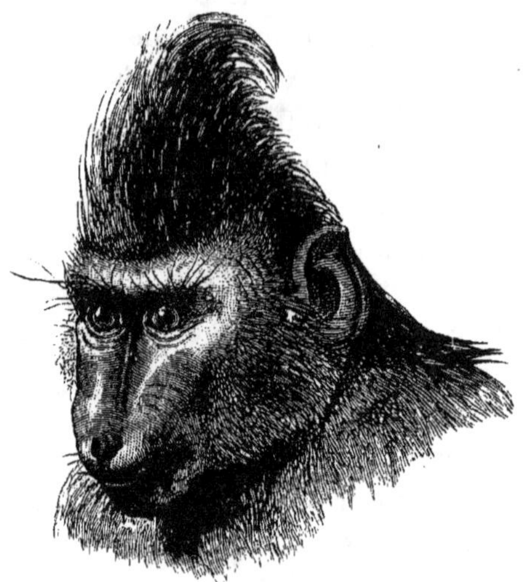

Fig. 16. — *Cynopithecus niger*, au repos.

D'après nature, par M. Wolf.

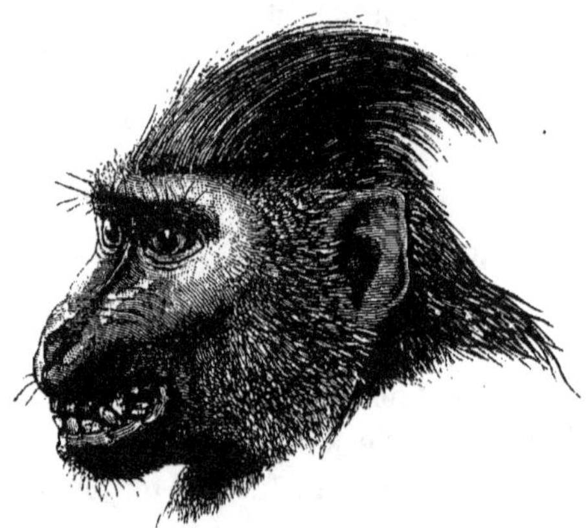

Fig. 17. — Le même, caressé et exprimant sa satisfaction.

même temps, l'aigrette de longs poils qui orne le front
s'aplatit, et les téguments de la tête entière paraissent atti-

rés en arrière; aussi les paupières s'élèvent un peu, et le regard prend un air étonné. Les paupières inférieures se plissent légèrement; mais ce dernier caractère est peu visible, à cause des rides qui sillonnent transversalement la face d'une façon permanente.

Émotions et sensations douloureuses. — L'expression d'une souffrance légère ou de toute émotion pénible, chagrin, contrariété, jalousie, etc., se distingue difficilement, chez les singes, de l'expression d'une colère modérée; ces états d'esprit d'ailleurs se transforment aisément et rapidement les uns dans les autres. Cependant, dans certaines espèces, le chagrin se manifeste sans aucun doute par des pleurs. Une femme, propriétaire d'un singe (*Macacus maurus* ou *M. inornatus* de Gray) supposé originaire de Bornéo, raconta, en le vendant à la Société Zoologique, qu'il pleurait fréquemment; en effet, M. Bartlett et le gardien M. Sutton ont vu depuis à maintes reprises cet animal verser des larmes abondantes, qui coulaient sur ses joues, quand il était chagriné ou simplement attendri. Ce fait est pourtant assez singulier; car le Jardin Zoologique a possédé plus récemment deux autres individus, considérés comme appartenant à la même espèce, qui ont été soumis à une observation attentive par leur gardien et par moi-même, lorsqu'ils étaient très-affligés et poussaient des cris violents; or on ne les a jamais vus pleurer. D'après Rengger[12], les yeux du *Cebus azaræ* se remplissent de larmes, mais pas assez abondamment pour que celles-ci puissent couler, lorsqu'on l'effraye beaucoup ou qu'on l'empêche de s'emparer d'un objet vivement désiré. Humboldt prétend de même que les yeux du *Callithrix sciureus* « se remplissent instantanément de larmes quand il est saisi

12. Rengger, *Säugethiere von Paraguay,* 1830, s. 46. — Humboldt, *Personal Narrative;* trad. angl., vol. IV, p. 527.

de crainte; » cependant, lorsque, au Jardin Zoologique, on taquinait ce petit singe, de manière à le faire crier bruyamment, on n'observait rien de semblable. Je ne veux pourtant pas révoquer en doute le moins du monde l'exactitude de l'affirmation de Humboldt.

L'apparence d'abattement, chez les orangs et les chimpanzés jeunes, lorsqu'ils sont malades, est aussi manifeste et presque aussi touchante que chez nos enfants. Cet état de l'esprit et du corps s'exprime par la nonchalance des mouvements, l'abattement de la physionomie, l'hébétude du regard et l'altération du teint.

Colère. — Cette émotion, souvent manifestée par les singes de diverses espèces, s'exprime de plusieurs manières différentes. « Certaines espèces, dit M. Martin[13], avancent les lèvres, fixent un regard étincelant et farouche sur leur ennemi, font de petits sauts répétés comme pour s'élancer en avant, et émettent un son guttural et étouffé. D'autres manifestent leur colère en s'avançant brusquement, en exécutant des sauts saccadés, en ouvrant la bouche et contractant les lèvres de manière à cacher les dents, en fixant hardiment les yeux sur leur ennemi, comme pour indiquer une farouche défiance. D'autres enfin, et principalement les singes à longue queue ou guenons, montrent les dents, et accompagnent leurs grimaces malicieuses d'un cri aigu, saccadé, répété. » M. Sutton confirme le fait que certaines espèces découvrent leurs dents en signe de fureur, tandis que d'autres les cachent en avançant les lèvres. Chez d'autres, les oreilles se renversent en arrière. Le *Cynopithecus niger*, dont il a été déjà question, se comporte de cette manière, en même temps qu'il abaisse l'aigrette de poils qui orne son front et qu'il montre les dents; en sorte que la disposition des traits de sa face est à peu près la même sous l'in-

13. *Nat. Hist. of Mammalia,* 1841, p. 351.

fluence de la colère et sous l'influence du plaisir, et qu'il est difficile de distinguer ces deux expressions l'une de l'autre, si l'on n'a pas une grande expérience de la physionomie de cet animal.

Les babouins témoignent souvent leur colère et menacent leurs ennemis d'une manière très-bizarre : ils ouvrent largement la bouche comme pour bâiller. M. Bartlett a vu à plusieurs reprises deux babouins, placés pour la première fois dans la même cage, s'asseoir en face l'un de l'autre et ouvrir alternativement la bouche ; cet acte paraît d'ailleurs se terminer fréquemment par un bâillement véritable. M. Bartlett pense que les deux animaux veulent ainsi se montrer mutuellement qu'ils sont armés de formidables rangées de dents ; cette interprétation est juste, sans aucun doute. Comme j'avais quelque peine à ajouter foi à la réalité de ce mouvement, M. Bartlett provoqua un jour en ma présence un vieux babouin et l'amena à un état de fureur extrême ; presque immédiatement l'animal se mit à ouvrir la bouche. Quelques espèces de Macaques et de Cercopithèques [14] se comportent de la même manière. Le babouin manifeste également sa colère d'une autre façon, d'après les observations faites par Brehm sur ceux qu'il a gardés vivants en Abyssinie, je veux dire en frappant le sol d'une main, « comme un homme irrité frappe du poing sur une table placée devant lui. » J'ai constaté en effet ce geste chez les babouins du Jardin Zoologique ; mais il paraît souvent avoir plutôt pour but de chercher une pierre ou quelque autre objet dans leur litière de paille.

M. Sutton a souvent observé que la face d'un *Macacus rhesus* devenait rouge lorsqu'il entrait dans un grande fureur. Au moment même où il me signalait ce fait, un autre

14. Brehm, *Thierleben*, B. I, s. 84. — Sur l'attitude des babouins, voir s. 67.

singe attaqua un *rhesus*, et je vis en effet la face de ce dernier rougir d'une manière aussi manifeste que le visage de l'homme dans un accès de colère violente. Après la bataille la face du singe reprit, au bout de quelques minutes, sa coloration habituelle. Il me sembla que la partie postérieure, glabre, du tronc, qui est normalement rouge, devenait plus rouge encore en même temps que la face; cependant je ne pourrais l'affirmer. On dit que, lorsque le Mandrille est irrité d'une manière quelconque, les parties glabres de sa peau, qui ont des teintes vives, prennent une coloration encore plus éclatante.

Chez plusieurs espèces de babouins, la partie inférieure du front dessine au-dessus des yeux un rebord très-saillant, orné d'un petit nombre de longs poils, qui représentent nos sourcils. Ces animaux regardent sans cesse de tous côtés, et relèvent ces sourcils quand ils veulent regarder en haut; c'est ainsi, selon toute apparence, qu'ils ont dû acquérir l'habitude de les remuer fréquemment. Quoi qu'il en soit, beaucoup d'espèces de singes, et particulièrement les babouins, sous l'influence de la colère ou en présence d'une provocation quelconque, agitent leurs sourcils rapidement et continuellement de haut en bas en même temps que le tégument velu de leur front[15]. Comme nous avons pris l'habitude d'associer, dans l'espèce humaine, la position élevée ou abaissée des sourcils avec certains états d'esprit, le mouvement presque incessant de ces organes, chez les singes, leur prête une physionomie tout à fait insensée. J'ai eu l'occasion d'observer un individu affligé d'un tic qui lui faisait lever continuellement les sourcils sans aucune émotion correspondante, ce qui lui donnait l'air d'un imbécile; on pourrait en dire autant de certaines personnes qui ont perpétuelle-

---

15. Brehm fait remarquer (*Thierleben,* s. 68) que l'*Inuus ecaudatus* remue souvent ses sourcils de haut en bas, lorsqu'il est irrité.

ment les coins de la bouche un peu relevés et attirés en arrière, comme pour ébaucher un sourire, sans éprouver le moindre sentiment de joie ou de gaieté qui justifie une pareille attitude.

Un jeune orang, jaloux de l'attention que son gardien accordait à un autre singe, découvrit légèrement les dents, puis faisant entendre un cri de mauvaise humeur analogue au son *tish-shist*, il lui tourna le dos. Sous l'influence d'une colère un peu plus intense, les orangs et les chimpanzés avancent fortement les lèvres et émettent un aboiement rauque. Un jeune chimpanzé femelle offrait, dans un accès de violente colère, une ressemblance curieuse avec un enfant dans la même situation d'esprit; il poussait des cris retentissants, la bouche largement ouverte, les lèvres rétractées et les dents complétement découvertes; il lançait ses bras de tous côtés, et les réunissait quelquefois au-dessus de sa tête; il se roulait à terre, tantôt sur le dos, tantôt sur le ventre, et mordait tout ce qui se trouvait à sa portée. Un jeune gibbon (*Hylobates syndactylus*), dans un accès de colère, se comporta, d'après une relation de M. Bennet[16], presque exactement de la même façon.

Les orangs et chimpanzés jeunes avancent les lèvres, quelquefois d'une manière étonnante, dans diverses circonstances. Il agissent ainsi, non-seulement lorsqu'ils sont légèrement irrités, maussades ou désappointés, mais aussi quand ils sont effrayés par un objet quelconque — par exemple, dans un cas particulier, par la vue d'une tortue[17] — et aussi lorsqu'ils sont joyeux. Toutefois, je crois que ni le degré de cette projection des lèvres, ni la forme de la bouche, ne sont exactement identiques dans tous les cas.

16. G. Bennett, *Wanderings in New South Wales, etc.*, vol. II, 1834, p. 153.
17. W. C. Martin, *Nat. Hist. of Mamm. Animals,* 1841, p. 405.

De plus, les sons émis dans ces diverses circonstances sont très-différents. Le dessin ci-joint représente un chimpanzé qu'on avait mis de mauvaise humeur en lui reprenant une orange qu'on lui avait d'abord offerte. On peut observer un

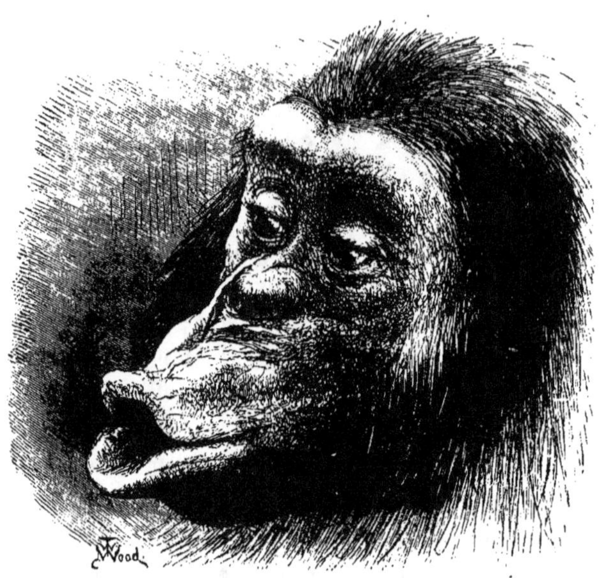

Fig. 18. — Chimpanzé désappointé et de mauvaise humeur.

D'après nature, par M. Wood.

mouvement des lèvres analogues, bien que moins prononcé, chez les enfants maussades.

Il y a quelques années, je plaçai un jour sur le plancher, au Jardin Zoologique, un miroir devant deux jeunes orangs qui n'avaient jamais rien vu de pareil, au moins à ma connaissance. Ils commencèrent par le regarder avec la surprise la plus manifeste, en changeant souvent de point de vue. Puis ils s'approchèrent tout près, avancèrent les lèvres vers leur image, comme pour lui donner un baiser, exactement comme ils l'avaient fait, l'un pour l'autre, quelques jours auparavant, lorsqu'on les avait réunis pour la première fois dans la même cage. Ensuite ils firent toutes sortes de grimaces et se placèrent dans les attitudes les plus variées en face du miroir; ils s'appuyaient sur sa surface et la frottaient; ils plaçaient leurs mains à diverses distances derrière lui; ils regardaient derrière; enfin ils parurent presque effrayés, se reculèrent un peu, devinrent de mauvaise humeur, et refusèrent de regarder plus longtemps.

Quand nous essayons d'accomplir quelque acte qui demande peu de force, mais qui est minutieux et exige de la précision, par exemple d'enfiler une aiguille, en général nous serrons énergiquement les lèvres, dans le but, je présume, de ne pas troubler nos mouvements par notre haleine. J'ai vu un jeune orang se comporter d'une manière semblable. La pauvre petite bête était malade, et s'amusait en essayant de tuer sur les carreaux de vitres, avec ses doigts, les mouches qui bourdonnaient à l'entour; à chaque tentative, elle serrait exactement les lèvres et les avançait un peu.

Ainsi la physionomie, et plus encore l'attitude, sont remarquablement expressives, dans certaines circonstances, chez l'orang et le chimpanzé; mais je crois qu'elles le sont plus encore chez d'autres espèces de singes. On peut expliquer cette différence, en partie par l'immobilité des oreilles, chez ces anthropomorphes, et en partie par la nudité de leurs sourcils, dont les mouvements sont ainsi moins apparents. Cependant lorsqu'ils élèvent leurs sourcils, leur front se couvre de rides transversales comme chez nous. Comparée à celle de l'homme, leur face est inexpressive; ce qui tient principalement à ce qu'aucune émotion ne leur fait froncer le sourcil, autant du moins que j'ai pu l'observer, et c'est un point sur lequel j'ai porté tout particulièrement mon attention. Le froncement des sourcils, qui constitue l'une des particularités les plus importantes dans l'expres-

sion du visage humain, est dû à la contraction des sourciliers, qui abaissent les téguments, et les rapprochent de la
racine du nez de manière à produire sur le front des plis
verticaux. Il paraît [18] que l'orang et le chimpanzé possèdent ce muscle l'un et l'autre; mais il semble aussi qu'ils
le mettent rarement en action, au moins d'une manière bien
visible. Ayant disposé mes mains de façon à former une
sorte de cage dans laquelle j'avais enfermé des fruits appé-
tissants, je laissai l'orang et le chimpanzé faire tous leurs
efforts pour s'en emparer; ils finirent par prendre un peu
de mauvaise humeur; mais je n'observai pas trace de froncement de sourcils. Il n'y en avait pas non plus lorsqu'ils
étaient en fureur. Deux fois, j'ai fait passer brusquement
deux chimpanzés de l'obscurité relative de leur cage à la
lumière éclatante du soleil, qui aurait à coup sûr fait froncer
le sourcil à un homme; ils clignotaient; mais une fois seulement je pus observer un froncement très-léger. Dans une
autre occasion, je chatouillai le nez d'un chimpanzé avec
une paille, et, comme il contractait son visage, je vis apparaître des rides verticales peu marquées entre les sourcils.
Je n'ai jamais observé de froncement sur le front de l'orang.

Lorsque le gorille est en fureur, il dresse, dit-on, sa
crête de poils; il abaisse sa lèvre inférieure, dilate ses narines et pousse des hurlements épouvantables. D'après
MM. Savage et Wyman [19], le cuir chevelu peut se mouvoir
librement d'arrière en avant, et, sous l'influence de la colère, il « se contracte » fortement; je présume qu'ils veulent dire par cette dernière expression que le cuir chevelu

18. Voir sur l'orang Prof. Owen, *Proc. Zool. Soc.*, 1830, p. 28. — Sur
le chimpanzé, voir Prof. Macalister, *Annals and Mag. of Nat. Hist.*,
vol. VII, 1871, p. 342; cet observateur a constaté que le sourcilier ne peut
être séparé de l'orbiculaire des paupières.

19. *Boston Journal of Nat. Hist.*, 1845-47, vol. V, p. 423. — Sur le
chimpanzé, *id.*, 1843-44, vol. IV, p. 365.

s'abaisse; car, en parlant du jeune chimpanzé, ils disent aussi que, « lorsqu'il crie, il a les sourcils fortement contractés. » La grande mobilité du cuir chevelu, chez le gorille, chez plusieurs babouins et chez divers autres singes, mérite d'être signalée, à cause de la relation de ce phénomène avec la faculté que possèdent quelques hommes de le mouvoir aussi volontairement, par un effet, soit de réversion, soit de persistance [20].

Étonnement, terreur. — Je fis placer un jour, au Jardin Zoologique, une tortue d'eau douce vivante dans une même cage avec plusieurs singes; ils manifestèrent un étonnement démesuré, en même temps qu'un peu de frayeur. Ils restaient immobiles, regardant fixement, les yeux largement ouverts, et remuant fréquemment les paupières de haut en bas. Leur visage semblait un peu allongé. De temps en temps ils se soulevaient sur leurs jambes de derrière pour mieux voir. Souvent ils reculaient de quelques pas, puis ils se remettaient à regarder avec attention, en tournant la tête sur une épaule. Chose curieuse, ils étaient beaucoup moins effrayés de la vue de cette tortue que de celle d'un serpent vivant que j'avais antérieurement placé dans leur cage [21]; car, au bout de quelques minutes, certains d'entre eux se hasardèrent à s'approcher et à toucher la tortue. Cependant quelques-uns des plus grands babouins étaient terrifiés au plus haut degré, et ils montraient les dents comme s'ils eussent été sur le point de pousser des cris. Je fis voir une petite poupée habillée au *Cynopithecus niger;* il s'arrêta immobile, les yeux largement ouverts et regardant fixement, et les oreilles un peu portées en avant. Mais lorsque la tortue fut placée dans sa cage, ce singe se mit à remuer

20. Voir sur ce sujet *Descendance de l'homme,* trad. franç. par Mouliné, vol. I, p. 19.

21. *Id.,* vol. I, p. 44.

les lèvres d'une manière singulière, rapide, bruyante, mouvement qui avait pour but, au dire du gardien, d'amadouer ou de charmer la tortue.

Je n'ai jamais pu observer nettement si, dans l'expression de l'étonnement, chez le singe, les sourcils demeurent relevés d'une façon permanente, tandis que je les ai vus souvent se mouvoir de haut en bas. Chez l'homme, l'attention, qui précède l'étonnement, s'exprime par une légère élévation des sourcils. Le docteur Duchenne m'a raconté que, lorsqu'il présentait au singe dont j'ai déjà parlé quelque friandise nouvelle et inconnue, cet animal relevait d'abord un peu ses sourcils et se donnait ainsi l'air profondément attentif ; il prenait ensuite l'objet entre ses doigts, et, les sourcils abaissés ou rectilignes, il le grattait, le flairait, l'examinait ; il avait alors une expression réfléchie. Par moments il renversait un peu la tête en arrière, et recommençait son examen en levant brusquement les sourcils ; enfin il goûtait.

Les singes n'ouvrent jamais la bouche en signe d'étonnement. M. Sutton, qui a observé pour moi pendant très-longtemps un jeune orang et un chimpanzé, ne les a jamais vus ouvrir la bouche, alors même qu'ils étaient très-étonnés ou quand ils prêtaient l'oreille à quelque bruit inusité. Ce fait est curieux ; car, chez l'homme, il n'est peut-être pas de caractère expressif plus général que la bouche largement ouverte sous l'impression de la surprise. Autant que j'ai pu l'observer, le singe respire plus librement que l'homme par les narines, ce qui peut-être explique la contradiction précédente ; nous verrons, en effet, dans un chapitre suivant, que l'homme ouvre probablement la bouche, quand il est frappé d'étonnement, d'abord pour réaliser une inspiration profonde, et en second lieu pour respirer avec autant d'aisance que possible.

Un grand nombre d'espèces de singes expriment la terreur en poussant des cris perçants ; en même temps les lèvres se retirent en arrière, de manière à mettre les dents à nu. Le poil se hérisse, surtout lorsqu'un peu de colère vient se mêler au sentiment précédent. M. Sutton a vu distinctement la face du *Macacus rhesus* devenir pâle sous l'influence de la frayeur. La frayeur fait également trembler les singes ; quelquefois aussi ils laissent échapper leurs excrétions. J'en ai vu un qui tombait presque en défaillance, par excès de terreur, toutes les fois qu'on le saisissait.

En présence du nombre considérable de faits que nous avons cités relativement aux expressions de divers animaux, il est impossible de partager l'opinion de Sir C. Bell, lorsqu'il dit [22] que « la face des animaux paraît principalement capable d'exprimer la colère et la frayeur, » et ailleurs, que toutes leurs expressions « peuvent être rapportées, plus ou moins complétement, à leurs actes de volition ou à leurs instincts nécessaires. » Si l'on veut bien observer un chien au moment où il se prépare à attaquer un autre chien ou un homme, et le même animal lorsqu'il caresse son maître ; si l'on étudie la physionomie d'un singe quand il est agacé et quand il est caressé par son gardien, on sera forcé de reconnaître que les mouvements des traits et les gestes sont presque aussi expressifs chez ces animaux que chez l'homme. Bien que certaines de ces expressions chez les animaux ne puissent encore recevoir d'explication satisfaisante, cependant le plus grand nombre peut s'expliquer déjà par les trois principes énoncés au commencement du premier chapitre.

22. *Anatomy of Expression,* 3ᵉ éd., 1844, p. 138, 121

CHAPITRE VI.

EXPRESSIONS SPÉCIALES DE L'HOMME : SOUFFRANCE ET PLEURS.

Cris et pleurs chez l'enfant. — Aspect des traits. — Age auquel commencent les pleurs. — Effets d'une répression habituelle des pleurs. — Sanglot. — Cause de la contraction des muscles qui entourent l'œil pendant les cris. — Cause de la sécrétion des larmes.

Dans ce chapitre et ceux qui suivront, je me propose de décrire et d'expliquer — autant que possible — les expressions que manifeste la physionomie humaine sous l'influence des divers états de l'esprit. Je disposerai mes observations suivant l'ordre qui me paraît le plus logique, c'est-à-dire en faisant, d'une manière générale, succéder l'une à l'autre des émotions ou des sensations de caractère opposé.

Souffrance de corps et d'esprit; pleurs. — J'ai déjà décrit, avec des détails suffisants, dans le chapitre III, comme signes d'une souffrance extrême, les cris ou gémissements, les convulsions du corps entier, le resserrement des mâchoires ou le grincement des dents. Ces signes sont souvent accompagnés ou suivis par une sueur abondante, de la pâleur, du tremblement, une prostration complète, la perte de connaissance. Nulle souffrance n'est plus grande que celle qui naît d'une crainte ou d'une horreur portées à leur dernière limite; mais, dans ce cas, une émotion spéciale et distincte entre en jeu, et nous aurons à y revenir. La souffrance prolongée, surtout celle de l'esprit, se transforme en abattement, tristesse, accablement, désespoir ; ces divers états feront le sujet du chapitre suivant. Pour le moment, je m'occuperai à peu près exclusivement des pleurs et des cris, en particulier chez l'enfant.

Lorsqu'il est soumis à une douleur même légère, à une faim modérée, à une simple contrariété, le petit enfant pousse des cris violents et prolongés. Pendant ce temps, ses yeux se ferment énergiquement et s'entourent de plis; son front se ride ; son sourcil se fronce. La bouche s'ouvre largement, et les lèvres se rétractent d'une manière particulière, qui donne à cet orifice une forme à peu près quadrangulaire; les gencives ou les dents se découvrent plus ou moins. La respiration se précipite et devient presque spasmodique. Il n'est pas difficile de faire ces observations sur un enfant pendant qu'il crie; mais on obtient, je crois, de meilleurs résultats en ayant recours à des photographies instantanées, que l'on peut étudier à loisir et sans distraction. J'ai réuni une douzaine de ces photographies, la plupart faites exprès pour moi ; elles présentent toutes les mêmes caractères généraux , c'est pourquoi j'en ai fait reproduire, six (*Planche* 1) par la gravure héliographique [1].

L'occlusion énergique des paupières, qui constitue un élément de premier ordre dans diverses expressions de la physionomie, et la compression exercée sur les globes oculaires, qui en est la conséquence, protègent les yeux, comme il sera expliqué tout à l'heure, contre les dangers d'un afflux sanguin trop considérable. Quant à l'ordre suivant lequel les différents muscles se contractent pour produire cette compression, il a été de la part du docteur Langstaff, de

---

1. Les meilleures photographies de ma collection sont dues à M. Rejlander, de Londres (Victoria Street), et à M. Kindermann, de Hambourg. Les figures 1, 3, 4 et 8 sont du premier; les figures 2 et 5 du deuxième. La figure 6 représente un enfant d'un âge plus avancé qui pleure modérément.

Southampton, l'objet de quelques observations qu'il a bien voulu me communiquer et que j'ai vérifiées depuis. Pour s'en rendre compte, le meilleur moyen consiste à prier une personne d'élever d'abord les sourcils de manière à sillonner le front de rides transversales, puis de contracter lentement tous les muscles qui entourent les yeux, avec une énergie graduellement croissante et enfin de toutes ses forces. Je prie ici le lecteur peu familiarisé avec les connaissances anatomiques de revenir à la page 24, et de jeter les yeux sur les figures 1, 2 et 3. Les *sourciliers (corrugator supercilii)* paraissent être les premiers muscles qui se contractent ; ils attirent les téguments en bas et en dedans vers la base du nez, en faisant apparaître les plis verticaux qui constituent le froncement de sourcils ; en même temps ils amènent l'effacement des rides transversales du front. Presque simultanément, les muscles *orbiculaires* entrent en action et plissent les téguments qui entourent les yeux : toutefois leur contraction paraît acquérir une énergie plus grande, aussitôt que celle des sourciliers leur a donné un point d'appui. Enfin les *pyramidaux du nez* entrent en jeu, abaissant encore les sourcils et la peau de front, et produisant de courtes rides transversales sur la racine du nez [2]. Pour abréger, nous désignerons souvent l'ensemble de ces divers muscles par le terme général de muscles *orbiculaires* ou *péri-oculaires.*

Une fois les muscles précédents fortement contractés, ceux qui vont se jeter dans la lèvre supérieure [3] entrent en

---

2. Henle (*Handbuch d. Syst. Anat.,* 1858, B. I. s. 139) est d'accord avec M. Duchenne pour attribuer cet effet à la contraction du pyramidal.

3. Ces muscles sont : l'*élévateur commun de la lèvre supérieure et de l'aile du nez,* — l'*élévateur propre de la lèvre supérieure,* — le *malaire,* — et le *petit zygomatique.* Ce dernier muscle est placé parallèlement au *grand zygomatique* et au-dessous de lui, et il s'attache à la partie externe de la lèvre supérieure. Il est représenté figure 2 (I, p. 24), mais non figures 1 et 3. Le docteur Duchenne a montré le premier l'im-

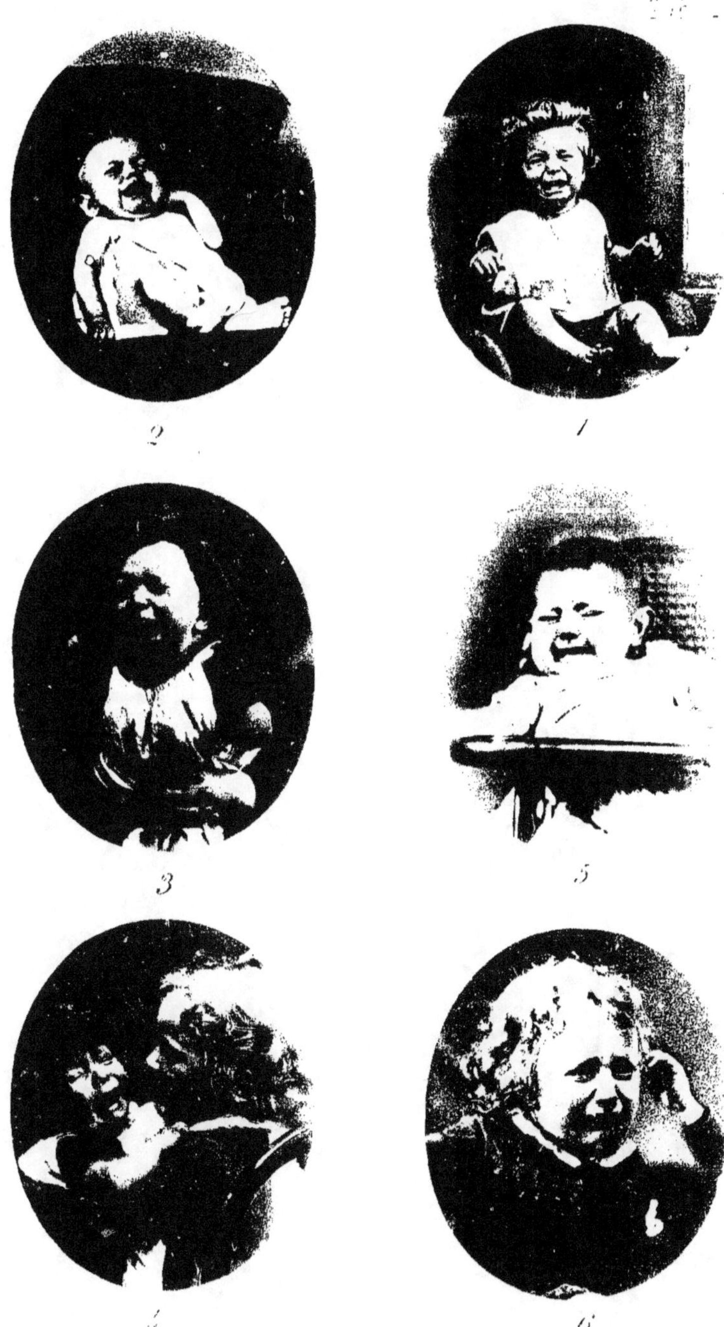

action à leur tour et l'élèvent : conséquence facile à prévoir, si on se rappelle les connexions qui existent entre l'un d'entre eux au moins, le *malaris*, et l'orbiculaire. Contractez graduellement les muscles péri-oculaires, presque toujours vous sentirez, à mesure que l'effort deviendra plus énergique, votre lèvre supérieure se soulever un peu, suivie par les ailes du nez, qui sont en partie commandées par les mêmes muscles. Maintenez en même temps la bouche exactement fermée, puis abandonnez brusquement vos lèvres : au même instant, vous sentirez la pression qui s'exerce sur vos yeux s'exagérer. Examinez de même une personne qui, exposée à une lumière éclatante et voulant fixer un objet éloigné, est forcée de clore partiellement ses paupières : presque toujours vous observerez que sa lèvre supérieure remonte légèrement. Chez certains sujets auxquels une forte myopie donne l'habitude, en regardant, de rétrécir l'orifice palpébral, on voit la bouche contracter à la longue une expression grimaçante.

L'élévation de la lèvre entraîne la partie supérieure des joues, et produit sur chacune d'elles un sillon très-accusé, le sillon naso-labial, qui, partant du voisinage de l'aile du nez, se prolonge jusqu'au-dessous de la commissure. Ce sillon peut se voir sur toutes mes photographies ; il constitue un trait très-caractéristique de la physionomie de l'enfant qui pleure ; cependant il s'en dessine un presque pareil dans l'acte du rire ou du sourire [4].

portance de la contraction de ce muscle dans l'expression des pleurs (*Mécanisme de la Physionomie Humaine. Album*, 1862, p. 39).—Henle considère les muscles nommés ci-dessus (le *malaris* excepté) comme des subdivisions d'un seul et même muscle, le *quadratus labii superioris*.

4. Le docteur Duchenne a étudié avec un soin minutieux la contraction des différents muscles et les plis qui se produisent sur le visage pendant les pleurs ; il me semble toutefois qu'il reste dans ses résultats quelque imperfection, quelque lacune, qu'il me serait d'ailleurs impossible de préciser autrement. On trouve, en effet, dans son Album (fig. 48), une Planche dans

Tandis que la lèvre supérieure est ainsi attirée en haut, pendant les cris, comme on vient de l'expliquer, les muscles abaisseurs des angles de la bouche (fig. 1 et 2, K) sont fortement contractés, pour maintenir celle-ci largement ouverte et laisser passer un fort volume de son. Cette action antagoniste des muscles supérieurs et inférieurs tend à donner à l'ouverture buccale une forme oblongue, à peu près carrée; c'est ce qu'on voit sur les photographies ci-jointes. Un romancier, excellent observateur [5], décrivant un baby qui crie pendant qu'on le fait manger, dit : « sa bouche devenait carrée, et la soupe s'échappait par les quatre coins. » Je pense — nous reviendrons du reste sur ce point dans un autre chapitre — que les abaisseurs des commissures sont moins soumis au contrôle isolé de la volonté que les muscles voisins; de sorte que, lorsqu'un enfant se dispose à pleurer sans y être encore bien décidé,

laquelle on a, par la galvanisation des muscles appropriés, fait sourire l'une des moitiés de la face, tandis que l'autre moitié commence à pleurer. Or, sur vingt et une personnes à qui j'ai montré cette figure, presque toutes (dix-neuf) ont immédiatement reconnu l'expression du côté riant. Pour l'autre côté, au contraire, six personnes seulement sont tombées juste ou à peu près, y trouvant effectivement l'expression de *la tristesse*, de *la souffrance*, de *la contrariété;* les quinze autres ont commis les méprises les plus singulières, et ont cru y voir les expressions d'*une folle gaieté*, de *la satisfaction*, de *la ruse*, du *dégoût*, etc. On peut en conclure qu'il y a quelque chose de défectueux dans l'expression. Ce qui peut avoir contribué à induire en erreur, c'est qu'on ne s'attend guère à voir pleurer un vieillard, et qu'il n'y a pas trace de larmes. Dans une autre figure du docteur Duchenne (fig. 49), dans laquelle les muscles d'une moitié de la face sont galvanisés à l'effet de représenter un homme qui commence à pleurer, avec le sourcil du même côté rendu oblique — ce qui est un signe caractéristique du chagrin — l'expression a été reconnue par un nombre de personnes proportionnellement plus grand. Sur vingt-trois, quatorze ont répondu exactement : *chagrin, affliction, douleur, pleurs imminents, souffrance*, etc. ; les neuf autres ne purent pas se former un jugement ou portèrent complétement à faux, et répondirent : *ruse, gaieté, éblouissement, effort pour regarder un objet éloigné*, etc.

5. Mme Gaskell, *Mary Barton*, nouvelle édition, p. 84.

ces muscles sont en général les premiers à entrer en contraction, et les derniers à cesser de se contracter. Lorsqu'un
enfant d'un âge plus avancé commence à pleurer, les muscles qui aboutissent à la lèvre supérieure sont souvent les
premiers à agir; peut-être parce que l'enfant plus âgé a
moins de tendance à pleurer bruyamment, et par conséquent
à tenir sa bouche largement ouverte, de sorte que
les muscles abaisseurs ci-dessus désignés n'entrent pas en
action d'une manière aussi énergique.

Sur l'un de mes propres enfants, j'ai observé souvent,
à partir de son huitième jour et pendant quelque temps
après, que le premier signe d'un accès de cris — quand on
pouvait en saisir la première approche — était un léger froncement de sourcils, dû à la contraction des sourciliers; en
même temps, les vaisseaux capillaires de la face et de la
tête, dépourvue de cheveux, se gorgeaient de sang. Aussitôt
que l'accès commençait réellement, tous les muscles péri-
oculaires se contractaient avec force, et la bouche s'ouvrait
largement de la manière décrite ci-dessus; de telle sorte
que, dès cet âge très-tendre, les traits prenaient déjà la
même forme qu'à une période plus avancée.

Le docteur Piderit [6] insiste beaucoup sur la contraction
de certains muscles qui attirent en bas le nez et rétrécissent
les narines, comme étant un trait éminemment caractéristique de l'expression des pleurs. Les triangulaires (*depressores angulioris*) sont généralement contractés en même
temps, comme nous venons de le voir, et ils tendent indirectement, d'après le docteur Duchenne, à agir de la même
manière sur le nez. On peut remarquer cette même apparence pincée du nez chez les enfants fortement enrhumés,
apparence due en partie, comme me l'a fait observer le

6. *Mimik und Physiognomik,* 1867, s. 102. — Duchenne, *Mécanisme
de la Phys. Humaine, Album,* p. 34.

docteur Langstaff, à leur reniflement continuel, et à la pression de l'atmosphère qui s'exerce par suite de chaque côté. Le but de cette contraction des narines, chez les enfants qui sont enrhumés ou qui pleurent, paraît être de s'opposer au flux du mucus ou des larmes, et d'empêcher ces fluides de se répandre sur la lèvre supérieure.

Après un accès de cris prolongé et violent, le cuir chevelu, le visage et les yeux sont rougis, à cause de la gêne produite dans la circulation en retour de la tête par les violents efforts d'expiration ; cependant la rougeur des yeux irrités est due principalement à l'abondante effusion des larmes. Les divers muscles de la face, qui ont été fortement contractés, tiraillent encore un peu les traits, et la lèvre supérieure est légèrement relevée ou renversée [7], tandis que les commissures s'abaissent encore un peu. J'ai senti moi-même, et j'ai observé sur d'autres personnes adultes, que lorsqu'on a de la peine à réprimer ses larmes, par exemple à la lecture d'un récit touchant, il est presque impossible d'empêcher les différents muscles qui agissent si énergiquement chez l'enfant, pendant ses accès de cris, de tressaillir ou de trembler légèrement.

Dans les premières semaines, l'enfant ne répand pas de larmes, comme le savent bien les nourrices et les médecins. Ce n'est pas que les glandes lacrymales soient encore incapables de sécréter ; j'en ai fait pour la première fois l'observation, après avoir accidentellement effleuré du revers de mon paletot l'œil ouvert d'un de mes enfants, âgé de soixante-dix-sept jours ; il en résulta un larmoiement abondant ; mais, bien que l'enfant poussât des cris violents, l'autre œil resta sec, ou du moins ne s'humecta que très-légèrement. J'avais remarqué une faible effusion de larmes

---

7. Le docteur Duchenne a fait cette observation, *Mécanisme de la Physion. humaine, Album,* p. 39.

dans les deux yeux, dix jours auparavant, pendant un accès de cris. Les larmes ne coulaient pas encore en dehors des paupières et ne descendaient pas le long des joues, chez ce même enfant, à l'âge de cent vingt-deux jours; c'est seulement dix-sept jours plus tard, c'est-à-dire à l'âge de cent trente-neuf jours que j'observai pour la première fois ce phénomène. J'ai fait étudier quelques autres enfants à ce point de vue, et l'époque de l'apparition véritable des larmes me paraît être très-variable. Dans un cas, les yeux s'humectèrent légèrement à l'âge de vingt jours seulement; dans un autre à soixante-deux jours. Chez deux autres enfants, les larmes ne coulaient pas encore sur le visage à l'âge de quatre-vingt-quatre et de cent dix jours; chez un troisième, elles coulaient à cent quatre jours. On m'a affirmé avoir vu chez un enfant les larmes couler à l'âge remarquablement précoce de quarante-deux jours. Il semble que les glandes lacrymales aient besoin d'une certaine habitude acquise avant de pouvoir entrer aisément en action, de même à peu près que les divers mouvements et goûts consensuels transmis par l'hérédité réclament un certain exercice avant d'être fixés et amenés à leur état définitif. Cette hypothèse est surtout vraisemblable pour une habitude comme celle des pleurs, qui a dû s'acquérir postérieurement à l'époque où l'homme s'est séparé de l'origine commune du genre Homme et des Singes anthropomorphes, qui ne pleurent pas.

Il est remarquable que ni la douleur ni aucune autre émotion ne provoque dans la première période de la vie la sécrétion des larmes, qui devient plus tard le mode d'expression le plus général et le plus fortement accusé. Une fois l'habitude acquise par l'enfant, elle exprime de la manière la plus claire la souffrance de tout genre, la douleur corporelle aussi bien que l'angoisse de l'âme, même quand celle-ci s'accompagne d'autres émotions, telles que la crainte

ou la colère. Cependant le caractère des pleurs se modifie
de très-bonne heure, comme je l'ai observé sur mes propres
enfants, et les pleurs de la colère diffèrent de ceux de la
douleur. Une mère m'a raconté que sa petite fille, âgée de
neuf mois, crie avec violence, mais sans pleurer, lorsqu'elle
est en colère ; mais si on la punit en tournant sa chaise le
dos contre la table, ses larmes commencent à couler. Cette
différence doit s'attribuer peut-être à ce que, en avançant
en âge, nous réprimons nos larmes dans la plupart des circonstances (le chagrin excepté), et à ce que l'influence de
cette répression habituelle se transmet par hérédité à une
époque de la vie plus précoce que celle où elle s'est d'abord
exercée.

Chez l'adulte, et surtout dans le sexe masculin, la douleur physique ne provoque plus l'effusion des larmes, et ce
caractère expressif fait défaut de bonne heure. Cela s'explique, si l'on songe que les nations civilisées aussi bien que
les races barbares considèrent comme une lâcheté indigne
d'un homme de manifester la souffrance corporelle par aucun
signe extérieur. A cette exception près, on sait que les
sauvages versent d'abondantes larmes pour des causes
extrêmement futiles. Sir J. Lubbock a réuni plusieurs observations de ce fait[8]. Un chef de la Nouvelle-Zélande « se
mit à pleurer comme un enfant, parce que les matelots
avaient sali son manteau préféré en le saupoudrant de fa-
rine. » J'ai vu, à la Terre-de-Feu, un indigène qui venait
de perdre un frère, et qui, passant alternativement de la
douleur à la gaieté, pleurait avec une violence hystérique,
et riait aux éclats un instant après de tout ce qui pouvait
le distraire. Les nations civilisées de l'Europe présentent du
reste, au point de vue de la fréquence des larmes, de très-
grandes différences. L'Anglais ne pleure guère que sous la

8. *The Origin of Civilization*, 1870, p. 355.

pression de la douleur morale la plus poignante ; dans certaines parties du continent, au contraire, les hommes répandent des larmes avec beaucoup plus de facilité et d'abondance.

On sait que les aliénés s'abandonnent sans aucune contrainte, ou à peu près, à toutes leurs émotions. Le symptôme le plus caractéristique de la mélancolie simple. même dans le sexe masculin, est — d'après les renseignements que je tiens du docteur J. Crichton Browne — une tendance à pleurer pour les motifs les plus futiles, et même sans aucune cause, ou à pleurer d'une manière tout à fait exagérée en présence d'un véritable sujet de chagrin. La durée du temps pendant lequel peuvent pleurer certains malades de cette catégorie est véritablement prodigieuse, aussi bien que la quantité des larmes qu'ils répandent. Une jeune fille, atteinte de mélancolie. ayant larmoyé durant toute une journée, finit par avouer au docteur Browne que c'était simplement parce qu'elle se rappelait s'être un jour rasé les sourcils pour les faire pousser. Dans l'Asile, on voit parfois des malades qui restent des heures entières à se balancer d'avant en arrière ; « si on vient à leur parler, ils s'arrêtent, plissent leurs yeux, abaissent les coins de leur bouche et fondent en larmes. » Dans certains cas, un mot, un salut bienveillant, semblent suffire pour leur inspirer quelque pensée fantasque et chagrine ; d'autres fois, c'est un effort de nature quelconque qui provoque les pleurs, indépendamment de toute idée pénible. Les sujets atteints de manie aiguë ont aussi, au milieu de leur délire incohérent, de violents accès de pleurs. Il ne faut pas toutefois considérer ces effusions abondantes de larmes, chez les aliénés, comme dues simplement à l'absence de toute contrainte ; car certaines affections du cerveau, telles que l'hémiplégie, le ramollissement, et l'affaiblissement sénile, présentent aussi une disposition spéciale à provoquer les larmes. D'ailleurs, chez les aliénés, le larmoiement est encore fréquent, alors même qu'ils ont atteint un état de complète imbécillité, et perdu la faculté de la parole. Les idiots nés pleurent également [9]; il paraît qu'il n'en est pas de même des crétins.

D'après ce que nous voyons chez l'enfant, les pleurs paraissent constituer l'expression naturelle et primitive de la souffrance de toute nature, de la douleur morale. et de la douleur physique quand celle-ci n'est pas portée à ses dernières limites. Toutefois les faits qui précèdent, aussi bien que l'expérience de tous les jours, nous montrent qu'un effort souvent répété pour les réprimer, associé à certains états de l'esprit, agit très-efficacement, et nous donne à la longue à cet égard un grand empire sur nous-mêmes. Il paraît. par contre, que l'habitude a aussi le pouvoir d'accroître la faculté de pleurer ; ainsi le Révérend R. Taylor [10]. qui a longtemps résidé à la Nouvelle-Zélande, affirme que les femmes peuvent y répandre des larmes abondantes à volonté ; elles se réunissent pour gémir sur leurs morts, et se font une gloire de pleurer à l'envi « de la manière la plus attendrissante. »

Un effort isolé dans le but de réprimer les larmes paraît exercer peu d'influence sur les glandes lacrymales, et souvent même il semble avoir un effet contraire à celui qu'on en attend. Un vieux médecin, plein d'expérience, me disait qu'il n'avait jamais trouvé qu'un seul moyen de mettre un terme aux accès de pleurs incoercibles qu'on voit parfois se produire chez les femmes : c'était de prier celles-ci avec instance de ne point faire effort pour se contenir, et de les assurer que rien ne les soulagerait autant qu'une longue et abondante effusion de larmes.

9. Voir, par exemple, les observations de M. Marshall sur un idiot dans *Philosoph. Transact.*, 1864, p. 526. — Sur les crétins, voir docteur Piderit, *Mimik und Physiognomik*, 1867, s. 61.

10. *New Zealand and its Inhabitants*, 1855, p. 175.

Chez le petit enfant, les cris consistent en expirations prolongées, entrecoupées d'inspirations courtes et rapides, presque spasmodiques : à un âge plus avancé, on voit apparaître le sanglot. Suivant Gratiolet [11], c'est la glotte qui joue le principal rôle dans l'acte du sanglot, lequel s'entend « au moment où l'inspiration surmonte la résistance de la glotte, et où l'air se précipite dans la poitrine. » Toutefois la fonction tout entière de la respiration devient également spasmodique et violente. En général, les épaules se soulèvent, mouvement qui rend la respiration plus facile. Chez l'un de mes enfants, les inspirations étaient, à l'âge de soixante et dix-sept jours, si rapides et si fortes que leur caractère approchait de celui du sanglot ; c'est à l'âge de cent trente-huit jours seulement que je remarquai pour la première fois un sanglot distinct ; à partir de ce moment, chaque accès violent de pleurs était suivi par des sanglots. Les mouvements respiratoires sont, comme on sait, en partie volontaires et en parties involontaires ; et je présume que le sanglot est dû, au moins partiellement, à ce que l'enfant acquiert, peu de temps après sa naissance, une certaine puissance pour commander à ses organes vocaux et pour arrêter leurs cris, tandis qu'il a une puissance bien moindre sur les muscles respiratoires qui continuent quelque temps encore à agir d'une manière involontaire ou spasmodique, lorsqu'ils ont été mis violemment en jeu. Le sanglot paraît particulier à l'espèce humaine ; les gardiens du Jardin Zoologique m'ont affirmé n'avoir jamais rien observé de pareil chez aucune espèce de Singe, bien que les Singes poussent souvent des cris aigus, lorsqu'on les poursuit ou qu'on les saisit, et qu'ils restent ensuite haletants pendant longtemps. Ainsi il existe entre le sanglot et l'émission abondante des larmes une étroite analogie ; comme les larmes, le sanglot

11. *De la Physionomie*, 1865, p. 126.

ne commence pas dès la première enfance, mais apparaît postérieurement et presque subitement. pour suivre dès lors chaque accès de pleurs, jusqu'au moment où, avec les progrès de l'âge, la volonté intervient et réprime cette manifestation expressive.

Cause de la contraction des muscles qui entourent l'œil pendant les cris. — Nous avons vu que les enfants — dans la première aussi bien que dans la deuxième enfance — ferment invariablement les yeux avec énergie, pendant qu'ils crient, par la contraction des muscles environnants. de manière à produire sur les téguments des plis caractéristiques. Chez l'enfant plus âgé et même chez l'adulte. toutes les fois qu'il se produit quelque accès de larmes violent et sans contrainte, on peut observer aussi une tendance à la contraction de ces mêmes muscles; cependant la volonté met souvent obstacle à cette contraction, afin que la vision ne soit pas gênée.

Sir C. Bell explique ce fait de la manière suivante [12] : « Lorsqu'il se produit un effort violent d'expiration, qu'il s'agisse d'ailleurs de fou rire, de larmes, de toux ou d'éternuement, le globe de l'œil est fortement comprimé par les fibres de l'orbiculaire; cette compression a pour objet de protéger le système vasculaire de l'intérieur de l'œil contre une impulsion rétrograde communiquée à ce moment au sang veineux. Quand nous contractons la poitrine pour expulser l'air, il se produit un ralentissement de la circulation dans les veines du cou et de la tête; dans les efforts trèsénergiques, le sang ne se borne pas à distendre les vaisseaux,

12. *The Anatomy of Expression,* 1844. p. 106. — Voir aussi un Mémoire du même auteur dans *Philosophical Transactions,* 1822, p. 284; *id.,* 1823, p. 166 et 289. — Voir encore *The Nervous System of the Human Body,* 3ᵉ édit., 1836, p. 175.

mais il reflue dans les petits rameaux vasculaires. Si à cet instant. l'œil ne subissait pas une compression convenable, formant résistance au choc sanguin, il pourrait se produire des lésions irréparables dans les tissus si délicats du globe oculaire. » — Et plus loin, le même auteur ajoute : « Si nous écartons les paupières d'un enfant pour examiner ses yeux, au moment où il pleure et crie avec colère, la conjonctive s'injecte brusquement de sang, et les paupières sont repoussées, parce que nous supprimons ainsi le point d'appui naturel du système vasculaire de l'œil et l'obstacle qui s'oppose à l'envahissement des vaisseaux par le courant circulatoire. »

D'après la remarque de Sir C. Bell, souvent confirmée par mes propres observations, les muscles péri-oculaires se contractent avec énergie non-seulement pendant les pleurs, le rire, la toux et l'éternuement, mais encore pendant divers autres actes de nature analogue : observez, par exemple, un individu qui se mouche avec force. Je priai un jour un de mes garçons de pousser un cri aussi violent que possible ; immédiatement il commença par contracter énergiquement ses muscles orbiculaires ; je répétai à plusieurs reprises la même expérience avec le même résultat ; et, quand je lui demandai pour quelle raison il fermait si bien les yeux à chaque fois, je reconnus qu'il ne s'en doutait en aucune façon : il agissait ainsi d'une manière instinctive et complétement inconsciente.

Pour que ces muscles entrent en action, il n'est pas indispensable que l'air soit effectivement chassé hors de la poitrine ; il suffit que les muscles du thorax et de l'abdomen se contractent avec une grande force, pendant que l'occlusion de la glotte empêche l'air de s'échapper. Durant les vomissements et les nausées, l'air remplit les poumons et fait descendre le diaphragme, qui est ensuite maintenu en position par l'occlusion de la glotte, « aussi bien que par la contraction de ses propres fibres [13]. » Les muscles abdominaux se contractent alors vigoureusement, en comprimant l'estomac, dont les fibres agissent en même temps, et dont le contenu est ainsi expulsé. Pendant chaque effort de vomissement, « la tête se congestionne fortement, le visage devient rouge et enflé, et les grosses veines qui sillonnent la face et les tempes se dilatent visiblement. » J'ai constaté qu'en même temps les muscles qui entourent l'œil sont en état de contraction forcée. Il en est de même lorsque les muscles de l'abdomen agissent de haut en bas, avec plus d'énergie que d'habitude, pour expulser le contenu du canal intestinal.

Une mise en jeu des muscles du corps, quelque énergique qu'elle soit, ne provoque pas la contraction des muscles péri-oculaires, si le thorax lui-même n'agit pas vigoureusement pour expulser l'air ou le comprimer dans les poumons. J'ai observé mes fils, au moment où ils faisaient les efforts les plus violents dans leurs exercices gymnastiques, par exemple lorsqu'ils se soulevaient plusieurs fois de suite à la force des bras, ou lorsqu'ils enlevaient des poids considérables ; je n'ai aperçu qu'une trace à peine appréciable de contraction dans les muscles péri-oculaires.

Comme la contraction de ces muscles, dans un but de protection pour les yeux pendant une expiration violente, constitue indirectement, ainsi que nous le verrons plus tard, un élément fondamental de plusieurs de nos expressions les plus importantes, j'étais extrêmement désireux de savoir jusqu'à quel point l'opinion de Sir C. Bell était susceptible de démonstration. Le professeur Donders, d'Utrecht [14], bien

13. Voir la description, par le docteur Brinton, de l'acte du vomissement, dans *Todd's Cyclop. of Anatomy and Physiology,* 1859, vol. V, supplément, p. 318.

14. Je dois des remerciments à M. Bowman, qui m'a mis en relation avec le professeur Donders, et qui m'a aidé à décider ce grand physiolo-

connu comme l'une des autorités les plus compétentes en Europe sur toutes les questions qui se rapportent à la vision et à la structure de l'œil, a bien voulu entreprendre cette étude, à ma demande, en s'aidant des procédés si ingénieux de la science moderne; il a récemment publié les résultats qu'il a obtenus [15]. Il a démontré que, pendant une expiration violente, les vaisseaux intra-oculaires, extra-oculaires et rétro-oculaires sont tous affectés de deux façons : d'abord par l'accroissement de la pression sanguine dans les artères, et en second lieu, par la gêne de la circulation en retour dans les veines. Il est par conséquent certain que les artères et les veines de l'œil sont plus ou moins distendues durant tout effort énergique d'expiration. Pour le détail des preuves données par le professeur Donders, je me borne à renvoyer à son remarquable Mémoire. L'injection des veines de la tête se reconnaît facilement à leur turgescence, et à la couleur pourpre que prend la face, chez un homme, par exemple, qui a failli s'étrangler et qui tousse avec violence. Je puis ajouter, en m'appuyant sur la même autorité, que le globe oculaire, dans son ensemble, proémine sans aucun doute un peu au moment de chaque expiration violente. Ce phénomène est dû à la dilatation des vaisseaux rétro-oculaires, et pouvait aisément se prévoir d'après les connexions intimes qui existent entre l'œil et le cerveau; on a vu en effet, en enlevant une portion de la voûte crânienne, le cerveau se soulever et s'abaisser à

giste à entreprendre des études sur ce sujet. Je suis également redevable à M. Bowman de divers renseignements qu'il m'a fournis avec la plus extrême complaisance, sur un grand nombre de points.

15. Le Mémoire de M. Donders a paru d'abord dans *Nederlandsch Archief voor Genees en Natuurkunde*, Deel 5 1870. Il a été traduit par le docteur W.-D. Moore, sous le titre suivant : *On the Action of the Eyelids in determination of Blood from expiratory effort*, dans les *Archives of Medicine*, publiées par le docteur L.-S. Beale, 1870, vol. V, p. 20.

chaque double mouvement respiratoire; ce même mouvement peut se constater, chez les petits enfants, au niveau
des fontanelles non encore oblitérées. Telle est aussi, je
présume, la raison pour laquelle les yeux d'un homme
étranglé paraissent saillants et prêts à jaillir hors de leurs
orbites.

Pour ce qui concerne l'influence protectrice de la pression des paupières sur les yeux, pendant de violents efforts
d'expiration, le professeur Donders conclut d'observations
variées que cette pression limite sans aucun doute ou même
entrave complétement la dilatation des vaisseaux [16]. Dans
ces circonstances, ajoute-t-il, nous voyons assez souvent
les mains se porter involontairement au visage et s'appliquer
sur les paupières, comme pour leur venir en aide et protéger les yeux plus efficacement.

Il faut reconnaître cependant que les faits sur lesquels
on peut s'appuyer pour démontrer que les yeux peuvent en
effet souffrir plus ou moins de l'absence d'un point d'appui
résistant pendant les expirations violentes, ne sont pas jusqu'à présent très-nombreux; on peut pourtant en citer
quelques-uns. Il est certain que « des efforts d'expiration

16. Le professeur Donders fait remarquer (*Archives of Medicine*,
publiées par le docteur L.-S. Beale, 1870, vol. V, p. 28) que « après une
lesion de l'œil, après des opérations, et dans quelques formes d'inflammation interne, nous attachons une extrême importance à la compression
uniforme exercée par l'occlusion des paupières, et quelquefois nous l'aug-
mentons par l'application d'un bandage. Dans tous les cas, nous tâchons
d'éviter de grands efforts d'expiration, dont les inconvénients sont bien
connus. » M. Bowman m'apprend que, dans les cas de photophobie excessive qui accompagne ce qu'on appelle l'ophthalmie scrofuleuse chez les
enfants — alors que la lumière est si difficile à supporter que pendant des
semaines et des mois entiers elle est constamment arrêtée par une occlusion
énergique des paupières — il a été souvent frappé, en entr'ouvrant celles-ci,
de la pâleur du globe oculaire, ou pour mieux dire de l'absence de cette
rougeur qu'il pouvait s'attendre à trouver sur une surface un peu enflam-
mée; il est disposé à attribuer cette pâleur à l'occlusion énergique des
paupières.

énergiques, pendant la toux ou le vomissement, et en particulier pendant l'éternuement, produisent quelquefois des ruptures dans les petits vaisseaux (extérieurs) de l'œil [17].» Le docteur Gunning a rapporté récemment un cas de coqueluche, suivie d'exophthalmie, en attribuant cette complication à la rupture des vaisseaux profonds de l'orbite ; on a observé un certain nombre de cas analogues. Mais un simple sentiment de gêne a dû suffire probablement pour conduire à l'habitude associée de protéger les globes oculaires par la contraction des muscles qui les entourent. Il a même suffi, sans doute, de l'attente d'une lésion ou de sa possibilité : c'est ainsi qu'un objet qui se meut trop près des yeux provoque un clignement involontaire des paupières. Par conséquent nous pouvons conclure en toute assurance des observations de Sir C. Bell, et plus encore des recherches plus précises du professeur Donders, que l'occlusion énergique des paupières pendant les cris, chez l'enfant, est un acte plein de sens et d'une réelle utilité.

Nous avons déjà vu que la contraction des muscles orbiculaires entraîne le soulèvement de la lèvre supérieure, et par suite, si la bouche est maintenue largement ouverte, la dépression des commissures par la contraction des muscles abaisseurs. La formation du sillon naso-labial sur les joues est également une conséquence de l'élévation de la lèvre supérieure. Ainsi les mouvements expressifs principaux du visage pendant les pleurs paraissent tous résulter de la contraction des muscles qui entourent les yeux. Nous verrons bientôt que l'effusion des larmes dépend aussi de la contraction de ces mêmes muscles, ou du moins qu'elle a certaines relations avec elle.

Dans quelques-uns des faits précédents, et en particulier dans l'éternuement et la toux, il est possible que la

17. Donders, *id.*, p. 36.

contraction des muscles orbiculaires puisse servir accessoirement à protéger les yeux contre l'ébranlement ou la vibration trop intense produite par le bruit qui accompagne de pareils actes. Je crois qu'il en est ainsi ; car les chiens et les chats ferment certainement leurs paupières, lorsqu'ils broient des os durs entre leurs dents, et quelquefois aussi lorsqu'ils éternuent ; cependant les chiens ne les ferment pas quand ils aboient bruyamment. M. Sutton, ayant observé avec soin, sur ma demande, un jeune orang et un chimpanzé, a constaté que l'un et l'autre fermaient toujours les yeux en toussant et en éternuant, jamais au contraire lorsqu'ils criaient avec violence. Ayant moi-même administré une petite prise de tabac à un singe américain, un *Cebus*, je le vis clore ses paupières en éternuant ; dans une autre occasion, je le vis, au contraire, garder les yeux ouverts pendant qu'il poussait des cris aigus.

Cause de la sécrétion des larmes. — Dans toute théorie de l'influence de l'état de l'esprit sur la sécrétion des larmes, il est un fait important dont il est nécessaire de tenir compte : c'est que, toutes les fois que les muscles péri-oculaires se contractent involontairement avec énergie pour protéger les yeux en comprimant les vaisseaux sanguins, la sécrétion lacrymale s'active, et souvent devient assez abondante pour que les larmes coulent le long des joues. Ce phénomène s'observe sous l'influence des émotions les plus opposées, aussi bien qu'en l'absence de toute émotion. L'unique exception — et encore n'est-elle que partielle — que présente cette relation entre la contraction énergique et involontaire de ces muscles et la sécrétion des larmes, existe chez les petits enfants, alors qu'ils crient avec violence, les paupières exactement closes ; on sait, en effet, que les pleurs n'apparaissent qu'à l'âge de deux à trois ou quatre mois. Cependant on voit déjà, avant cette époque, les yeux s'humecter légèrement. Il semble, comme nous l'avons fait remarquer plus haut, que les glandes lacrymales ne possèdent pas toute leur activité fonctionnelle dans la première période de la vie, par suite d'un défaut d'habitude ou pour quelque autre cause inconnue. Lorsque l'enfant a atteint un âge un peu plus avancé, les cris ou les plaintes qui expriment la souffrance s'accompagnent si régulièrement de l'effusion des larmes, que la langue anglaise a donné aux deux mots *to weep* et *to cry* (pleurer et crier) un sens identique, et en a fait deux termes synonymes [18].

Tant que le rire, qui est une manifestation des émotions contraires aux précédentes, c'est-à-dire de la joie ou du plaisir, reste modéré, il se produit à peine une légère contraction des muscles péri-oculaires, de sorte que les sourcils ne se froncent pas ; mais lorsqu'il passe à l'état de fou rire, avec des expirations rapides, violentes, spasmodiques, le visage se mouille de larmes. J'ai observé à diverses reprises la figure de certaines personnes, à la suite de violents accès de rire, et j'ai remarqué que les muscles des yeux et de la lèvre supérieure étaient encore contractés en partie ; les joues étaient humectées de larmes, et ces deux circonstances donnaient à la moitié supérieure de la face une expression qu'il eût été impossible de distinguer de celle qui caractérise la figure d'un enfant encore agitée par les sanglots. L'effusion des larmes sur le visage, sous l'influence du fou rire, est, comme nous le verrons plus tard, un phénomène commun à toutes les races humaines.

Dans un accès de toux violente, et spécialement dans un état de demi-suffocation, la face devient pourpre, les veines se distendent, les muscles orbiculaires se contractent avec

---

18. M. Hensleigh Wedgwood *Dict. of English Etymology*, 1859, vol. I, p. 410, dit : « Le verbe *to weep* vient de l'anglo-saxon *wop*, dont le sens originel est simplement cri *outcry*). »

énergie et les larmes coulent sur les joues. Même après un
accès de toux ordinaire, on sent presque toujours le besoin
de s'essuyer les yeux. Dans les efforts violents de la nausée ou du vomissement, les muscles orbiculaires sont fortement contractés, et quelquefois les larmes coulent avec
abondance sur le visage ; j'ai fait ces observations sur moi-
même aussi bien que sur d'autres. Ayant entendu avancer
que ces phénomènes pouvaient être dus simplement à l'introduction dans les narines de substances irritantes, dont
la présence provoquerait par action réflexe une suractivité
de la sécrétion lacrymale, je priai un médecin — l'un de
ceux qui ont bien voulu m'aider dans ce travail — de porter
son attention sur les effets des efforts de vomissements, alors
que rien n'était expulsé de l'estomac ; par une singulière
coïncidence, ce médecin fut pris lui-même le lendemain de
nausées violentes, et trois jours après il eut l'occasion d'observer une cliente dans des circonstances semblables. Dans
aucun des deux cas, il n'y eut un atome de matière rejeté
hors de l'estomac, et cependant les muscles orbiculaires se
contractèrent fortement, et des larmes coulèrent avec abondance. Je puis être aussi très-affirmatif au sujet de la contraction énergique des mêmes muscles et de la sécrétion
des larmes qui l'accompagne, lorsque les muscles abdominaux agissent avec une force inusitée de haut en bas sur le
canal intestinal.

Le bâillement commence par une inspiration profonde,
que suit une expiration longue et énergique ; en même temps
presque tous les muscles du corps sont fortement contractés, y compris ceux qui entourent les yeux ; la sécrétion des
larmes s'active souvent, et quelquefois même on les voit
couler sur les joues.

J'ai souvent observé que, lorsqu'on se gratte sous l'influence de démangeaisons insupportables, on ferme les
paupières avec force ; mais je ne crois pas qu'on commence

par faire une inspiration profonde pour chasser ensuite l'air vigoureusement, et je n'ai jamais remarqué que les yeux se remplissent de larmes dans ces circonstances; toutefois je ne puis affirmer qu'il n'en est jamais ainsi. L'occlusion énergique des paupières se rattache peut-être alors simplement à l'action générale qui raidit tous les muscles du corps au même moment. Elle est complétement différente de cette occlusion très-peu énergique des yeux, qui, suivant une remarque de Gratiolet [19], accompagne souvent la perception d'un parfum suave par le sens de l'odorat ou d'une saveur exquise par celui du goût, et qui est due sans doute originellement au désir d'exclure toute impression étrangère.

Le professeur Donders me signale le fait suivant : « J'ai observé, dit-il, quelques cas d'une affection très-curieuse : après un léger attouchement, par un vêtement, par exemple, ne produisant ni lésion, ni contusion, il se manifeste des spasmes des muscles orbiculaires, accompagnés d'une effusion très-abondante de larmes, qui peut se prolonger pendant une heure environ. Plus tard, et quelquefois après un intervalle de plusieurs semaines, il se reproduit des spasmes violents de ces mêmes muscles, accompagnés encore de larmes et de rougeur primitive ou consécutive des yeux. » M. Bowman a observé parfois des cas complétement analogues; dans certains d'entre eux, il n'y avait ni rougeur ni inflammation des yeux.

J'étais très-curieux de savoir s'il existait, chez quelque animal, un rapport analogue entre la contraction des muscles orbiculaires dans une expiration, et la sécrétion des larmes; malheureusement il n'y a que très-peu d'animaux qui contractent ces muscles d'une manière prolongée, et très-peu qui pleurent. Le *Macacus maurus*, que l'on voyait autrefois larmoyer si abondamment. au Jardin Zoologique,

19. *De la Physionomie,* 1865, p. 217.

aurait été un excellent sujet pour ces observations ; mais les deux singes actuellement existants, et qu'on croit appartenir à la même espèce, ne pleurent pas. Cependant ils ont été étudiés avec soin par M. Bartlett et par moi-même, pendant qu'ils poussaient des cris aigus, et ils nous ont paru contracter les muscles en question ; mais ils gambadaient de côté et d'autre, dans leur cage, avec tant de rapidité, qu'il était difficile de faire des observations précises. Aucun autre singe, à ma connaissance, ne contracte ses muscles orbiculaires en criant.

On sait que l'éléphant indien pleure quelquefois. Sir E. Tennent, décrivant ceux qu'il a vus capturés et prisonniers à Ceylan, s'exprime ainsi : « Quelques-uns restaient immobiles, accroupis sur le sol, sans manifester leur souffrance autrement que par les larmes qui baignaient leurs yeux et coulaient incessamment. » Et parlant d'un autre éléphant : « Lorsqu'il fut vaincu et attaché, sa douleur fut extrême ; la violence fit place à une complète prostration, et il tomba par terre, poussant des cris étouffés et la face baignée de larmes [20]. » Au Jardin Zoologique, le gardien des éléphants indiens m'a affirmé positivement avoir vu plusieurs

20. *Ceylon*, 3ᵉ édit., 1859, vol. II, p. 364, 376. — Je me suis adressé à M. Thwaites, à Ceylan, pour avoir d'autres renseignements relativement aux pleurs de l'éléphant ; j'ai reçu, en réponse, une lettre du Révérend M. Glenie, qui a bien voulu observer pour moi, avec quelques autres personnes, une troupe d'éléphants récemment capturés. Lorsqu'on les irritait, ils poussaient des cris violents, mais sans jamais contracter leurs muscles péri-oculaires, et sans verser de larmes. Les chasseurs indigènes affirment d'ailleurs qu'ils n'ont jamais vu l'éléphant pleurer. Il me paraît cependant impossible de mettre en doute les détails circonstanciés donnés par Sir E. Tennent, confirmés d'ailleurs par les affirmations positives des gardiens du Jardin Zoologique. Il est certain que les deux éléphants du Jardin contractaient invariablement leurs muscles orbiculaires, au moment où ils commençaient à pousser des cris. Je ne puis concilier ces affirmations opposées, qu'en supposant que les éléphants récemment capturés de Ceylan, furieux ou effrayés, désiraient observer leurs persécuteurs, et par conséquent ne contractaient pas leurs muscles orbiculaires, afin de ne pas gêner

fois des larmes couler sur la face de la vieille femelle, lorsqu'on la séparait de son petit. J'étais très-désireux de constater un fait venant à l'appui de la relation qui existe chez
l'homme entre la contraction des muscles orbiculaires et
l'effusion des larmes, et de vérifier si les éléphants met-
taient ces muscles en action, lorsqu'ils criaient ou soufflaient
bruyamment par leur trompe. A ia prière de M. Bartlett,
le gardien ordonna aux deux éléphants, jeune et vieux, de
crier; et nous constatâmes, à plusieurs reprises, sur l'un et
l'autre, que les muscles péri-oculaires, surtout les inférieurs,
se contractaient bien nettement au moment où ils commençaient à crier. Dans une autre occasion, le gardien ayant
fait crier l'éléphant beaucoup plus fort, nous vîmes à chaque
fois les mêmes muscles se contracter énergiquement, les
supérieurs aussi bien que les inférieurs. Chose singulière,
l'éléphant d'Afrique — qui, il faut le dire, est si différent de
l'éléphant des Indes que certains naturalistes le classent
dans un sous-genre distinct — n'a pas montré, dans deux
circonstances où on a provoqué ses cris, la moindre trace
de contraction des muscles péri-oculaires.

Si l'on conclut des différents exemples relatifs à l'espèce humaine que nous avons cités, ı ne peut douter,
semble-t-il, que la contraction des muscles péri-oculaires,
pendant une violente expiration ou une compression énergique du thorax dilaté, ne soit, d'une manière ou d'une
autre, en connexion intime avec la sécrétion des larmes; ces
phénomènes s'observent d'ailleurs sous l'influence d'émotions complétement différentes, et même en l'absence de toute
émotion. Cela ne veut pas dire certainement que la sécrétion des larmes ne puisse se produire sans la contraction de

la vision. Ceux que M. Tennent a vus répandre des larmes étaient abattus,
désespérés, et avaient renoncé à la lutte. Les éléphants qui criaient, au
Jardin Zoologique, en obéissant à un commandement, n'étaient évidemment ni effrayés ni furieux.

ces muscles ; tout le monde sait, en effet, que les larmes coulent souvent avec abondance, sans que les paupières soient closes ni les sourcils froncés. La contraction peut être à la fois involontaire et prolongée, comme pendant un accès de suffocation, ou rapide et énergique, comme pendant un éternuement. Le simple clignement involontaire des paupières n'amène pas de larmes dans les yeux, bien qu'il se répète fréquemment ; il ne suffit même pas de la contraction volontaire et prolongée des nombreux muscles environnants. Comme les glandes lacrymales entrent facilement en activité dans l'enfance, j'ai demandé quelquefois à mes enfants et à plusieurs autres d'âges divers de contracter ces muscles plusieurs fois de suite de toute leur force, aussi longtemps qu'ils pourraient continuer ; l'effet fut à peu près nul. J'observai parfois seulement une légère humidité des yeux, que pouvait parfaitement expliquer la simple expulsion des larmes qui existaient déjà dans les glandes par suite d'une sécrétion antérieure.

Si l'on ne peut préciser exactement la nature de la relation qui lie la contraction involontaire et énergique des muscles péri-oculaires à la sécrétion des larmes, il est au moins permis d'émettre une hypothèse probable. La principale fonction de la sécrétion lacrymale consiste à lubrifier, concurremment avec un peu de mucus, la surface de l'œil ; elle sert en second lieu, d'après l'opinion de certains physiologistes, à humecter constamment les narines, de manière à saturer d'humidité l'air inhalé [21], et à favoriser le fonctionnement du sens de l'odorat. Mais une autre fonction des larmes, au moins aussi importante que les précédentes, consiste à entraîner les particules de poussière ou les corpuscules de toute nature qui peuvent tomber sur les yeux ;

21. Bergeon, cité dans *Journal of Anatomy and Physiology*, nov. 1871, p. 235.

l'importance de cette fonction est démontrée par les cas dans lesquels la cornée s'enflamme et devient opaque, à la suite d'adhérences entre le globe oculaire et la paupière, qui rendent celle-ci immobile, et empêchent l'entraînement de ces particules [22]. La sécrétion des larmes sous l'influence de l'irritation produite par la présence d'un corps étranger est un acte réflexe : ce corps irrite un nerf périphérique qui envoie une impression à certaines cellules nerveuses sensitives, lesquelles la transmettent à d'autres cellules; ces dernières, à leur tour, réagissent sur la glande lacrymale. L'impression transmise à la glande produit — on a du moins de bonnes raisons pour le croire — le relâchement de la tunique musculaire des petites artères; le sang traverse alors le tissu glandulaire en plus grande quantité, et provoque une abondante sécrétion. Lorsque les petites artères de la face, en y comprenant celles de la rétine, se dilatent sous l'influence de circonstances très-diverses, en particulier pendant une rougeur intense, les glandes lacrymales subissent quelquefois une impression semblable, et les yeux s'humectent de larmes.

Il est difficile de se rendre compte du mode d'origine de certaines actions réflexes; toutefois, relativement au cas actuel de l'impressionnabilité des glandes lacrymales par une irritation portée sur la surface de l'œil, il est peut-être utile de remarquer que, aussitôt que certaines formes animales primitives ont acquis un mode d'existence à demi terrestre, et que les yeux ont pu par conséquent recevoir des particules de poussière, celles-ci auraient provoqué, si elles n'avaient pas été entraînées, une irritation intense; alors, en vertu du simple principe de l'action de la force nerveuse rayonnant vers les cellules avoisinantes, les glan-

---

22. Voir, par exemple, un cas rapporté par Sir C. Bell, *Philosophical Transactions*, 1823, p. 177.

des lacrymales ont dû être amenées à entrer en action. Ce phénomène s'étant répété fréquemment, et la force nerveuse ayant de la tendance à repasser aisément par les voies qu'elle a suivies habituellement, une légère irritation a dû, en fin de compte, suffire pour produire une abondante sécrétion de larmes.

Une fois cette action réflexe établie et devenue facile, par ce mécanisme ou par tout autre, des irritations de natures diverses portées sur la surface de l'œil — l'impression d'un vent froid, une action inflammatoire lente, un coup sur les paupières — ont dû provoquer une sécrétion abondante de larmes; nous savons qu'il en est en effet ainsi. Les glandes lacrymales entrent aussi en action à la suite d'une excitation portée sur les organes voisins. C'est ainsi que, lorsque les narines sont irritées par des vapeurs âcres, les larmes coulent, alors même que les paupières restent exactement fermées; il en est de même à la suite d'un coup reçu sur le nez, en boxant par exemple. J'ai vu un coup de badine sur le visage produire le même effet. Dans ces derniers cas, la sécrétion des larmes est un phénomène accessoire et sans utilité directe. Comme toutes les parties de la face, y compris les glandes lacrymales, reçoivent les ramifications d'un même tronc nerveux, le trijumeau ou nerf de la cinquième paire, on peut comprendre jusqu'à un certain point que les effets de l'excitation de l'une de ses branches puissent se propager aux cellules nerveuses qui sont les origines des autres branches.

Les parties intérieures du globe oculaire agissent également, dans certaines conditions, sur les glandes lacrymales, par action réflexe. Les observations suivantes m'ont été gracieusement communiquées par M. Bowman; ces questions sont du reste très-complexes, à cause des connexions intimes qui lient toutes les parties de l'œil, et de leur extrême sensibilité à toute excitation. Une lumière intense a très-peu de tendance à provoquer le larmoiement, si la rétine est dans son état normal ; mais dans certaines maladies, chez les enfants, par exemple, qui ont de petits ulcères chroniques sur la cornée, la rétine devient extrêmement impressionnable, et l'action de la simple lumière diffuse provoque une occlusion énergique et prolongée des paupières, accompagnée d'une abondante effusion de larmes. Lorsqu'on commence à faire usage de verres convexes, et qu'on force le pouvoir affaibli de l'accommodation, la sécrétion lacrymale s'exagère d'une manière souvent excessive, et la rétine devient d'une très-grande sensibilité à la lumière. En général, les affections morbides de la surface de l'œil et des organes ciliaires qui agissent dans le phénomène de l'accommodation ont des dispositions à s'accompagner d'une sécrétion anormale de larmes. La dureté du globe de l'œil, qui ne va pas jusqu'à l'inflammation, mais qui est simplement un indice d'un défaut d'équilibre entre la circulation directe et la circulation en retour dans les vaisseaux intra-oculaires, n'est pas ordinairement suivie de larmoiement ; celui-ci se produit plutôt quand le défaut de l'équilibre est inverse et que l'œil se ramollit. Enfin il est des états morbides nombreux et des altérations organiques de l'œil, et même des inflammations très-graves, qui peuvent n'être accompagnés que d'une sécrétion lacrymale nulle et insignifiante.

Il faut aussi remarquer, comme ayant un rapport indirect avec la question qui nous occupe, que l'œil et les parties voisines sont soumis à un nombre considérable de mouvements, de sensations, d'actes réflexes et associés, indépendamment de ceux qui intéressent la glande lacrymale. Une lumière éclatante frappe-t-elle la rétine d'un des deux yeux, l'iris se contracte ; mais après un intervalle de temps appréciable, l'iris de l'autre œil entre en action à son tour. L'iris exécute aussi des mouvements dans l'acte de l'accommodation à longue ou à courte distance, et aussi lorsqu'on fait converger les deux yeux[23]. Tout le monde a éprouvé avec quelle puissance irrésistible les sourcils s'abaissent sous l'action d'une lumière très-intense. Nous clignons aussi involontairement les paupières, quand un objet s'agite près de nos yeux, ou quand nous entendons un bruit imprévu. Le cas bien connu de l'éternuement provoqué, chez certaines personnes, par une vive lumière, est plus curieux; car ici, la force nerveuse rayonne de certaines cellules en connexion avec la rétine aux cellules sensorielles affectées à la muqueuse nasale, en y produisant un picotement, et de là aux cellules qui commandent les divers muscles respiratoires (les orbiculaires compris), lesquels expulsent l'air de telle manière qu'il sort seulement par les narines.

Revenons à notre sujet : pourquoi y a-t-il sécrétion de larmes au moment d'un accès de cris ou pendant d'autres efforts respiratoires violents? Puisqu'un coup léger porté sur les paupières provoque une abondante effusion de larmes, il est au moins possible que la contraction spasmodique de ces organes, en comprimant fortement le globe de l'œil, agisse d'une manière semblable. Il est certain cependant que la contraction volontaire des mêmes muscles ne produit aucun effet; mais ceci ne me paraît pas une objection à la manière de voir précédente. Nous savons qu'un homme ne peut volontairement ni éternuer ni tousser avec la même énergie qu'il déploie quand ces actes sont automatiques; il en est de même pour la contraction des muscles orbiculaires. Sir C. Bell a constaté, dans diverses expériences, qu'en fermant brusquement et fortement les yeux dans l'obscurité, on aperçoit des étincelles lumineuses (phosphènes)

23. Voir, sur ces divers points, *On the Anomalies of Accommodation and Refraction of the Eye,* par le prof. Donders, 1864, p. 573.

semblables à celles qu'on fait naître en frappant légèrement les paupières avec le bout des doigts ; « mais dans l'éternuement, dit-il, la compression est à la fois plus rapide et plus énergique, et les étincelles sont plus brillantes. » Il est certain d'ailleurs que celles-ci sont produites par la contraction des paupières, car « si on les maintient ouvertes pendant l'acte de l'éternuement, toute sensation lumineuse disparaît. » Nous avons déjà vu, dans les cas particuliers cités par le professeur Donders et par M. Bowman, qu'il survenait, quelques semaines après une légère lésion de l'œil, des contractions spasmodiques des paupières, accompagnées d'un larmoiement abondant. Les larmes qui accompagnent le bâillement paraissent dues seulement à la contraction spasmodique des muscles péri-oculaires. Malgré ces derniers exemples, il paraît difficilement croyable que la pression exercée par les paupières sur la surface de l'œil puisse suffire — quoique spasmodique et par conséquent plus énergique que si elle était volontaire — pour provoquer par action réflexe la sécrétion des larmes, dans beaucoup de cas où celle-ci se produit pendant de violents efforts expiratoires.

Une autre cause peut aussi intervenir. Nous avons vu que les parties profondes de l'œil agissent, dans certaines conditions, sur les glandes lacrymales, par action réflexe. Nous savons, d'autre part, que, pendant des efforts d'expiration énergiques, la pression du sang artériel dans les vaisseaux oculaires augmente, tandis que la circulation en retour par les veines est gênée. Il semble par conséquent probable que la distension des vaisseaux oculaires, ainsi produite, puisse agir par action réflexe sur les glandes lacrymales, et ajouter dès lors ses effets à ceux qui sont dus à la compression de la surface de l'œil par les paupières.

Pour juger de la probabilité de cette hypothèse, rappelons-nous que les yeux des enfants ont fonctionné de ces deux manières, pendant d'innombrables générations, toutes les fois qu'ils poussaient des cris ; et, comme la force nerveuse a de la tendance à passer par les voies qu'elle a déjà suivies habituellement, il a dû suffire, en dernier lieu, d'une compression même peu considérable des globes oculaires et d'une distension modérée de leurs vaisseaux pour agir sur les glandes lacrymales. Nous trouvons un phénomène analogue dans la contraction légère des muscles péri-oculaires, contraction qui se produit même pendant un accès de pleurs modéré, alors qu'il ne peut y avoir de distension des vaisseaux ni de sensation de gêne dans les yeux.

En outre, lorsque des actes ou des mouvements complexes, après avoir été accomplis et étroitement associés les uns aux autres, viennent plus tard, pour une cause quelconque, à être empêchés d'abord par la volonté et ensuite par l'habitude, si les conditions excitatrices convenables se présentent, la partie de l'acte ou du mouvement qui est le moins soumise au contrôle de la volonté est souvent encore accomplie involontairement. La sécrétion glandulaire est en général remarquablement indépendante de l'influence de la volonté ; aussi, lorsque les progrès de l'âge dans l'individu, ou de la civilisation dans la race, ont réprimé et fait disparaître l'habitude des pleurs et des cris, lorsque, par suite, il ne se produit plus de distension des vaisseaux sanguins de l'œil, la sécrétion des larmes peut cependant persister encore. On voit, comme nous l'avons déjà remarqué, les muscles péri-oculaires d'un individu qui lit une histoire touchante, trembloter et tirailler les traits d'une manière si légère que leur contraction est à peine perceptible. Dans ce cas, il n'y a eu ni cris ni dilatation des vaisseaux sanguins ; cependant, par l'effet de l'habitude, certaines cellules nerveuses ont envoyé une petite quantité de force nerveuse aux cellules qui gouvernent les muscles péri-oculaires, et elles en ont envoyé également aux cellules desquelles dépendent les glandes lacrymales, car les yeux s'humectent souvent de larmes précisément au même moment. Si le tiraillement des muscles péri-oculaires et la sécrétion lacrymale avaient été complétement réprimés, il est presque certain qu'il aurait existé néanmoins une tendance de la force nerveuse à se transmettre dans ces mêmes directions; or, comme les glandes lacrymales sont remarquablement indépendantes du contrôle de la volonté, elles doivent être éminemment susceptibles d'entrer encore en action, trahissant ainsi, en l'absence de tout autre signe extérieur, les pensées attendrissantes qui traversent l'esprit du lecteur.

Comme confirmation de l'hypothèse émise ci-dessus, je puis faire une remarque : si, pendant la première période de la vie — alors que des habitudes de toute nature peuvent s'établir facilement — nos enfants avaient été accoutumés à exprimer leur joie par de bruyants éclats de rire (pendant lesquels les vaisseaux oculaires sont distendus) aussi souvent et aussi continuellement qu'ils ont pris l'habitude d'exprimer leur chagrin par des accès de cris, il est probable qu'ultérieurement on aurait vu se produire une sécrétion lacrymale aussi abondante et aussi régulière dans l'un de ces états que dans l'autre. Un rire modéré, un sourire, souvent même une idée gaie aurait, en pareil cas, pu suffire pour provoquer une légère effusion de larmes. Et par le fait, il existe une tendance évidente dans ce sens, comme nous le verrons quand nous nous occuperons des sentiments tendres. Chez les indigènes des îles Sandwich, d'après Freycinet[24], les larmes sont réellement considérées comme un signe de bonheur; toutefois il serait bon d'avoir de ce fait une meilleure preuve que l'affirmation d'un voyageur qui n'a fait que passer. De même encore si nos enfants considérés soit en bloc pendant plusieurs générations, soit

24. Cité par sir J. Lubbock, *Prehistoric Times*, 1865, p. 458.

isolément pendant plusieurs années, ont éprouvé presque journellement des accès de suffocation prolongée, pendant lesquels les vaisseaux de l'œil se distendent et les larmes coulent en abondance, il est probable, tant est puissante la force de l'association des habitudes, que dans la suite il aura suffi de la seule idée d'un de ces accès pour amener des larmes dans les yeux, sans qu'il y ait pour les justifier autrement aucune tristesse dans l'esprit.

Pour résumer ce chapitre, nous dirons que les pleurs résultent en somme probablement d'une succession de phénomènes plus ou moins analogue à la suivante : l'enfant. réclamant sa nourriture ou éprouvant une souffrance quelconque, a d'abord poussé des cris aigus, comme les petits de la plupart des animaux, en partie pour appeler ses parents à son aide, et en partie aussi parce que ces cris constituent par eux-mêmes un soulagement. Des cris prolongés ont amené inévitablement l'engorgement des vaisseaux sanguins de l'œil, engorgement qui a dû provoquer, d'abord d'une manière consciente et plus tard par le simple effet de l'habitude, la contraction des muscles qui entourent les yeux, pour protéger ces organes. En même temps, la pression spasmodique exercée sur la surface des yeux, aussi bien que la distension des vaisseaux intra-oculaires, a dû, sans éveiller nécessairement pour cela aucune sensation consciente. mais par un simple effet d'action réflexe, impressionner les glandes lacrymales. Enfin, en vertu de l'action combinée de trois principes, savoir : — le passage facile de la force nerveuse par les voies qu'elle a habituellement parcourues, — l'association, dont la puissance est si étendue, — la différence qui existe entre des actes divers relativement à l'empire qu'exerce sur eux la volonté, — il est arrivé que la souffrance provoque aisément la sécrétion des larmes, sans que celles-ci s'accompagnent nécessairement d'aucune autre manifestation.

D'après cette théorie, les pleurs ne seraient qu'un phénomène accessoire, sans plus d'utilité appréciable que les larmes provoquées par une contusion qui n'intéresse pas l'œil ou que l'éternuement produit par l'éclat d'une vive lumière; toutefois cela n'empêche nullement de comprendre comment la sécrétion des larmes peut servir de soulagement à la souffrance. Plus l'accès de pleurs est violent et nerveux, plus le soulagement éprouvé sera grand, exactement pour la même raison qui fait que les contorsions du corps, le grincement des dents et l'émission de cris perçants diminuent l'intensité d'une douleur physique.

CHAPITRE VII.

ABATTEMENT, ANXIÉTÉ, CHAGRIN, DÉCOURAGEMENT, DÉSESPOIR.

Effets généraux du chagrin sur l'économie. — Obliquité des sourcils sous l'influence de la souffrance. — Cause de l'obliquité des sourcils. — Abaissement des coins de la bouche.

Après une violente crise de souffrance morale et lorsque la cause de ces souffrances subsiste encore, nous tombons dans un état d'abattement; l'affaissement et le découragement sont même quelquefois absolus. La souffrance physique prolongée, quand elle n'atteint pas l'intensité d'une torture extrême, amène généralement ce même état d'esprit. Quand nous nous attendons à souffrir, nous sommes inquiets; quand nous n'avons aucun espoir d'être soulagés, nous tombons dans le désespoir.

On voit souvent, comme nous l'avons déjà dit dans un chapitre précédent, des malheureux en proie à un chagrin excessif, chercher du soulagement dans des mouvements violents et presque frénétiques. Mais lorsque leur souffrance, bien que durant encore, s'est un peu apaisée, cette activité fébrile disparaît; ils restent alors au contraire immobiles et passifs, ou quelquefois se balancent d'un côté à l'autre. La circulation s'alanguit, le visage pâlit, les muscles se détendent, les paupières s'abaissent, la tête se penche sur la poitrine oppressée, les lèvres, les joues et la mâchoire inférieure s'affaissent sous leur propre poids. Il en résulte que tous les traits s'allongent; aussi dit-on d'une personne qui apprend une mauvaise nouvelle, qu'elle a la figure longue. Des indigènes de la Terre-de-Feu, voulant un jour nous faire comprendre que le capitaine d'un vaisseau à voiles, leur ami, était complétement abattu, se mirent à étirer leurs joues des deux mains, de manière à rendre leur visage aussi long que possible. Je tiens de M. Bunnet que, lorsque les aborigènes australiens sont accablés, ils ont *l'oreille basse*. Une souffrance prolongée rend les yeux ternes, inexpressifs et souvent humides de larmes. Les sourcils prennent parfois une position oblique, résultant de l'élévation de leur extrémité interne. Il se forme alors sur le front des rides particulières qui diffèrent beaucoup du simple froncement des sourcils; dans certains cas cependant, c'est le froncement ordinaire qu'on observe. Les coins de la bouche s'abaissent; ce dernier trait est si universellement reconnu comme le signe de l'abattement, qu'il est presque devenu proverbial.

La respiration devient lente et faible, et s'interrompt souvent de profonds soupirs. Gratiolet avait déjà remarqué que, toutes les fois que notre attention est longtemps concentrée sur quelque sujet, nous oublions de respirer, et il vient un moment où une profonde inspiration nous soulage; mais les soupirs d'une personne affligée, liés à sa respiration lente et à sa circulation languissante, sont éminemment caractéristiques [1]. Quelquefois la douleur renaît par accès et se transforme en un véritable paroxysme d'affliction; il en résulte alors des contractions spasmodiques des muscles respiratoires, et quelque chose d'analogue à ce qu'on a appelé le *globus hystericus* monte à la gorge. Ces mouve-

---

[1]. Les descriptions précédentes sont tirées en partie de mes propres observations, mais surtout de Gratiolet (*De la Physionomie*, p. 53, 337 ; sur le soupir, 232). Cet auteur a bien traité ce sujet dans toutes ses parties. — Voyez aussi Huschke, *Mimices et Physiognomices, Fragmentum Physiologicum*, 1821, p. 21. — Sur l'expression terne du regard, voir Dr Piderit, *Mimik und Physiognomik*, 1857, s. 65.

ments spasmodiques sont manifestement de même nature que les sanglots des enfants, et sont des vestiges des spasmes plus sérieux, qui font dire d'une personne qu'elle suffoque de douleur [2].

Obliquité des sourcils. — Deux points seulement, dans la description qui précède, exigent encore quelques développements, et ces deux points sont très-curieux : je veux parler de l'élévation de l'extrémité interne des sourcils, et de l'abaissement des commissures labiales. Occupons-nous d'abord des sourcils. On leur voit, disons-nous, prendre quelquefois une direction oblique chez les personnes qui sont en proie à un profond abattement ou à une grande inquiétude ; j'ai observé, par exemple, ce mouvement chez une mère qui parlait de son fils malade. Quelquefois aussi il peut être occasionné par des causes peu sérieuses ou passagères de chagrin réel ou supposé. Cette direction oblique des sourcils est due à ce que la contraction des muscles orbiculaires, sourciliers et pyramidaux du nez, dont l'action commune est d'abaisser et de froncer les sourcils, est partiellement entravée par la contraction plus puissante des faisceaux médians du muscle frontal. Ceux-ci élèvent seulement les extrémités internes des sourcils, et comme en même temps les sourciliers les rapprochent, ces extrémités se ramassent en se fronçant ou se gonflant. Les plis ainsi formés constituent un trait fort caractéristique dans l'expression que nous étudions, comme on peut le voir dans les figures 2 et 5, *Planche II.* En même temps les sourcils se hérissent légèrement, parce que les poils sont projetés en avant. Le docteur J. Crichton Browne a souvent remarqué aussi, chez les aliénés mélancoliques, dont les sourcils se maintiennent con-

2. Pour l'action du chagrin sur les organes de la respiration, voir surtout Sir C. Bell, *Anatomy of Expression,* 3e édit., 1844, p. 151.

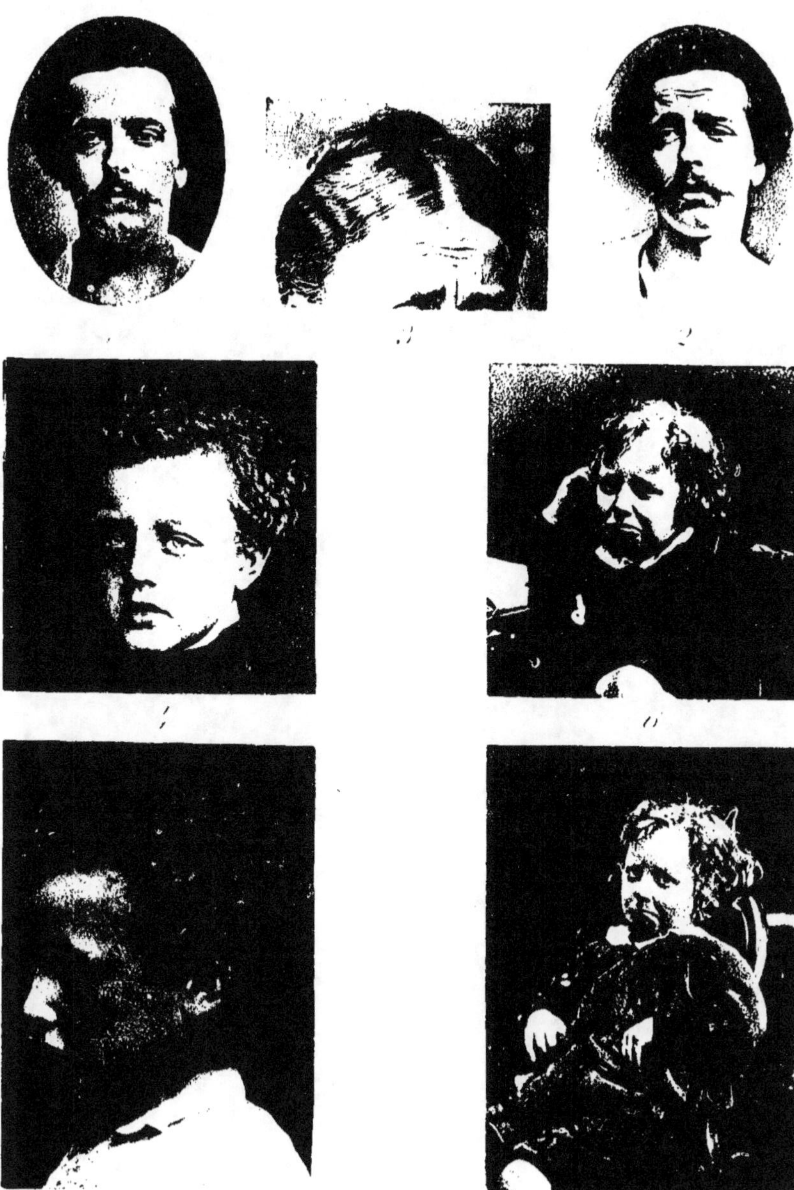

stamment dans une position oblique, « une courbure très-particulière de la paupière supérieure ». On observera une trace de cette même particularité, si l'on compare les paupières droite et gauche du jeune homme représenté dans la photographie figure **2**, *Planche II;* cet individu, en effet, ne pouvait pas agir également sur ses deux sourcils, ce qui est démontré d'ailleurs par l'inégalité des rides produites sur les deux côtés de son front. L'exagération de la courbe palpébrale se lie, je crois, à l'élévation isolée de l'extrémité interne seule des sourcils; car, lorsque le sourcil se relève et se recourbe dans son ensemble, la paupière supérieure suit à un faible degré le même mouvement.

Quoi qu'il en soit, le résultat le plus remarquable de la contraction en sens inverse des muscles précédents se manifeste dans les rides particulières qui se forment sur la peau du front; pour plus de concision, nous pourrons désigner l'ensemble de ces muscles, quand ils agissent ainsi d'une manière simultanée et antagoniste, par le terme général de *muscles de la douleur.* Si nous relevons nos sourcils en contractant la totalité des muscles frontaux, des rides transversales se produisent sur toute la largeur du front; dans le cas dont il s'agit, au contraire, les faisceaux moyens se contractent seuls, et par suite les plis transversaux n'apparaissent que sur la partie médiane. En même temps, la peau qui surmonte la partie externe des deux sourcils est attirée en bas et rendue lisse par la contraction des portions correspondantes des muscles orbiculaires. Enfin, les sourcils sont rapprochés par la contraction simultanée des sourciliers [3]; et cette dernière action donne naissance à des

---

3. Dans cette étude du mécanisme qui produit l'obliquité des sourcils, j'ai adopté, sur la physiologie des muscles ci-dessus mentionnés, les opinions qui m'ont paru le plus généralement reçues par les anatomistes dont j'ai lu les travaux ou que j'ai consultés à ce sujet. Je conserverai donc, dans tout le cours de cet ouvrage, cette même manière de voir rela-

rides verticales, intermédiaires à la partie externe et abaissée de la peau du front et à la partie centrale, qui est relevée. L'union de ces rides verticales avec les rides médianes et transversales déjà décrites (voyez les fig. 2 et 3) produit sur le front une figure qui a été comparée à un fer à cheval; mais il est plus exact de dire que ces plis forment les trois côtés d'un quadrilatère. On les voit souvent très-nettement sur le front des individus adultes ou presque adultes, lorsque leurs sourcils prennent une position oblique; chez les jeunes enfants, au contraire, dont la peau ne se plisse pas aisément, on les voit rarement, ou bien l'on n'en peut découvrir que de simples traces.

Ces rides particulières sont très-bien représentées dans la figure 3, *Planche II,* sur le front d'une jeune femme qui possède à un degré extraordinaire la faculté de mettre en mouvement les muscles en question. Pendant qu'on la photographiait, elle songeait à la réussite de l'opération, et

tivement à l'action des muscles *corrugator supercilii, orbicularis, pyramidalis nasi* et *frontalis.* Cependant le Dr Duchenne croit (et chacune des conclusions auxquelles il arrive mérite une sérieuse considération) que c'est le *corrugator,* nommé par lui *sourcilier,* qui relève l'extrémité interne des sourcils et est l'antagoniste de la partie supérieure et interne du muscle orbiculaire, aussi bien que du *pyramidalis nasi* (voyez *Mécanisme de la Physionomie humaine,* 1862, in-folio, art. v, texte et figures de 19 29; édition in-8° de 1862, p. 43, texte). Cet auteur admet pourtant que le *corrugator* rapproche les sourcils, en donnant naissance aux rides verticales, au-dessus de la racine du nez, qui constituent le froncement de sourcils. Il croit aussi que, relativement aux deux tiers externes du sourcil, le *corrugator* agit synergiquement avec la partie supérieure de l'orbiculaire, et que ces deux muscles sont en cela antagonistes du frontal. Il m'est impossible de comprendre, d'après les dessins de Henle (fig. 3, p. 25) comment le *corrugator* peut agir de la manière indiquée par M. Duchenne. — Voyez aussi sur ce sujet les remarques du professeur Donders, dans *Archives of Medicine,* 1870, vol. V, p. 34. — M. J. Wood, si connu par ses études minutieuses sur les muscles du corps humain, me fait savoir qu'il croit exacte la théorie que j'ai donnée de l'action du sourcilier. Cette théorie, du reste, n'a aucune importance relativement à l'expression produite par l'obliquité des sourcils, et elle n'en a guère plus pour expliquer l'origine de cette expression.

l'expression de son visage n'avait rien de triste ; c'est pourquoi je n'ai représenté que le front. La figure 1 de la même Planche, copiée dans l'ouvrage du docteur Duchenne [4], représente, à une échelle réduite, le visage d'un jeune acteur de grand talent, dans son état naturel. Dans la figure 2, on voit le même acteur simulant la douleur ; seulement, ainsi que nous l'avons fait observer précédemment, les deux sourcils ne sont pas également contractés. La vérité de l'expression est frappante ; car, sur quinze personnes auxquelles j'ai montré la photographie originale sans les prévenir en aucune façon de ce qu'elle représentait, quatorze ont reconnu immédiatement un *chagrin désespéré*, la *souffrance*, la *mélancolie*, et ainsi de suite. L'histoire de la figure 5 est assez curieuse ; je vis cette figure dans la vitrine d'un magasin et je la portai à M. Rejlander pour tâcher d'en découvrir l'auteur ; je lui fis remarquer combien les traits en étaient expressifs. « C'est moi qui l'ai faite, me répondit-il, et elle doit en effet être expressive, car quelques instants après cet enfant fondit en larmes. » Il me montra alors une photographie du même garçon, avec son expression ordinaire ; je l'ai fait reproduire (fig. 4). Sur la figure 6 on peut distinguer une trace d'obliquité dans les sourcils ; mais elle a surtout pour but, comme la figure 7, de montrer la dépression des coins de la bouche, dont je parlerai tout à l'heure.

Il est assez rare qu'on puisse, sans une certaine étude, agir volontairement sur les muscles de la douleur ; bien des personnes y réussissent après des efforts répétés ; d'autres n'y arrivent jamais. Le degré d'obliquité des sour-

---

4. Je suis très-obligé au docteur Duchenne pour la permission qu'il m'a accordée de faire reproduire par l'héliotypie ces deux photographies (fig. 1 et 2), prises dans son ouvrage in-folio. Plusieurs des remarques précédentes sur le plissement de la peau, quand les sourcils deviennent obliques, sont empruntées à son excellent chapitre sur ce sujet.

cils, que cette obliquité soit d'ailleurs volontaire ou inconsciente, diffère beaucoup suivant les individus. Chez certains sujets, dont les muscles pyramidaux sont apparemment d'une force plus qu'ordinaire, la contraction des faisceaux médians du muscle frontal, quoique énergique — comme le prouvent les rides quadrangulaires du front — ne soulève pas les extrémités internes des sourcils, mais les empêche seulement d'être aussi abaissées qu'elles l'eussent été sans cette contraction.

D'après mes observations, les muscles de la douleur entrent en action beaucoup plus fréquemment chez l'enfant et la femme que chez l'homme. Ils sont mis en jeu rarement, du moins chez l'adulte, par la souffrance physique, mais presque exclusivement par l'angoisse morale. Deux individus qui, après quelque temps d'étude, étaient parvenus à gouverner leurs muscles de la douleur, remarquèrent, en se regardant dans un miroir, que, lorsqu'ils rendaient leurs sourcils obliques, ils abaissaient en même temps, sans le vouloir, les coins de leur bouche ; c'est ce qu'on voit aussi quand l'expression est naturelle et spontanée.

La faculté d'agir facilement sur les muscles de la douleur paraît être héréditaire, comme presque toutes les autres facultés humaines. Une femme, appartenant à une famille célèbre par le nombre considérable d'acteurs et d'actrices renommés qu'elle a produits, et qui sait rendre elle-même l'expression qui nous occupe « avec une précision singulière », a raconté au docteur Crichton Browne que tous ses aïeux avaient possédé cette même faculté à un degré remarquable. Il paraît aussi que le dernier descendant de la famille dont l'histoire a inspiré le roman de Walter Scott intitulé *Redgauntlet*, a hérité de cette même tendance de race ; je tiens ce fait du docteur Browne ; seulement le romancier représente son héros comme couvrant son front de rides en fer à cheval chaque fois qu'il ressentait une émotion violente quelconque. J'ai connu aussi une jeune femme dont le front était ainsi plissé d'une manière presque habituelle, indépendamment de toute émotion.

Les muscles de la douleur n'entrent pas en jeu très-fréquemment ; et comme leur action n'est souvent que momentanée, elle échappe facilement à l'observation. Quoiqu'on reconnaisse toujours et immédiatement cette expression pour celle du chagrin ou de l'anxiété, il n'est pourtant pas une personne sur mille qui, à moins d'avoir étudié la question, pourrait indiquer avec précision le changement qui s'opère sur le visage à ce moment. De là vient probablement qu'il n'est fait mention de cette expression dans aucun ouvrage d'imagination, autant du moins que j'ai cru le remarquer, excepté dans *Redgauntlet*, et dans un autre roman dont l'auteur, m'a-t-on dit, est une dame qui appartient précisément à la fameuse famille d'acteurs dont je parlais tout à l'heure ; en sorte que son attention a pu être tout particulièrement attirée sur ce sujet.

Cette expression était familière aux anciens sculpteurs grecs, ainsi que nous le voyons par les statues de Laocoon et d'Aretino ; mais, comme le remarque M. Duchenne, ils commettaient une erreur anatomique grave en faisant traverser toute la largeur du front par des rides transversales : on en peut dire autant de certaines statues modernes. Il est plus vraisemblable de croire, cependant, que des artistes d'une perspicacité si merveilleuse n'ont pas péché par ignorance, mais ont sacrifié volontairement la vérité à la beauté, car il est certain que des rides rectangulaires au milieu du front n'auraient pas fait grand effet sur le marbre. Cette expression élevée à son plus haut degré n'est pas souvent représentée dans les tableaux des anciens maîtres, du moins à ma connaissance, probablement pour la même raison ; cependant une femme, qui la connaît parfaitement, m'a dit que, dans la *Descente de croix* de Fra Angelico, à Florence, on la distingue nettement sur l'une des figures de droite ; je pourrais citer encore quelques autres exemples.

Sur ma demande, le docteur Crichton Browne s'est soigneusement étudié à surprendre cette expression chez les nombreux aliénés confiés à ses soins, dans l'Asile de West Riding ; il connaît d'ailleurs parfaitement les photographies de M. Duchenne relatives à l'action des muscles de la douleur. Il m'informe qu'on peut voir ces muscles agir constamment avec énergie dans certains cas de mélancolie et surtout d'hypocondrie, et que les lignes ou rides persistantes qui sont dues à leur contraction habituelle sont des signes caractéristiques de la physionomie des aliénés appartenant à ces deux classes. Le docteur Browne a bien voulu observer avec soin, durant une période considérable, trois cas d'hypocondrie dans lesquels les muscles de la douleur demeuraient continuellement contractés. Dans l'un de ces cas, il s'agissait d'une veuve, âgée de cinquante et un ans, qui se figurait avoir perdu tous ses viscères et croyait que son corps était entièrement vide : elle avait une expression de profonde détresse, et frappait l'une contre l'autre ses mains à demi fermées par un mouvement rhythmique qui durait des heures entières ; les muscles de la douleur étaient contractés d'une manière permanente, et les paupières supérieures étaient arquées. Cet état dura plusieurs mois, après quoi la malade se rétablit et reprit son expression naturelle. Un second malade présenta à peu près les mêmes particularités, avec cette seule différence qu'il y avait en plus chez lui une dépression des coins de la bouche.

M. Patrick Nicol a eu également la bonté d'étudier pour moi plusieurs cas, dans l'Asile des aliénés de Sussex. Il m'a communiqué d'amples détails sur trois d'entre eux, mais leur place ne se trouve pas ici. A la suite de ses observations sur les malades mélancoliques, M. Nicol arrive à cette conclusion, que les extrémités internes des sourcils sont chez eux presque constamment relevées plus ou moins et le front plus ou moins plissé. Chez une jeune femme, on remarqua que ces rides du front étaient perpétuellement en mouvement. Dans quelques cas les coins de la bouche sont déprimés, mais le plus souvent d'une manière à peine sensible. Presque toujours, d'ailleurs, il existe certaines différences dans l'expression des divers mélancoliques. En général, les paupières sont tombantes, et il se forme des plis sur la peau au voisinage et en dessous de leurs angles externes. Le sillon naso-labial, qui va des ailes du nez aux coins de la bouche, et qui est si visible chez l'enfant qui pleure, est souvent très-fortement accusé chez ces malades.

Ainsi, chez les aliénés, les muscles de la douleur se contractent fréquemment avec persistance; chez les personnes bien portantes on observe aussi des contractions fugaces de ces muscles, provoquées par des motifs d'une insignifiance dérisoire, et tout à fait inconscients. Un monsieur fait à une jeune femme un présent d'une valeur infime; elle se prétend offensée, et pendant qu'elle lui reproche sa conduite, ses sourcils deviennent extrêmement obliques et son front se ride. Une autre jeune femme et un jeune homme, tous deux de très-bonne humeur, causent vivement ensemble, avec une volubilité extraordinaire; je remarque que, chaque fois que la jeune femme est vaincue dans cette lutte et ne peut pas trouver ses mots assez vite, ses sourcils se relèvent obliquement et des rides rectangulaires se forment sur son front. Ce signe est comme un signal de détresse qu'elle arbore une demi-douzaine de fois dans l'espace de quelques minutes. Je n'exprime à ce moment aucune observation à ce sujet; mais, dans une autre occasion, je la prie de mettre en mouvement ses muscles de la douleur tandis qu'une autre jeune fille qui est présente et qui peut le faire à volonté lui montre ce que j'entends par

là; elle essaye à diverses reprises, mais échoue complète-
ment; il avait suffi cependant d'une contrariété bien légère
— celle de ne pouvoir parler assez vite — pour mettre ces
muscles en jeu coup sur coup d'une manière énergique.

L'expression du chagrin, due à la contraction des muscles de la douleur, n'appartient pas exclusivement aux
Européens, mais paraît être commune à toutes les races
humaines. J'ai du moins reçu des témoignages dignes de
foi en ce qui concerne les Hindous, les Dhangars (une des
tribus aborigènes de l'Inde, qui habite les montagnes, et
appartient à une race tout à fait distincte des Hindous), les
Malais, les Nègres et les Australiens. Quant à ces derniers,
deux observateurs me donnent une réponse affirmative,
mais n'entrent dans aucun détail; cependant, M. Taplin
ajoute à la description abrégée de mon questionnaire ces
simples mots : « Cela est exact. » Pour les Nègres, la même
dame qui m'a signalé le tableau de Fra Angelico a observé,
sur un nègre qui remorquait un bateau sur le Nil, qu'à
chaque obstacle il se produisait une contraction énergique
des muscles de la douleur et que le milieu du front se plissait notablement. M. Geach a observé à Malacca, sur un
Malais, une forte dépression des coins de la bouche, l'obliquité des sourcils et un plissement du front formé par des
rides courtes et profondes. Cette expression fut de très-
courte durée ; M. Geach ajoute « qu'elle était très-étrange
et ressemblait à celle d'une personne qui est sur le point de
pleurer, au moment où elle fait une grande perte ».

M. H. Erskine a constaté que la même expression est
familière aux indigènes de l'Inde ; et M. J. Scott, du Jardin
Botanique de Calcutta, m'a envoyé fort obligeamment une
description détaillée de deux cas dans lesquels il l'a rencontrée. Il a observé pendant quelque temps, sans être vu,
une très-jeune femme Dhangar de Nagpore, mariée à l'un
des jardiniers, tandis qu'elle donnait le sein à son enfant

qui allait mourir ; il vit très-distinctement que ses sourcils étaient relevés aux extrémités internes, ses paupières tombantes, son front plissé dans le milieu, et sa bouche entr'ouverte avec les coins fortement déprimés ; au bout d'un moment, il sortit de derrière un massif de plantes qui le cachaient, et parla à la malheureuse femme, qui tressaillit, fondit en larmes, et le supplia de guérir son enfant. Dans le second cas, il s'agit d'un Hindou obligé par la pauvreté et la maladie de vendre sa chèvre favorite. Après en avoir reçu le prix, il regarda à plusieurs reprises la chèvre et l'argent qu'il tenait à la main comme s'il était tenté de le rendre ; il s'approcha de la chèvre, qui était liée et prête à être emmenée ; aussitôt l'animal se mit à se cabrer et à lui lécher les mains. Les regards du pauvre homme errèrent alors de côté et d'autre ; « il avait la bouche à demi fermée ; les coins en étaient fortement abaissés ». Enfin, il parut prendre son parti de se séparer de sa chèvre, et, à ce moment, M. Scott remarqua que ses sourcils devenaient légèrement obliques et vit se produire le plissement ou gonflement caractéristique des extrémités internes, sans qu'il y eût sur le front aucune ride. L'Hindou demeura ainsi environ une minute ; puis, poussant un profond soupir, il fondit en larmes, leva ses deux mains, bénit la chèvre et, se détournant, s'éloigna sans regarder en arrière.

Cause de l'obliquité des sourcils sous l'empire de la souffrance. — Pendant bien des années, aucune expression ne m'a semblé aussi difficile à expliquer que celle que nous examinons en ce moment. Pourquoi le chagrin ou l'anxiété provoquent-ils la contraction des seuls faisceaux médians du muscle frontal, en même temps que celle des muscles qui entourent les yeux ? Il semble que nous ayons là un mouvement complexe uniquement destiné à exprimer le chagrin, et cependant cette expression est relativement rare, et passe souvent inaperçue. Je crois pourtant que l'explication n'est pas aussi difficile à trouver qu'on pourrait le croire au premier abord. Le docteur Duchenne donne une photographie du jeune homme auquel il a déjà été fait allusion, prise au moment où il contractait involontairement ses muscles de la douleur d'une manière très-prononcée, tandis qu'il maintenait son regard levé sur un objet fortement éclairé. J'avais totalement oublié cette photographie, lorsque, par un beau jour, étant à cheval, et ayant le soleil à dos, je rencontrai une jeune fille qui leva les yeux sur moi; ses sourcils devinrent aussitôt obliques, et, par suite, son front se couvrit de rides. Depuis, j'ai observé souvent ce même mouvement dans des circonstances analogues. A mon retour chez moi, sans leur expliquer en aucune façon quel était mon but, je priai trois de mes enfants de regarder aussi longtemps et aussi fixement que possible le sommet d'un grand arbre qui se détachait sur un ciel extrêmement brillant. Chez tous les trois, les muscles orbiculaires, sourciliers et pyramidaux se contractèrent énergiquement, par suite d'une action réflexe succédant à l'excitation de la rétine, et ayant pour but de protéger leurs yeux contre l'éclat de la lumière. Les enfants faisaient tout leur possible pour regarder en haut; ils me donnaient ainsi le spectacle d'une lutte curieuse, pleine d'efforts spasmodiques, établie entre le muscle frontal dans sa totalité ou seulement dans sa partie médiane, et les divers muscles qui servent à abaisser les sourcils et à fermer les paupières. La contraction involontaire des muscles pyramidaux donnait naissance à des rides profondes et transversales sur la racine du nez. Chez un des trois enfants, les sourcils étaient tour à tour élevés et abaissés par la contraction alternative de l'ensemble du muscle frontal et des muscles péri-oculaires, de sorte que la surface du front se trouvait tantôt couverte de rides, et tantôt parfaitement unie. Le front des deux autres enfants se plissait dans le milieu

seulement, ce qui produisait des rides rectangulaires ; et les
sourcils étaient obliques, tandis que leurs extrémités internes
se plissaient et se gonflaient. Ce phénomène se produisait
d'une manière très-légère chez l'un des enfants, et à un
degré très-marqué chez l'autre. Cette différence dans l'obliquité des sourcils dépendait probablement d'une différence
corrélative dans leur mobilité générale et dans la force des
muscles pyramidaux. Dans les cas que je viens de citer, les
sourcils et le front étaient mis en mouvement, sous l'influence d'une forte lumière, absolument de la même manière et avec les mêmes particularités caractéristiques que
sous l'influence du chagrin ou de l'anxiété.

M. Duchenne a constaté que le muscle pyramidal du
nez est moins immédiatement placé sous le contrôle de la
volonté que les autres muscles péri-oculaires. Il fait remarquer que le jeune homme précédemment cité, qui avait un
empire aussi grand sur ses muscles du chagrin que sur la
plupart des autres muscles faciaux, ne pouvait pourtant pas
contracter ses muscles pyramidaux[5]. Cette faculté, cependant, offre sans doute des degrés suivant les individus. Le
muscle pyramidal attire en bas la peau du front intermédiaire aux sourcils, ainsi que les extrémités internes de
ceux-ci. Les fibres médianes du frontal sont antagonistes
du pyramidal ; et pour faire équilibre à la contraction de
ce dernier, il faut que ces fibres médianes se raccourcissent.
Il en résulte que, chez les personnes douées de puissants
muscles pyramidaux, s'il se produit un désir inconscient
d'empêcher l'abaissement des sourcils, pendant qu'elles
sont exposées à une lumière éclatante, les fibres médianes
du frontal doivent être mises en jeu, et leur contraction, si
elle est assez forte pour maîtriser les pyramidaux, unie avec
celle des muscles sourciliers et orbiculaires, agira précisé--

5. *Mécanisme de la Phys. humaine*, Album, p. 15.

ment de la manière que nous venons de décrire sur les sourcils et sur le front.

Lorsque les enfants crient ou pleurent, ils contractent, comme nous l'avons déjà vu, les muscles orbiculaires, sourciliers et pyramidaux, en premier lieu pour comprimer leurs yeux et les empêcher de se gorger de sang, et secondairement par l'effet de l'habitude. J'en avais conclu que, lorsque les enfants cherchent, soit à prévenir un accès de pleurs, soit à l'arrêter, ils devaient tenir en échec la contraction des muscles ci-dessus nommés de la même manière que lorsqu'ils regardent une lumière brillante ; je pensais en conséquence que les faisceaux médians du muscle frontal devaient souvent entrer en jeu. Je me mis donc à étudier des enfants placés dans ces conditions, et je priai d'autres personnes, en particulier des médecins, d'en faire autant de leur côté. Cet examen demande une grande attention; en effet, chez l'enfant l'action antagoniste particulière des muscles en question n'est pas à beaucoup près aussi nettement définie que chez l'adulte, parce que son front ne se ride pas facilement. Cependant je reconnus bientôt que les muscles de la douleur, dans ces occasions, entraient très-souvent en jeu de la manière la plus évidente. Il serait oiseux de rapporter ici tous les cas qui ont été observés ; je n'en citerai que quelques-uns. Une petite fille d'un an et demi était taquinée par d'autres enfants; ses sourcils devinrent notablement obliques avant qu'elle éclatât en pleurs. Chez une petite fille plus âgée, on observa cette même obliquité des sourcils; on remarqua en outre que leurs extrémités internes étaient sensiblement plissées, et que les coins de la bouche s'abaissaient en même temps. Dès qu'elle commença à pleurer, ses traits se modifièrent complétement et cette expression particulière s'évanouit. Autre exemple : un petit garçon que l'on venait de vacciner criait et pleurait avec violence ; le chirurgien, pour l'apaiser, lui donna une orange qu'il avait apportée dans cette intention ; ce présent plut beaucoup à l'enfant, qui cessa de pleurer ; on put observer à cet instant tous les mouvements caractéristiques dont nous avons parlé, y compris même la formation de rides rectangulaires au milieu du front. Enfin, je rencontrai sur une route une petite fille de trois à quatre ans qui venait d'être effrayée par un chien ; quand je lui demandai ce qu'elle avait, elle cessa de pleurer et ses sourcils prirent immédiatement une obliquité singulière.

Nous avons donc là, sans aucun doute, la clef du problème que nous présente l'antagonisme entre la contraction des fibres centrales du frontal et celles des muscles périoculaires, sous l'influence de la douleur, que cette contraction soit d'ailleurs prolongée, comme chez les aliénés mélancoliques, ou qu'elle soit momentanée et suscitée par une contrariété insignifiante. Nous avons tous, dans notre enfance, contracté maintes fois nos muscles orbiculaires, sourciliers et pyramidaux, afin de protéger nos yeux, tout en poussant des cris ; nos ancêtres ont agi de même avant nous, pendant de longues générations ; et quoique, en avançant en âge, il nous devienne facile de retenir nos cris lorsque nous éprouvons quelque douleur, nous ne pouvons toujours vaincre l'effet d'une longue habitude et empêcher une légère contraction des muscles indiqués plus haut ; si cette contraction est très-faible, nous ne la remarquons même pas et nous n'essayons pas de la réprimer. Mais les pyramidaux paraissent être moins directement placés sous l'influence de la volonté que les autres muscles dont nous venons de parler, et quand ils sont bien développés, leur contraction ne peut être arrêtée que par la contraction antagoniste des faisceaux médians du frontal. Il en résulte nécessairement, si ces derniers faisceaux se contractent avec énergie, une ascension oblique des sourcils, un plissement de leurs extrémités internes, et la formation de rides rectangulaires au milieu du front. Comme les enfants et les femmes pleurent beaucoup plus facilement que les hommes, et que les adultes des deux sexes ne pleurent guère que sous l'influence de la douleur morale, on peut comprendre comment il se fait, ainsi que je l'ai observé, que les muscles de la douleur entrent plus fréquemment en jeu chez l'enfant et la femme que chez l'homme, et ne se contractent en général chez l'adulte, que sous l'action de la souffrance de l'esprit. Dans quelques-uns des cas déjà mentionnés, par exemple dans ceux de la pauvre femme Dhangar et de l'Hindou, la contraction des muscles de la douleur fut promptement suivie de l'effusion des larmes. Dans toute contrariété, grande ou petite, notre cerveau a, par suite d'une longue habitude, une tendance à envoyer à certains muscles l'ordre de se contracter, comme si nous étions encore des enfants, prêts à fondre en larmes. Mais grâce au merveilleux pouvoir de la volonté, grâce aussi aux effets de l'habitude, nous pouvons résister en partie à cet ordre, sans avoir pourtant conscience de cette résistance, ou tout au moins du mécanisme par lequel elle agit.

Abaissement des coins de la bouche. — Cet abaissement est produit par les *depressores anguli oris* (triangulaires du menton, fig. 1 et 2, page 24, K). Les fibres de ce muscle divergent vers la partie inférieure ; leurs extrémités supérieures, convergentes, s'attachent aux commissures, et dans une petite étendue à la partie externe de la lèvre inférieure[6]. Quelques-unes de ces fibres semblent être antagonistes de celle du grand zygomatique et des divers muscles qui s'attachent à la partie externe de la lèvre supérieure. La contraction du triangulaire attire en bas et en dehors les coins

6. Henle, *Handbuch der Anat. des Menschen*, 1858, B. I, p. 148, fig. 68 et 69.

de la bouche, en entraînant la partie externe de la lèvre
supérieure, et même, à un faible degré, les ailes du nez.
Lorsque, la bouche étant fermée, ce muscle entre en action,
la ligne de jonction des deux lèvres forme une courbe à
concavité inférieure[7], et les lèvres elles-mêmes sont quelque
peu portées en avant, surtout celle d'en bas. Cette disposition de la bouche est bien représentée dans les deux photographies de M. Rejlander (*Planche II*, fig. 6 et 7). Dans la
figure 6, on voit un jeune garçon qui a reçu sur le visage
une tape d'un de ses camarades, et qui cesse à peine de
pleurer; c'est le moment précis qu'on a choisi pour le photographier.

L'expression de chagrin ou d'abattement, due à la contraction des triangulaires, a été signalée par tous ceux qui
se sont occupés de ces questions. En anglais, dire qu'un
individu *a la bouche abaissée* (*is down in the mouth*) équivaut
à dire qu'il est de mauvaise humeur. La dépression des
coins de la bouche s'observe souvent, comme je l'ai déjà
dit, d'après le témoignage du docteur Crichton Browne et
de M. Nicol, chez les aliénés mélancoliques : on la voit
très-nettement sur des photographies de quelques malades
ayant de fortes dispositions au suicide, qui m'ont été envoyées par M. Browne. On l'a constatée d'ailleurs chez des
hommes appartenant à diverses races, chez les Hindous,
chez les tribus nègres des montagnes de l'Inde, chez les
Malais, enfin, d'après le témoignage du Révérend M. Hagenauer, chez les aborigènes de l'Australie.

L'enfant qui crie contracte énergiquement ses muscles
péri-oculaires, ce qui soulève sa lèvre supérieure; comme
il doit en même temps maintenir sa bouche largement ouverte, les muscles abaisseurs qui aboutissent aux commis-

7. Voir l'étude de l'action de ce muscle, par le docteur Duchenne, *Mécanisme de la Physionomie humaine,* Album (1862), VIII, p. 34.

sures entrent aussi vigoureusement en action. Il en résulte généralement, mais pas toujours cependant, une légère courbure anguleuse de chaque côté de la lèvre inférieure, dans le voisinage de ces commissures. Le résultat des mouvements combinés des deux lèvres est de donner à l'orifice buccal une forme quadrangulaire. La contraction du muscle triangulaire s'aperçoit très-bien chez l'enfant, lorsqu'il crie sans trop de violence, et mieux encore au moment où il va commencer et où il finit de crier. Son petit visage prend alors une expression extrêmement piteuse, que j'ai observée bien des fois sur mes propres enfants, depuis l'âge de six semaines environ jusqu'à celui de deux ou trois mois. Quelquefois, quand l'enfant lutte contre un accès de pleurs, l'inflexion de la bouche s'exagère tellement que celle-ci prend la forme d'un fer à cheval ; l'expression de désolation profonde que prend alors son visage constitue véritablement une caricature risible.

La contraction du triangulaire, sous l'influence de l'abattement, s'explique probablement par les mêmes principes généraux dont nous avons vu l'application à propos de l'obliquité des-sourcils. Le docteur Duchenne conclut de ses observations, prolongées pendant un grand nombre d'années, que ce muscle est, parmi tous ceux de la face, l'un des moins soumis au contrôle de la volonté. A l'appui de cette opinion, nous pouvons rappeler la remarque que nous avons déjà faite à propos d'un enfant qui va se mettre à pleurer, mais qui hésite encore, ou qui s'efforce de réprimer ses larmes : dans ces circonstances, sa volonté agit généralement sur tous les muscles du visage plus efficacement que sur les abaisseurs des commissures labiales. Deux excellents observateurs, dont l'un était médecin, ont bien voulu, à ma demande, étudier avec soin et sans aucune idée préconçue, des femmes et des enfants d'âge divers, au moment où, malgré leurs efforts pour se contenir, ils étaient sur le point de fondre en larmes ; ces deux observateurs affirment que les triangulaires entrent en action avant tous les autres muscles. Dès lors, comme pendant l'enfance ces muscles ont été souvent mis en jeu, durant une longue suite de générations, la force nerveuse doit tendre en vertu du principe de l'association des habitudes à se porter vers ces muscles, aussi bien que vers les autres muscles de la face, toutes les fois que, par la suite, on éprouve un sentiment même léger de tristesse ; mais, comme les triangulaires sont un peu moins soumis au contrôle de la volonté que la plupart des autres muscles, on doit s'attendre à les voir se contracter légèrement, alors que les autres restent inertes. Il est curieux de constater quel faible degré d'abaissement des angles de la bouche suffit à donner à la physionomie une expression de mauvaise humeur ou d'abattement, en sorte qu'une contraction très-légère des triangulaires trahit à elle seule ces états de l'esprit.

Je terminerai en racontant une petite anecdote qui servira à résumer en quelque sorte tout ce qui précède. Je me trouvais un jour assis dans un compartiment de wagon, en face d'une vieille dame dont le visage avait une expression sereine, quoique absorbée. En la regardant, je remarquai que ses muscles triangulaires se contractaient très-légèrement, mais nettement. Cependant comme sa physionomie conservait toujours la même apparence de calme, je me pris à penser que cette contraction ne devait avoir aucune espèce de sens, bien qu'il eût été facile de s'y tromper. Cette idée m'était à peine venue que je vis ses yeux se mouiller subitement de larmes, qui paraissaient prêtes à couler sur son visage, tandis que sa figure exprimait l'abattement. Il est certain que quelque triste souvenir, peut-être celui d'un enfant autrefois perdu, avait à ce moment traversé son esprit. Aussitôt que chez elle le sensorium avait été ainsi impressionné, certaines cellules nerveuses avaient transmis instantanément, par suite d'une habitude invétérée, leur ordre à tous les muscles respiratoires, aussi bien qu'à ceux du visage, afin de les disposer pour un accès de pleurs. Mais la volonté, ou plutôt une habitude postérieurement acquise, intervenant alors, avait contremandé cet ordre ; et tous les muscles avaient obéi à cette dernière injonction, excepté les triangulaires qui seuls étaient entrés légèrement en action, en abaissant un peu les commissures des lèvres. Du reste, la bouche ne s'était même pas entr'ouverte, et la respiration était restée calme comme à l'état normal.

Au moment où la bouche de cette dame avait commencé à prendre, involontairement et d'une manière inconsciente, la forme caractéristique d'un accès de pleurs, une impression nerveuse avait dû se transmettre, sans doute par les voies dès longtemps accoutumées, à tous les muscles respiratoires, aussi bien qu'aux muscles péri-oculaires et au centre vaso-moteur qui régit la circulation sanguine dans les glandes lacrymales. Ce dernier fait était bien nettement démontré par la présence subite des larmes qui humectaient les yeux, présence facile à comprendre, puisque les glandes lacrymales sont beaucoup moins soumises à l'influence de la volonté que les muscles du visage. Sans aucun doute, il devait exister en même temps dans les muscles péri-oculaires une disposition à entrer en contraction, comme pour protéger les yeux contre les dangers d'un engorgement sanguin ; mais elle avait été contrariée et complétement surmontée par la volonté, en sorte que le sourcil resta immobile. Si le pyramidal, le sourcilier et les orbiculaires avaient été, comme chez bien des personnes, moins obéissants à l'action de la volonté, ils seraient entrés légèrement en action ; alors les fibres moyennes du frontal se seraient aussi contractées en sens inverse, et les sourcils auraient pris une direction oblique, en même temps que le front se serait sillonné de plis rectangulaires. Alors aussi la physionomie eût revêtu, d'une manière bien plus nette encore, l'expression de l'abattement ou plutôt du chagrin.

C'est en procédant ainsi que nous pouvons comprendre comment, lorsque quelque pensée mélancolique traverse le cerveau, il se produit un abaissement à peine perceptible des coins de la bouche, ou une légère élévation des extrémités internes des sourcils, ou encore ces deux mouvements à la fois, aussitôt suivis d'une légère effusion de larmes. La force nerveuse, transmise par ses voies habituelles, produit des effets dans tous les points où la volonté n'a pas acquis, par une longue habitude, une puissance suffisante pour s'y opposer. Les phénomènes ci-dessus peuvent donc être considérés comme des vestiges rudimentaires des accès de cris qui sont si fréquents et si prolongés pendant l'enfance. Dans ce cas, comme dans bien d'autres, les liens qui lient la cause à l'effet, pour donner naissance à diverses expressions de la physionomie humaine, sont véritablement merveilleux, et ils nous donnent l'explication de certains mouvements que nous accomplissons involontairement et inconsciemment toutes les fois que certaines émotions passagères viennent traverser notre esprit.

CHAPITRE VIII.

Rire, expression primitive de la joie. — Idées risibles. — Mouvements et traits du visage pendant le rire. — Nature du son émis. — Sécrétion des larmes qui accompagne le fou rire. — Degrés intermédiaires entre le fou rire et le sourire. — Gaieté. — Expression de l'amour. — Sentiments tendres. — Piété.

Une joie très-vive provoque divers mouvements sans but : on danse, on bat des mains, on frappe du pied, etc. ; en même temps on rit bruyamment. Le rire paraît être l'expression primitive de la joie proprement dite ou du bonheur. C'est ce qu'on voit clairement chez les enfants qui rient presque sans cesse en jouant. Dans la jeunesse, la gaieté se manifeste aussi fréquemment par des éclats de rire à propos de rien. Homère appelle le rire des dieux « l'exubérance de leur joie céleste à la suite de leur banquet quotidien ». On sourit — et nous verrons que le sourire passe graduellement au rire — lorsqu'on rencontre un vieil ami dans la rue ; on sourit aussi sous l'influence du plus léger plaisir, par exemple lorsqu'on flaire un parfum suave [1]. Laura Bridgman, aveugle et sourde, ne pouvait avoir acquis aucune expression par imitation ; lorsqu'on lui communiquait, à l'aide de certains signes, une lettre de quelque ami, « elle riait et battait des mains et ses joues se coloraient ». Dans d'autres occasions, on l'a vue frapper des pieds en signe de joie [2].

1. Herbert Spencer, *Essays Scientific,* etc., 1858, p. 360.
2. F. Lieber, sur les sons vocaux de **L.** Bridgman, *Smithsoniam Contributions,* 1851, vol. II, p. 6.

Les idiots et les imbéciles nous fournisssnt également de bonnes preuves à l'appui de cette opinion, que le rire ou le sourire expriment originellement la joie ou le bonheur. Le docteur Crichton Browne, qui a bien voulu me communiquer, sur ce point comme sur beaucoup d'autres, les résultats de sa vaste expérience, m'apprend que chez les idiots le rire est de toutes les expressions la plus générale et la plus fréquente. Certains idiots cependant sont moroses, irascibles, turbulents, tristes, ou bien complétement stupides : ceux-là ne rient jamais. D'autres rient souvent de la manière la plus inepte. C'est ainsi que, dans l'Asile, un jeune idiot qui n'avait pas l'usage de la parole se plaignait un jour par signes au docteur Browne d'avoir reçu sur l'œil un coup d'un de ses camarades; « ces plaintes étaient entrecoupées d'explosions de rire, et son visage s'illuminait de larges sourires ». Il est une autre classe d'idiots, très-nombreuse, qui sont constamment joyeux et inoffensifs, et qui ne cessent de rire ou de sourire[3]. Leur physionomie s'empreint souvent d'un sourire stéréotypé; lorsqu'on place devant eux un mets quelconque, lorsqu'on les caresse, lorsqu'on leur montre des couleurs brillantes ou qu'on leur fait entendre de la musique, leur gaieté augmente, et alors ils s'épanouissent, ils rient, ils poussent des éclats étouffés. Quelques-uns rient plus que d'habitude lorsqu'ils se promènent ou exécutent un exercice musculaire quelconque. La gaieté de la plupart de ces idiots, suivant la remarque du docteur Browne, n'est certainement associée à aucune idée déterminée : ils éprouvent simplement un plaisir, et l'expriment en riant ou souriant. Chez les imbéciles, qui sont placés un peu moins bas dans l'échelle des aliénés, la vanité personnelle paraît être la cause la plus commune du rire, et, après elle, le plaisir produit par l'approbation donnée à leur conduite.

. Voir aussi M. Marshall, *Philosophical Transactions*, 1851, p. 526.

Chez l'adulte, le rire est provoqué par des causes très-différentes de celles qui suffisent à le produire pendant l'enfance; il n'en est pas de même toutefois du sourire. A cet égard, le rire ressemble aux larmes qui ne coulent chez l'adulte que sous l'influence de la douleur morale, tandis que chez l'enfant elles sont excitées par toute souffrance, physique ou autre, aussi bien que par la frayeur ou la colère. Bien des auteurs ont curieusement discuté les causes du rire chez l'adulte; cette question est extrêmement complexe. Une chose incongrue ou bizarre, produisant la surprise et un sentiment plus ou moins marqué de supériorité — l'esprit étant d'ailleurs dans une disposition heureuse — paraît être, dans la plupart des cas, la cause provocatrice du rire[4]. Les circonstances qui le produisent ne doivent pas être d'une nature importante : c'est ainsi qu'un pauvre diable n'aura envie ni de rire, ni de sourire, en apprenant subitement qu'il vient d'hériter d'une grande fortune. Si, l'esprit étant fortement excité par des sentiments agréables, il vient à se produire quelque petit événement inattendu, si une idée imprévue surgit tout à coup, alors, d'après M. Herbert Spencer[5], « la force nerveuse en quantité considérable, qui allait se dépenser en produisant une quantité équivalente de pensées et d'émotions nouvelles, se trouve subitement dévoyée... Il faut que cet excès se décharge dans quelque autre direction, et il en résulte un flux qui se précipite, par les nerfs moteurs, jusqu'aux diverses classes de muscles, et qui provoque l'ensemble des actes demi-convulsifs que nous désignons sous le nom de rire ». Un correspondant a fait, pendant le dernier siége de Paris, une

4. On trouve dans l'ouvrage de M. Bain (*The Emotions and the Will*, 1865, p. 247) une longue et intéressante discussion sur le risible. La citation transcrite plus haut sur le rire des dieux est tirée de cet ouvrage. — Voir aussi Mandeville, *The Fable of the Bees*, vol. II, p. 168.

5. *The Physiology of Laughter, Essays*, 2ᵉ série, 1863, p. 114.

observation qui a sa valeur au point de vue qui nous occupe : lorsque les soldats allemands avaient été profondément impressionnés par une situation très-périlleuse à laquelle ils venaient d'échapper, ils étaient tout particulièrement disposés à éclater en bruyants éclats de rire à propos de la plus insignifiante facétie. De même, lorsque les petits enfants vont commencer à pleurer, il suffit parfois d'une circonstance inattendue survenant brusquement pour les faire passer des larmes au rire ; il semble que ces deux manifestations puissent servir également bien à dépenser l'excès de force nerveuse mise en jeu à un moment donné.

On dit quelquefois que l'imagination est *chatouillée* par une idée risible : ce chatouillement intellectuel présente de curieuses analogies avec le chatouillement physique. Tout le monde connaît les éclats de rire immodérés, les convulsions générales que le chatouillement provoque chez les enfants. Nous avons vu que les singes anthropoïdes émettent aussi un son entrecoupé comparable à notre rire, quand on les chatouille, surtout dans le creux de l'aisselle. Un jour, je frôlai avec un morceau de papier la plante du pied de l'un de mes enfants, âgé seulement de sept jours ; il retira aussitôt la jambe, avec un brusque mouvement, en fléchissant les orteils, comme eût pu le faire un enfant plus âgé. Ces mouvements, aussi bien que le rire provoqué par le chatouillement, sont manifestement des actes réflexes ; il en est de même de la contraction des petits muscles lisses qui hérissent les poils, dans le voisinage d'un point des téguments qu'on chatouille[6]. Mais le rire qui est provoqué par une idée risible, quoique involontaire, ne peut pourtant pas s'appeler un acte réflexe dans la stricte acception du mot. En pareil cas, comme dans celui où c'est le chatouillement

<hr>

6. J. Lister, dans *Quarterly Journal of Microscopical Science,* 1853, vol. I, p. 266.

qui cause le rire, il faut, pour que celui-ci se produise, que l'esprit soit dans un état agréable. C'est ainsi qu'un jeune enfant chatouillé par une personne inconnue pousse des cris de frayeur. Il faut aussi que le contact soit léger, et que l'idée ou l'événement qui doit provoquer le rire n'ait pas d'importance sérieuse. Les parties du corps qui sont les plus sensibles au chatouillement sont celles qui ne supportent pas habituellement le contact de surfaces étrangères, par exemple les aisselles ou les parties intérieures des doigts, ou bien encore celles qui subissent le contact d'une surface large et uniforme, comme la p'.nte des pieds ; toutefois la surface qui nous porte dans la station assise constitue une exception marquée à cette règle. D'après Gratiolet[7], certains nerfs sont beaucoup plus sensibles que d'autres au chatouillement. Un enfant peut difficilement se chatouiller lui-même, ou du moins la sensation qu'il se procure à lui-même est beaucoup moins intense que lorsqu'elle est produite par une autre personne ; il semble résulter de ce fait que, pour que la sensation de chatouillement existe, il est nécessaire que le point sur lequel va porter le contact reste imprévu ; de même, s'il s'agit de l'esprit, une chose inattendue, une idée soudaine ou bizarre qui vient se jeter au travers d'une suite normale de pensées, paraît constituer un élément considérable dans le risible.

Le bruit qui accompagne le rire est produit par une inspiration profonde, suivie d'une contraction courte, saccadée, spasmodique des muscles thoraciques et surtout du diaphragme[8]. C'est de là que dérive l'expression *rire à se tenir les côtes*. Par suite des secousses imprimées au corps, la tête est agitée d'un côté à l'autre. La mâchoire inférieure

7. *De la Physionomie*, p. 186.
8. Sir C. Bell (*Anat. of Expression*, p. 147) fait quelques observations sur le mouvement du diaphragme pendant le rire.

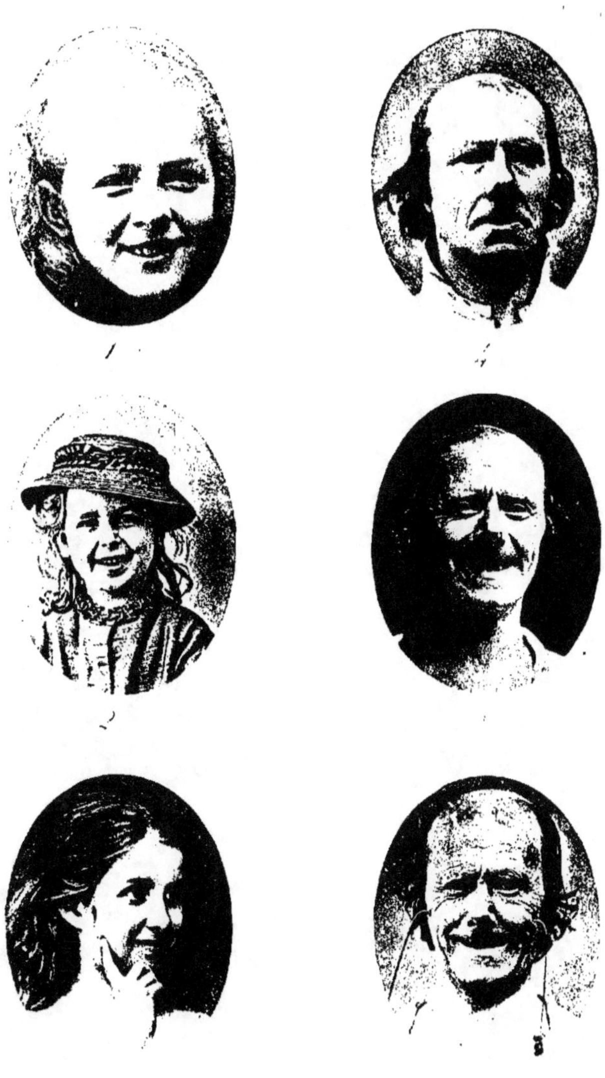

tremblote souvent de haut en bas; ce dernier mouvement se remarque également chez quelques espèces de babouins, lorsqu'ils sont sous l'empire d'une vive joie.

Pendant le rire, la bouche s'ouvre plus ou moins largement; les commissures sont fortement tirées en arrière et un peu en haut; la lèvre supérieure se soulève légèrement. C'est dans un rire modéré ou dans un large sourire que la rétraction en arrière des commissures s'aperçoit le mieux; l'épithète appliquée au mot sourire indique d'ailleurs que la bouche s'ouvre largement. Dans la *Planche III,* on voit, fig. 1-3, des photographies représentant le sourire et divers degrés du rire. La figure de la petite fille couverte d'un chapeau est du docteur Wallich; l'expression est très-naturelle; les deux autres figures sont de M. Rejlander. Le docteur Duchenne insiste à plusieurs reprises[9] sur ce fait que, sous l'influence d'une émotion joyeuse, la bouche subit l'action d'un seul muscle, le grand zygomatique, qui en attire les coins en haut et en arrière; cependant, si j'en juge d'après la manière dont les dents supérieures se découvrent constamment pendant le rire ou le large sourire, et si je m'en rapporte de plus au témoignage de mes sensations personnelles, je ne puis douter que quelques-uns des muscles qui s'insèrent sur la lèvre supérieure n'entrent aussi légèrement en action. Les portions supérieure et inférieure des muscles orbiculaires se contractent en même temps plus ou moins; et il existe, comme nous l'avons vu à propos des pleurs, une connexion intime entre ces muscles, surtout les inférieurs, et quelques-uns de ceux qui aboutissent à la lèvre supérieure. Henle fait remarquer à ce propos[10] que, lorsqu'un homme ferme exactement l'un des deux yeux, il ne peut s'empêcher de rétracter la lèvre supérieure du

9. *Mécanisme de la Physionomie humaine,* Album, légende VI.
10. *Handbuch der System. Anat. des Menschen,* 1858, B. I, s. 144. — Voir la fig. 2, H.

même côté ; réciproquement, si, après avoir placé son doigt sur la paupière inférieure, on essaye de découvrir autant que possible les incisives supérieures, on sent, à mesure que la lèvre se soulève énergiquement, que les muscles de la paupière entrent en contraction. Dans le dessin de Henle, reproduit fig. **2**, on peut voir que le muscle *malaris* (II), qui se jette dans la lèvre supérieure, appartient presque intégralement à la partie inférieure de l'orbiculaire.

Le docteur Duchenne a publié deux grandes photographies, dont les figures 4 et 5 de la *Planche III* sont des réductions, et qui représentent le visage d'un vieillard, d'abord dans son état normal, impassible, et en second lieu souriant naturellement; l'expression de cette dernière a été immédiatement reconnue par tous ceux qui l'ont vue. Il a donné en même temps, comme exemple d'un sourire produit artificiellement, une autre photographie (fig. 6) du même vieillard, avec les coins de la bouche fortement rétractés par la galvanisation des muscles grands zygomatiques. Or il est évident que cette expression n'est pas naturelle ; car, sur vingt-quatre personnes auxquelles j'ai montré la photographie en question, trois n'ont su lui assigner une expression quelconque ; et les autres, tout en reconnaissant qu'il s'agissait de quelque chose plus ou moins analogue à un sourire, ont proposé les titres suivants : *mauvaise plaisanterie; rire forcé ; rire grimaçant; rire à demi étonné ;* etc. Le docteur Duchenne attribue la fausseté de l'expression à la contraction insuffisante des orbiculaires au niveau des paupières inférieures, et il attache avec raison une grande importance à l'action de ces muscles dans l'expression de la joie. Il y a certainement du vrai dans cette manière de voir, mais elle n'exprime pas encore à mes yeux toute la vérité. La contraction de la partie inférieure des orbiculaires est toujours accompagnée, comme nous l'avons vu, d'un mouvement d'élévation de la lèvre supérieure. Si, dans la figure 6, on avait ainsi relevé légèrement la lèvre, la courbure serait devenue beaucoup moins brusque, le sillon naso-labial aurait un peu changé de forme, et l'ensemble de l'expression eût été, je crois, plus naturel, indépendamment de ce qu'y aurait ajouté une contraction plus énergique des paupières inférieures. De plus, dans la figure 6, le sourcilier est contracté au point de provoquer le froncement des sourcils ; or ce muscle n'agit jamais sous l'influence de la joie, si ce n'est pendant le rire très-accentué ou violent.

Par suite de la rétraction en arrière et de l'élévation des commissures par la contraction du grand zygomatique, et de l'élévation de la lèvre supérieure, les joues sont aussi entraînées en haut. Il se forme des plis au-dessous des yeux, et, chez les vieillards, à leur extrémité externe ; ces plis sont éminemment caractéristiques du rire ou du sourire. Lorsqu'un individu passe d'un léger sourire à un sourire bien marqué ou à un rire franc, s'il fait attention à ses propres sensations et qu'il se regarde dans un miroir, il peut constater que, à mesure que la lèvre supérieure se soulève et que les orbiculaires inférieurs se contractent, les rides qui sillonnent la paupière inférieure et le pourtour des yeux s'accentuent de plus en plus. En même temps, d'après une observation que j'ai souvent répétée, les sourcils s'abaissent légèrement, ce qui prouve que les orbiculaires supérieurs entrent en contraction aussi bien que les inférieurs, au moins jusqu'à un certain degré, bien que ce dernier phénomène ne nous soit pas révélé par nos sensations. Si l'on compare les deux photographies qui représentent le vieillard en question dans son état habituel (fig. 4) et souriant naturellement (fig. 5), on reconnaîtra que dans cette dernière les sourcils sont un peu abaissés. C'est là, je présume, un effet de la tendance qu'ont les muscles orbiculaires supérieurs, par l'influence d'une habitude longtemps associée, à entrer plus ou moins en action de concert avec les orbiculaires inférieurs, qui se contractent lorsque la lèvre supérieure s'élève.

La disposition qu'ont les muscles zygomatiques à se contracter sous l'influence des émotions agréables est démontrée par un fait curieux, qui m'a été communiqué par le docteur Browne, relatif aux malades atteints de la *paralysie générale des aliénés*[11] : « Chez ces malades, on constate presque invariablement de l'optimisme — des illusions de santé, de position, de grandeur — une gaieté insensée, de la bienveillance, de la prodigalité ; d'autre part, le symptôme physique primitif de cette affection consiste dans le tremblement des commissures des lèvres et des angles externes des yeux. C'est là un fait bien constaté. L'agitation continuelle de la paupière inférieure, le tremblement des muscles grands zygomatiques, sont des signes pathognomoniques de la première période de la paralysie générale. La physionomie offre d'ailleurs une expression de satisfaction et de bienveillance. A mesure que la maladie fait des progrès, d'autres muscles sont affectés à leur tour ; mais, jusqu'au moment où arrive l'imbécillité complète, l'expression dominante reste celle d'une bienveillance niaise. »

Par suite de l'élévation des joues et de la lèvre supérieure dans le rire et le sourire bien accentué, le nez semble se raccourcir ; la peau de sa partie moyenne se couvre de fines rides transversales, et les parties latérales de plis longitudinaux ou obliques. Les incisives supérieures se découvrent habituellement. Il se forme un sillon naso-labial bien marqué, qui, partant de l'aile du nez, aboutit aux coins de la bouche ; ce sillon est souvent double chez les vieillards.

La satisfaction ou l'amusement se caractérisent encore

11. Voir aussi les observations du docteur J. Crichton Browne, relatives au même sujet, dans le *Journal of Mental Science,* avril 1871, p. 149.

par le brillant et par l'éclat du regard, aussi bien que par la rétraction des commissures et de la lèvre supérieure et les plis qui l'accompagnent. Chez les idiots microcéphales eux-mêmes, qui sont si dégradés qu'ils n'apprennent jamais à parler, les yeux brillent légèrement sous l'influence du plaisir [12]. Dans le rire violent, les yeux se remplissent trop de larmes pour pouvoir briller ; dans le rire modéré ou le sourire, au contraire, la couche humide sécrétée par les glandes lacrymales peut aider à leur donner de l'éclat ; cependant cette circonstance doit n'avoir qu'une importance tout à fait secondaire, puisque sous l'influence du chagrin, les yeux deviennent ternes, bien qu'ils soient en même temps souvent remplis de larmes. Leur éclat paraît dû principalement à leur tension intérieure [13], due à la contraction des muscles orbiculaires et à la pression des joues relevées. Toutefois, suivant le docteur Piderit, qui a étudié ce point plus complétement que tout autre écrivain [14], cette tension peut être attribuée en grande partie à l'engorgement des globes oculaires par le sang et les autres fluides, qui résulte de l'accélération de la circulation due à l'excitation du plaisir. Cet auteur fait remarquer le contraste qui existe entre l'aspect des yeux d'un malade hectique dont la circulation est rapide, et celui des yeux d'un individu atteint de choléra et dont presque tous les fluides sont épuisés. Toute cause qui ralentit la circulation amortit le regard. Je me rappelle avoir vu un homme complétement épuisé par un exercice violent et prolongé, pendant une journée très-chaude : un voisin comparait ses yeux à ceux d'une *morue bouillie*.

Revenons aux sons qui accompagnent le rire. Nous pouvons comprendre à peu près comment l'émission de sons d'une espèce quelconque a dû s'associer naturellement à un

12. C. Vogt, *Mémoire sur les Microcéphales*, 1867, p. 21.
13. Sir Ch. Bell, *Anatomy of Expression*, p. 133.
14. *Mimik und Physiognomik*, 1867, s. 63-67.

état d'esprit agréable ; en effet, dans une grande partie du règne animal, les sons vocaux ou instrumentaux sont mis en usage soit comme appel, soit comme moyen de séduction d'un sexe à l'autre. Ils sont aussi employés comme signe de joie dans des réunions entre les parents et leur progéniture, ou entre des membres d'une même communauté. Mais pourquoi les sons que l'homme émet sous l'influence de la joie ont-ils ce caractère spécial de répétition qui caractérise le rire ? C'est ce que nous ne pouvons expliquer. Cependant on peut admettre que ces sons ont dû naturellement revêtir une forme aussi différente que possible de celle des cris qui expriment la douleur ; et puisque dans la production de ceux-ci, les expirations sont longues et continues, les inspirations brèves et interrompues, on devait sans doute s'attendre à trouver dans les sons provoqués par la joie des expirations courtes et saccadées avec des inspirations prolongées ; c'est en effet ce qui arrive.

Voici une question dont la solution n'est pas moins difficile : Pourquoi les coins de la bouche se rétractent-ils, et pourquoi la lèvre supérieure se soulève-t-elle, pendant le rire ordinaire ? La bouche ne peut pas s'ouvrir autant que possible, car lorsque cela arrive pendant un paroxysme de fou rire, il sort à peine un son appréciable, ou bien ce son émis change de hauteur et paraît sortir du plus profond de de la gorge. Les muscles qui président à la respiration et ceux des membres eux-mêmes sont en même temps mis en action et exécutent des mouvements vibratoires rapides. La mâchoire inférieure participe souvent à ces mouvements, ce qui empêche la bouche de s'ouvrir largement. Toutefois, comme il faut émettre un fort volume de son, l'ouverture buccale doit être suffisante, et c'est peut-être pour remplir ce but que les commissures se rétractent et que la lèvre supérieure se soulève. Si nous pouvons difficilement expliquer la forme que prend la bouche pendant le rire et qui provoque la formation de rides au-dessous des yeux, ainsi que le caractère saccadé du son qui l'accompagne et le tremblotement de la mâchoire, nous pouvons au moins supposer que tous ces effets dérivent d'une même cause. En effet, ils caractérisent tous l'expression du plaisir chez diverses espèces de singes.

Il existe une gradation non interrompue depuis le fou rire jusqu'à la simple expression de la gaieté, en passant par le rire modéré, le large sourire et le sourire léger. Pendant le fou rire, le corps entier se renverse souvent en arrière et se secoue, ou tombe presque en convulsions; la respiration est très-troublée, la tête et la face se gorgent de sang, les veines se distendent, les muscles péri-oculaires se contractent spasmodiquement pour protéger les yeux. Les larmes coulent abondamment; aussi, comme je l'ai déjà fait remarquer, il est à peine possible de reconnaître une différence quelconque sur le visage humide de larmes après un accès de rire ou après un accès de pleurs [15]. C'est probablement par suite de la ressemblance exacte qui existe entre les mouvements spasmodiques causés par des émotions si différentes, que les malades hystériques passent alternativement des pleurs au rire violent, et que les petits enfants font quelquefois de même. M. Swinhoe m'apprend qu'il a souvent vu des Chinois, affectés d'un profond chagrin, éclater en accès de rire hystériques.

J'étais désireux de savoir si le fou rire provoque ainsi une abondante effusion de larmes, dans la plupart des races humaines : les réponses que j'ai reçues de mes correspondants, sur cette question, permettent d'y répondre par l'affir-

---

15. Voir les observations de Sir J. Reynolds (*Discourses*, XII, p. 100). « Il est curieux d'observer, dit-il, ce fait certain, que les extrêmes des passions contraires s'expriment par les mêmes actes, avec des différences très-légères. » Comme exemple, il cite le plaisir frénétique d'une bacchante et la douleur d'une Marie-Madeleine.

mative. L'un des exemples cités se rapporte à des Hindous, chez lesquels d'ailleurs, d'après leur propre témoignage, le fait n'est pas rare. Il en est de même pour les Chinois. Chez une tribu sauvage de Malais, dans la presqu'île de Malacca, on voit quelquefois, assez rarement il est vrai, les femmes verser des larmes tout en riant à gorge déployée. Le fait doit être au contraire fréquent chez les Dyaks de Bornéo, au moins parmi les femmes; car j'ai appris du rajah C. Brooke qu'ils emploient habituellement l'expression: *rire jusqu'aux larmes*. Les aborigènes australiens donnent carrière sans contrainte à l'expression de leurs émotions; d'après mes correspondants, ils sautent et frappent des mains en signe de joie, et poussent souvent en riant de vrais rugissements; selon le témoignage de quatre de ces observateurs, leurs yeux s'humectent dans ces circonstances, et même dans l'un des cas cités, les larmes étaient assez abondantes pour couler le long des joues. M. Bulmer, qui a parcouru comme missionnaire les régions reculées de Victoria, remarque que « les naturels ont le sentiment très-vif du ridicule; ce sont d'excellents mimes, et quand l'un d'eux s'amuse à contrefaire les originalités de quelque membre absent de la tribu, on entend souvent le camp tout entier rire jusqu'aux convulsions ». Nous savons que chez les Européens l'imitation est aussi l'une des choses qui provoquent le plus aisément le rire; il est assez curieux de rencontrer la même particularité chez les sauvages australiens, qui constituent une des races les mieux définies du globe.

Dans l'Afrique méridionale, chez deux tribus de Cafres, les yeux se remplissent souvent de larmes, au milieu du rire, surtout chez les femmes. Gaika, frère du chef Sandilli, répond à ma question sur ce point : « Oui, c'est généralement leur habitude. » Sir Andrew Smith a vu le visage tatoué d'une femme hottentote sillonné de larmes après un accès de rire. La même observation a été faite chez les Abyssiniens de l'Afrique septentrionale. Enfin le fait a été constaté, dans l'Amérique du Nord, dans une tribu remarquablement sauvage et isolée, surtout chez les femmes ; dans une autre tribu on l'a observé une seule fois.

Du fou rire, comme nous l'avons déjà dit, on passe par des transitions insensibles au rire modéré. Dans celui-ci, les muscles péri-oculaires se contractent beaucoup moins et le froncement des sourcils est peu marqué ou nul. Entre un rire modéré et un large sourire il n'y a presque pas de différence ; seulement le dernier ne s'accompagne d'aucune émission du son. Cependant on entend souvent, au début d'un sourire, une expiration plus forte, un léger bruit, une sorte de rudiment du rire. Sur un visage qui sourit modérément, la contraction des muscles orbiculaires supérieurs se manifeste encore quelquefois par un léger abaissement des sourcils. Celle des muscles orbiculaires inférieurs et palpébraux est plus visible ; elle est indiquée par le froncement des paupières inférieures et des téguments placés au-dessous, en même temps que par une légère élévation de la lèvre supérieure. Du plus large sourire on passe au plus léger par une série de gradations insensibles. A l'extrême limite, les traits se déforment très-peu, beaucoup plus lentement, et la bouche reste fermée. La courbe du sillon naso-labial se modifie aussi légèrement. Ainsi il est impossible d'établir, au point de vue des mouvements des traits du visage, une ligne de démarcation tranchée quelconque entre le rire le plus violent et le plus léger sourire[16].

On pourrait donc croire que le sourire constitue la première phase du développement du rire. Toutefois on peut admettre le point de vue inverse, qui est probablement plus exact : l'habitude de traduire une sensation agréable par

16. Le docteur Piderit est arrivé aux mêmes conclusions. *Id.*, p. 99.

l'émission de sons bruyants et saccadés a primitivement provoqué la rétraction des coins de la bouche et de la lèvre supérieure, ainsi que la contraction des muscles orbiculaires ; dès lors, grâce à l'association et à l'habitude prolongée, les mêmes muscles doivent aujourd'hui entrer légèrement en action, quand une cause quelconque excite en nous un sentiment qui, plus intense, aurait amené le rire ; de là résulte le sourire.

Soit que nous considérions le rire comme le complet développement du sourire ; soit (ce qui est plus probable) qu'un faible sourire représente le dernier vestige de l'habitude fortement invétérée pendant de longues générations de témoigner notre joie par le rire, nous pouvons suivre chez nos enfants le passage graduel du premier de ces phénomènes au second. Ceux qui soignent des enfants jeunes savent bien qu'il est difficile de reconnaître sûrement si certains mouvements de leur bouche expriment quelque chose, c'est-à-dire de reconnaître s'ils sourient réellement. J'ai soumis mes propres enfants à une observation attentive. L'un d'eux, se trouvant dans une heureuse disposition d'esprit, sourit à l'âge de quarante-cinq jours, c'est-à-dire que les coins de sa bouche se rétractèrent, et en même temps ses yeux devinrent très-brillants. Je remarquai le même phénomène le lendemain ; mais le troisième jour, l'enfant étant indisposé, il n'y eut plus trace de sourire, fait qui rend probable la réalité des précédents. Pendant les quinze jours qui suivirent, ses yeux brillaient d'une manière remarquable chaque fois qu'il souriait, et son nez se ridait transversalement. Ce mouvement était accompagné d'une sorte de petit bêlement, qui représentait peut-être un rire. A l'âge de cent treize jours, ces légers bruits, qui se produisaient toujours pendant l'expiration, changèrent un peu de caractère ; ils devinrent plus brisés ou saccadés, comme dans le sanglot ; c'était certainement le commencement du rire. Cette modification du son me parut liée à l'accroissement de l'extension latérale de la bouche, qui se produisait à mesure que le sourire s'élargissait.

Chez un second enfant, j'observai pour la première fois un véritable sourire à quarante-cinq jours, c'est-à-dire à un âge peu différent, et chez un troisième un peu plus tôt. A soixante-cinq jours, le sourire du deuxième enfant était bien plus net, bien plus large que celui du premier au même âge; il commençait même à ce moment à émettre des sons très-analogues à un véritable rire. Nous trouvons dans ce développement graduel du rire chez l'enfant quelque chose de comparable, jusqu'à un certain point, à ce qui se passe pour les pleurs. Il semble que, dans l'un et l'autre cas, un certain exercice soit nécessaire, aussi bien que pour l'acquisition des mouvements ordinaires du corps, tels que ceux de la marche. Au contraire l'habitude de crier, dont l'utilité pour l'enfant est évidente, se développe parfaitement dès les premiers jours.

Bonne humeur, gaieté. — Un homme de bonne humeur a généralement de la tendance, sans sourire précisément, à rétracter les coins de sa bouche. L'excitation du plaisir accélère la circulation; les yeux deviennent plus brillants, la figure plus colorée. Le cerveau, stimulé par un afflux sanguin plus abondant, réagit sur les facultés intellectuelles; des idées riantes traversent l'esprit avec rapidité, les sentiments affectueux deviennent plus expansifs. J'ai entendu un enfant d'un peu moins de quatre ans, auquel on demandait ce que signifiait *être de bonne humeur*, répondre : « C'est rire, parler et embrasser. » Il serait difficile de trouver une définition plus vraie et plus pratique. Dans cette situation d'esprit, l'homme se tient droit, la tête haute et les yeux ouverts. Il n'y a ni affaissement des traits, ni contraction des sourcils. Au contraire, d'après une remarque de Moreau [17], le muscle frontal tend à se contracter légèrement, et cette contraction lisse le front, arque un peu les sourcils et relève les paupières. De là le mot latin *exporrigere frontem, dérider les sourcils*, qui signifie être gai ou joyeux. La physionomie de l'homme de bonne humeur est exactement l'inverse de celle de l'homme qu'un chagrin affecte. Selon Sir C. Bell, « dans toutes les émotions joyeuses, les sourcils, les paupières, les narines et les angles de la bouche sont relevés. C'est tout le contraire dans les émotions déprimantes ». Sous l'influence de ces dernières, le front se déprime ; les paupières, les joues, la bouche et la tête entière s'abaissent ; les yeux sont ternes, le teint pâle et la respiration lente. Le visage s'élargit dans la joie, et s'allonge dans le chagrin. Je ne veux pourtant pas affirmer que le principe de l'antithèse ait joué un rôle dans l'acquisition de ces expressions opposées, de concert avec les causes directes dont j'ai déjà parlé et qui sont suffisamment évidentes.

Dans toutes les races humaines, l'expression de la bonne humeur paraît être la même et se reconnaît aisément. C'est ce qui résulte des réponses que mes correspondants m'ont envoyées des diverses parties de l'ancien et du nouveau monde. J'ai reçu quelques détails particuliers sur les Hindous, les Malais et les habitants de la Nouvelle-Zélande. L'éclat des yeux des Australiens a frappé quatre observateurs, et le même fait a été noté chez les Hindous, les Dyaks de Bornéo et les Nouveaux-Zélandais.

Les sauvages expriment quelquefois leur satisfaction non-seulement par le sourire, mais par des gestes dérivés du plaisir de manger. Ainsi, M. Wedgwood [18] raconte,

---

17. *La Physionomie,* par G. Lavater, édit. de 1820, vol. IV, p. 224. — Voir aussi Sir C. Bell, *Anatomy of Expression,* p. 172, pour la citation suivante.

18. *Dictionary of English Etymology,* 2ᵉ édit. 1872. Introduction, p. XLIV.

d'après Petherick, que les nègres du Nil supérieur se mirent tous à se frotter le ventre, lorsque celui-ci exhiba ses colliers. Leichhardt dit que les Australiens faisaient claquer leurs lèvres à la vue de ses chevaux, de ses bœufs et surtout de ses chiens. Les Groënlandais, « quand ils affirment quelque chose avec plaisir, aspirent l'air avec un bruit particulier[19] », mouvement qui constitue peut-être une imitation de celui que produit la déglutition d'un mets savoureux.

On réprime le rire en contractant énergiquement le muscle orbiculaire de la bouche, lequel s'oppose à l'action du grand zygomatique et des autres muscles qui auraient pour effet d'attirer les lèvres en haut et en arrière. La lèvre inférieure est aussi quelquefois retenue entre les dents, ce qui donne à la physionomie une expression malicieuse, ainsi que cela a été observé chez l'aveugle et sourde Laura Bridgman[20]. Le grand zygomatique est du reste sujet à certaines variations, et j'ai vu chez une jeune femme les *depressores anguli oris* contribuer puissamment à la répression du sourire; toutefois, grâce à l'éclat des yeux, la contraction de ces muscles ne donnait nullement à sa physionomie une expression mélancolique.

On a fréquemment recours à un rire forcé pour dissimuler quelque état de l'esprit, la colère même. Certaines personnes s'en servent souvent pour cacher leur honte ou leur timidité. Quand on fronce les lèvres, comme pour prévenir un sourire, alors qu'il n'y a rien qui puisse soit l'exciter, soit empêcher qu'on s'y abandonne librement, il en résulte une expression affectée, solennelle ou pédante; il est inutile de nous étendre sur ces expressions hybrides. Le rire ou le sourire de moquerie, qu'il soit réel ou forcé, se mélange souvent de l'expression spéciale du dédain, qui peut se

19. Crantz, cité par Tylor, *Primitive Culture,* 1871, vol. I, p. 169.
20. F. Lieber, *Smithsonian Contributions,* 1851, vol. II, p. 7.

transformer en colère méprisante ou en simple mépris. Dans ces circonstances , le rire ou le sourire est destiné à montrer à l'offenseur qu'il ne parvient qu'à nous amuser.

Amour, sentiments tendres, etc. — Bien que l'émotion de l'amour, par exemple de l'amour d'une mère pour son enfant, soit une des plus puissantes que le cœur soit capable de ressentir, il est difficile de lui assigner un moyen propre ou spécial quelconque d'expression : ce fait s'explique, parce que ce sentiment ne provoque pas en général d'actes d'une nature particulière et déterminée. Il est certain cependant que l'affection, qui est un sentiment agréable, se manifeste ordinairement par un faible sourire et par un léger accroissement de l'éclat des yeux. On ressent vivement le désir du contact de la personne aimée; c'est là le moyen expressif le plus complet de l'amour[21]. C'est pourquoi nous aspirons à serrer dans nos bras les êtres que nous chérissons tendrement. Nous devons probablement ce désir à l'habitude héréditaire, s'associant aux effets de l'allaitement et des soins que nous donnons à nos enfants, ainsi qu'à l'influence des caresses mutuelles des amants.

Chez les animaux, nous voyons aussi le plaisir dérivé du contact s'associer avec l'affection et lui servir de moyen expressif. Les chiens et les chats éprouvent manifestement de la jouissance à se frotter contre leur maître ou leur maîtresse, ainsi qu'à être frottés ou tapés doucement de la main par eux. Les gardiens du Jardin Zoologique m'ont affirmé que plusieurs espèces de singes aiment à se caresser les uns les autres, aussi bien qu'à être caressés par les personnes pour lesquelles ils ont de l'affection. M. Bartlett

---

21. M. Bain fait remarquer *(Mental and Moral Science,* 1868, p. 239) que « la tendresse est une émotion agréable, provoquée de diverses manières, et dont l'effet est de pousser les êtres humains dans des embrassements réciproques ».

m'a rapporté la conduite que tinrent deux chimpanzés, un peu plus âgés que ceux que l'on transporte d'habitude dans notre pays, lorsqu'on les mit ensemble pour la première fois : ils s'assirent en face l'un de l'autre, amenèrent au contact leurs lèvres fortement avancées, et chacun d'eux plaça sa main sur l'épaule de son compagnon ; puis ils se serrèrent mutuellement dans leurs bras ; enfin ils se levèrent les bras enlacés sur les épaules, levant la tête, ouvrant la bouche et hurlant de plaisir.

Nous autres Européens nous sommes si habitués à manifester l'affection par le *baiser*, qu'on pourrait supposer que c'est là un signe expressif inné dans l'espèce humaine. Il n'en est rien cependant, et Steele s'est trompé quand il a dit : « La nature fut son auteur, et il naquit avec le premier amour. » Un habitant de la Terre-de-Feu, Jemmy Burton, m'a dit que le baiser est inconnu dans ce pays. Il est également inconnu chez les indigènes de la Nouvelle-Zélande, les Tahitiens, les Papous, les Australiens, les Somaulis d'Afrique, et les Esquimaux[22]. Il est cependant si naturel qu'il résulte probablement du plaisir qui naît du contact intime d'une personne aimée, et dans diverses parties du monde il est remplacé par certains gestes qui paraissent avoir la même origine. Dans la Nouvelle-Zélande et la Laponie, on se frotte le nez ; ailleurs on se frotte ou on se tape amicalement sur les bras, la poitrine, l'épigastre, ou bien encore on se frappe le visage avec les mains ou les pieds de son interlocuteur. L'habitude de souffler, en signe d'affection, sur diverses parties du corps, dérive peut-être aussi du même principe[23].

22. On trouve dans Sir J. Lubbock (*Prehistoric Times*, 2ᵉ édit. 1869, p. 552) les autorités qui justifient ces affirmations. La citation de Steele est tirée de cet ouvrage.

23. Voir une étude complète de cette question, avec tous renseignements, dans E.-B. Tylor, *Researches into the Early History of Mankind*, 2ᵉ édit., 1870, p. 51.

Les sentiments qu'on qualifie de tendres sont difficiles à analyser; ils paraissent composés d'affection, de joie et spécialement de sympathie. Ils sont en eux-mêmes d'une nature agréable, hormis pourtant la pitié, quand elle dépasse certaines limites, et qu'elle est remplacée, par exemple, par l'horreur qu'on éprouve au récit de tortures infligées à un homme ou à un animal. Un fait à remarquer, c'est que ces sentiments provoquent très-facilement l'effusion des larmes. Il n'est pas rare, en effet, de voir un père et un fils pleurer en se retrouvant ensemble après une longue séparation, surtout si leur rencontre se fait d'une façon inattendue. On a constaté qu'une joie très-vive tend par elle-même à agir sur les glandes lacrymales; mais il est probable aussi que, dans des circonstances semblables à celles dont nous venons de parler, il passe dans l'esprit du père et du fils comme une idée vague de la douleur qu'ils eussent éprouvée s'ils ne s'étaient plus jamais rencontrés, et cette pensée triste active naturellement la sécrétion des larmes. Ainsi, au retour d'Ulysse :

> « Télémaque
> Se lève, et se jette en sanglotant dans les bras de son père ;
> Le chagrin les oppresse, et fait couler leurs pleurs.
>
> . . . .
>
> Ainsi les deux héros laissent échapper de leurs paupières des torrents
> de larmes,
> Et la lumière du soleil aurait disparu avant que leurs pleurs eussent
> cessé,
> Si Télémaque n'avait enfin retrouvé la parole pour dire... »

ODYSSÉE, liv. XVI, st. 27.

Et plus loin, quand Pénélope reconnaît enfin son époux :

> « Soudain, les larmes s'échappent en abondance de ses paupières,
> Elle s'élance de sa place, et jetant
> Ses bras autour du cou d'Ulysse, elle couvre
> Sa tête de baisers ardents, et s'écrie... »

Liv. XXIII, st. 27.

Le souvenir de la demeure où s'est écoulée notre enfance, ou celui de jours heureux depuis longtemps disparus, se présentant vivement à notre esprit, rend fréquemment nos yeux humides de larmes; ici encore il intervient une pensée triste, celle que ces jours ne reviendront jamais. On peut dire que, dans ces circonstances, nous compatissons avec nous-mêmes, en comparant notre présent avec ce passé. La sympathie pour les malheurs des autres provoque aisément nos larmes, même s'il s'agit de l'héroïne infortunée de quelque épisode attendrissant, personnage imaginaire, pour lequel nous ne saurions ressentir de l'affection. Il en est de même de la sympathie qui s'adresse au bonheur d'autrui, par exemple à celui de l'amoureux mis en scène par un habile romancier, et dont les vœux sont comblés après des efforts et des obstacles sans nombre.

La sympathie paraît constituer une émotion séparée ou distincte, particulièrement apte à agir sur les glandes lacrymales, aussi bien chez celui qui l'éprouve que chez celui qui la provoque. Tout le monde a remarqué avec quelle facilité les enfants éclatent en sanglots lorsqu'on les plaint pour quelque mal insignifiant. Chez les aliénés mélancoliques, d'après les renseignements que je tiens du docteur Crichton Browne, un simple mot aimable provoque des accès de pleurs incoercibles. Lorsque nous exprimons notre pitié pour le chagrin d'un ami, nos yeux se mouillent souvent de larmes. On explique habituellement le sentiment de la sympathie, en supposant que, en voyant ou entendant souffrir autrui, l'idée de la souffrance s'empare assez fortement de notre esprit pour nous faire souffrir nous-mêmes. Toutefois cette explication ne me paraît pas suffisante, car elle ne rend pas compte du lien intime qui lie la sympathie à l'affection; nous sympathisons sans aucun doute beaucoup plus vivement avec une personne aimée qu'avec une personne indifférente; et nous apprécions aussi beaucoup plus les témoignages de sympathie qui nous viennent d'un ami. Toutefois nous pouvons certainement compatir aux malheurs de quelqu'un pour qui nous ne ressentons pas d'affection.

Nous avons vu, dans un précédent chapitre, pourquoi la souffrance, au moment où nous l'éprouvons, provoque les larmes. Or l'expression naturelle et universelle de la joie est le rire, et, chez toutes les races humaines, le fou rire excite la sécrétion lacrymale plus énergiquement que toute autre cause, la souffrance exceptée. Il me semble que, si la joie rend les yeux humides de larmes alors même que le rire n'existe pas, ce phénomène peut s'expliquer, en vertu de l'habitude et de l'association, exactement comme nous avons expliqué l'effusion des pleurs sous l'influence du chagrin, alors même qu'il n'y a pas de cris. Cependant il est très-remarquable que la sympathie pour les douleurs des autres provoque les larmes plus abondamment que nos propres douleurs; c'est là un fait qui n'est pas douteux. Qui n'a vu parfois un homme, des yeux duquel ses propres souffrances ne sauraient faire jaillir une larme, pleurer sur les souffrances d'un ami bien-aimé? Chose plus remarquable encore : la sympathie pour le bonheur ou la bonne fortune de ceux que nous chérissons tendrement provoque nos larmes, tandis qu'un bonheur semblable laisse nos yeux secs quand c'est nous-mêmes qu'il intéresse. On pourrait par conséquent supposer que si nous pouvons, grâce à une habitude depuis longtemps invétérée, résister efficacement aux pleurs sous l'influence de la douleur physique, cette puissance de répression n'a jamais été mise en jeu, au contraire, pour empêcher la légère effusion de larmes que provoque la sympathie pour le malheur ou le bonheur d'autrui.

La musique a un pouvoir merveilleux, comme j'ai essayé de le démontrer ailleurs [24], pour faire renaître, d'une ma-

24. *Descendance de l'homme,* trad. française par Moulinié. Vol. II, p. 350.

nière vague et indéfinie, ces émotions puissantes qui ont été ressenties, dans le lointain des âges, par nos premiers ancêtres, alors probablement qu'ils employaient les sons vocaux comme moyen de séduction d'un sexe à l'autre. Comme plusieurs de nos émotions les plus puissantes — chagrin, joie vive, amour, sympathie — agissent sur la sécrétion lacrymale, il n'est pas étonnant que la musique puisse aussi amener des larmes dans nos yeux, surtout quand nous sommes déjà amollis par quelque sentiment tendre. La musique produit souvent un autre effet singulier. Nous savons que les émotions ou excitations violentes — douleur extrême, rage, terreur, joie, passion amoureuse — ont toutes une tendance spéciale à produire du tremblement dans les muscles; or la musique produit, chez les personnes qui en ressentent puissamment l'impression, une sorte de frisson ou de frémissement dans l'épine dorsale et dans les membres. Ce phénomène paraît avoir avec le tremblement du corps dont nous parlions tout à l'heure les mêmes relations que la légère effusion de larmes produite par la musique avec les pleurs que provoque toute émotion réelle et violente.

Piété. — La piété se rapproche jusqu'à un certain point de l'affection, bien que son essence soit avant tout le respect, souvent mélangé de crainte ; aussi n'aurons-nous que quelques mots à dire sur l'expression de cet état d'esprit. Certaines sectes, tant anciennes que modernes, ont étrangement mélangé la religion et l'amour, et on a même soutenu, quelque regrettable que soit le fait, que le saint baiser de paix diffère à peine de celui qu'un homme donne à une femme ou une femme à un homme [25]. La piété s'exprime principalement en levant le visage vers le ciel, et tournant les yeux en haut. Sir Charles Bell fait remarquer que, à

25. Voir l'étude de ce fait dans *Body and Mind*, par le docteur Maudsley, 1870, p. 85.

l'approche du sommeil, ou d'une défaillance, ou de la mort, les pupilles se dirigent en haut et en dedans; et il pense que, « lorsque nous sommes absorbés dans des sentiments pieux, nous levons les yeux par un acte inné ou instinctif », qui doit être attribué à la même cause que dans les cas ci-dessus [26]. D'après le professeur Donders, il est certain que les yeux se tournent en haut pendant le sommeil. Lorsqu'un petit enfant tette le sein de sa mère, ce mouvement des globes oculaires donne souvent à sa physionomie une expression stupide de plaisir extatique, et dans ce cas, on peut très-bien voir que l'enfant lutte contre une position qui est naturelle pendant le sommeil. Sir Charles Bell rend compte de ce fait, en supposant que certains muscles sont plus que d'autres soumis au contrôle de la volonté. D'après le professeur Donders, cette explication est inexacte. Puisque les yeux se relèvent fréquemment, dans la prière, sans que l'esprit soit assez absorbé dans ses pensées pour approcher de l'état de non-conscience qui caractérise le sommeil, il est probable que leur mouvement est purement conven-tionnel, et résulte de la vulgaire croyance que le ciel, demeure de la puissance divine à laquelle s'adresse la prière, est placé au-dessus de nous.

Une posture humble, agenouillée, les bras relevés et les mains jointes, nous paraissent, par l'effet d'une longue habi-tude, s'approprier si parfaitement à l'expression de la piété, qu'on pourrait croire cette attitude innée; toutefois je n'en rencontre aucune trace dans diverses races humaines extra-européennes. Il ne paraît pas non plus que les Romains, pendant la période classique de leur histoire, eussent l'ha-bitude de joindre les mains pour prier; je m'appuie ici sur une autorité parfaitement compétente. M. Hensleigh Wedg-wood a donné probablement l'explication vraie, en suppo-

26. *The Anatomy of Expression*, p. 103, et *Philosophical Transac-tions*, 1823, p. 182.

sant que l'attitude en question est celle d'une soumission servile[27] : « Lorsque le suppliant, dit-il, s'agenouille, lève les bras et joint les mains, il représente un captif qui prouve sa soumission absolue en livrant ses mains à lier au vainqueur. C'est la représentation du mot latin *dare manus*, qui signifie se soumettre. » Ainsi ni les yeux levés vers le ciel, ni les mains jointes sous l'influence des sentiments pieux, ne sont probablement des actes innés ou véritablement expressifs; du reste il devait en être ainsi, car il est très-douteux que les hommes non civilisés des anciens âges aient été susceptibles d'éprouver des sentiments analogues à ceux que nous classons dans cette catégorie.

27. *The Origin of Language,* 1866, p. 146. — M. Tylor, *Early History of Mankind,* 2ᵉ édit. 1870, p. 48, attribue une origine plus complexe à la position des mains pendant la prière.

CHAPITRE IX

Froncement des sourcils. — Réflexion accompagnée d'effort ou de la perception d'une chose difficile ou désagréable. — Méditation abstraite. — Mauvaise humeur. — Morosité. — Obstination. — Bouderie, moue. — Décision ou détermination. — Occlusion énergique de la bouche.

La contraction des sourciliers abaisse les sourcils et les rapproche l'un de l'autre, en produisant sur le front les rides verticales qu'on désigne sous le nom de *froncement des sourcils*. Sir C. Bell, qui croyait à tort que le sourcilier est particulier à l'espèce humaine, le considérait comme « le plus remarquable des muscles du visage humain. Il contracte les sourcils avec un effort énergique, qui exprime la réflexion, d'une manière inexplicable, mais frappante ». Et ailleurs il ajoute : « Lorsque les sourcils sont froncés, l'énergie intellectuelle est rendue apparente, et il se produit alors une expression où se peignent à la fois la pensée et l'émotion humaines et la brutalité farouche de l'animal[1]. » Il y a beau-

1. *Anatomy of Expression*, p. 137-139. Il n'est pas étonnant que les sourciliers se soient développés beaucoup plus chez l'homme que chez les singes anthropoïdes, car il les fait agir incessamment et dans les circonstances les plus variées; aussi ont-ils dû se fortifier par l'usage, et ce caractère a dû se transmettre par l'hérédité. Nous avons vu l'importance du rôle qu'ils jouent, de concert avec les muscles orbiculaires, en protégeant les yeux contre les dangers d'un afflux sanguin trop considérable pendant de violents mouvements d'expiration. Lorsque les yeux se ferment avec toute la vitesse et la force possibles, par exemple pour esquiver un

coup de vrai dans ces remarques, mais non toute la vérité. Le docteur Duchenne a appelé le sourcilier le muscle de la réflexion[2]; mais cette qualification ne peut être considérée comme exacte qu'avec certaines restrictions.

Supposons un homme absorbé dans les pensées les plus profondes : son sourcil peut rester immobile, jusqu'au moment où il rencontre quelque obstacle dans la suite de son raisonnement, ou jusqu'à ce qu'il soit troublé par une interruption; à cet instant, un froncement passe comme une ombre sur son front. Un homme affamé réfléchit profondément aux moyens de se procurer à manger; mais, en général, il ne fronce le sourcil que s'il se trouve en présence de quelque difficulté, soit dans le projet, soit dans l'exécution, ou s'il trouve mauvaise la nourriture qu'il a obtenue. J'ai remarqué. chez presque tout le monde, qu'on fronce instantanément les sourcils, si l'on vient à rencontrer, en mangeant, quelque saveur étrange ou désagréable. Je priai un jour plusieurs personnes, sans leur expliquer dans quel but, de prêter l'oreille à un bruit très-léger. dont la nature et la source leur étaient parfaitement connues; aucune d'elles ne fronça le sourcil; mais un individu qui arriva sur ces entrefaites, et qui ne pouvait concevoir ce que nous faisions tous dans le plus profond silence, prié à son tour d'écouter, fronça énergiquement ses sourcils, bien qu'il ne fût pas de mauvaise humeur, en disant qu'il ne comprenait pas ce que

coup, les sourciliers se contractent. Chez les sauvages et en général chez les hommes dont la tête reste habituellement découverte, les sourcils sont continuellement abaissés et contractés pour abriter les yeux contre une lumière trop vive; ce mouvement, effectué en partie par les sourciliers, a dû devenir particulièrement utile aux ancêtres primitifs de l'homme, lorsqu'ils ont commencé à affecter la station verticale. Le Professeur Donders a émis récemment l'opinion que les sourciliers agissent pour pousser le globe de l'œil en avant dans l'accommodation pour la vision rapprochée. (*Arch. of Medic.*, éd. de L. Beale, 1870, vol. V, p. 34.)

2. *Mécanisme de la Physionomie Humaine*, Album, légende III.

nous cherchions. Le docteur Piderit[3], qui a publié des observations sur le même phénomène, ajoute que les bègues froncent généralement les sourcils en parlant, et qu'on en fait autant d'ordinaire en tirant ses bottes, si celles-ci sont trop serrées. Quelques personnes ont cette habitude si invétérée que le simple effort de la parole suffit presque toujours pour provoquer chez elles ce mouvement.

D'après les réponses que j'ai reçues à mes questions, les hommes de toutes races froncent les sourcils quand ils ont l'esprit perplexe pour une cause quelconque ; mais je dois avouer que ces questions étaient mal rédigées, car j'avais confondu la simple méditation avec la perplexité. Néanmoins il est certain que les Australiens, les Malais, les Hindous et les Cafres du sud de l'Afrique froncent les sourcils lorsqu'ils sont embarrassés. Dobritzhoffer fait remarquer que les Guarinis de l'Amérique du Sud agissent de même dans les mêmes circonstances[4].

Des considérations précédentes nous pouvons conclure que le froncement des sourcils n'exprime pas la simple réflexion ni l'attention, quelque profondes ou soutenues qu'elles soient, mais bien une difficulté ou un obstacle rencontré dans la suite des pensées ou dans l'action. Cependant comme il est rare qu'une méditation profonde puisse être poursuivie longtemps sans quelque difficulté, elle s'accompagne en général du froncement des sourcils. C'est pourquoi ce froncement donne habituellement à la physionomie, suivant la remarque de Sir C. Bell, une expression d'énergie intellectuelle. Mais pour que cet effet puisse se produire, le regard doit être clair et fixe, ou bien dirigé en bas, ce qui a lieu en effet souvent dans la

---

3. *Munik und Physiognomik,* s. 46.
4. *History of the Abipones,* trad. ang., vol. II, p. 59, cité par Lubbock, *Origin of Civilization,* 1870, p. 355.

réflexion profonde. La physionomie ne doit pas être troublée par autre chose, comme dans le cas d'un homme de mauvaise humeur ou chagrin, ou d'un homme qui manifeste les effets d'une souffrance prolongée, le regard éteint et la mâchoire pendante, ou qui rencontre une saveur désagréable dans sa nourriture, ou enfin qui trouve quelque difficulté à accomplir un acte minutieux, par exemple, à enfiler une aiguille. Dans les conditions ci-dessus, on voit souvent paraître un froncement de sourcils ; mais il est accompagné par quelque autre expression, qui écarte entièrement de la physionomie toute apparence d'énergie intellectuelle ou de réflexion profonde.

Nous pouvons maintenant nous demander comment il se fait qu'un froncement de sourcils puisse exprimer l'idée de quelque chose de difficile ou de désagréable, pensée ou action. Dans l'étude des mouvements de l'expression, il convient d'adopter, autant que possible, la méthode des naturalistes, qui jugent nécessaire de suivre le développement embryonnaire d'un organe, afin d'en comprendre parfaitement la structure. La première expression, la seule à peu près qui soit visible pendant les premiers jours de l'enfance, où elle apparaît souvent, est celle qui se manifeste pendant les cris. Or dans le premier âge et quelque temps après, les cris sont excités par toute sensation, toute émotion douloureuse ou déplaisante, comme la faim, la souffrance, la colère, la jalousie, la crainte, etc. Dans ces moments-là, les muscles qui entourent les yeux sont fortement contractés, et ce fait explique, je crois, en grande partie le froncement des sourcils qui persiste pendant le reste de notre vie. J'ai observé à plusieurs reprises mes propres enfants, à partir de huit jours jusqu'à l'âge de deux ou trois mois, et j'ai remarqué que, lorsqu'une crise de pleurs survenait graduellement, le premier signe visible était la contraction des sourciliers, qui produisait un léger froncement, promptement suivi de la contraction des autres muscles qui entourent les yeux. Lorsqu'un enfant est inquiet ou souffrant, j'ai constaté que de légers froncements de sourcils passent constamment sur son visage, comme des ombres. Ils sont d'ordinaire suivis tôt ou tard d'une crise de pleurs ; cela n'arrive pourtant pas toujours. Par exemple, j'ai souvent observé un baby de sept à huit semaines, pendant qu'il suçait du lait froid, qui devait évidemment lui déplaire. Pendant tout ce temps, un froncement de sourcils léger, mais bien caractérisé, ne quittait pas son visage ; je ne l'ai pourtant pas vu dégénérer en une crise de pleurs, bien qu'on pût remarquer par moments les diverses phases qui en annonçaient l'approche.

Cette habitude de contracter les sourcils, au commencement de chaque crise de pleurs et de cris, s'étant maintenue chez les petits enfants pendant des générations innombrables, a fini par s'associer fortement à la sensation naissante de quelque chose de douloureux ou de désagréable. De là vient que, dans des circonstances analogues, cette habitude peut se conserver pendant l'âge mûr, bien qu'elle ne dégénère alors jamais en crise de pleurs. On commence de bonne heure dans la vie à retenir les cris et les pleurs, tandis qu'on ne réprime guère le froncement des sourcils à aucun âge. Il est peut-être bon de remarquer que, chez les enfants qui ont les pleurs faciles, la moindre inquiétude provoque immédiatement les larmes, tandis que cette inquiétude n'occasionnerait qu'un simple froncement de sourcils chez la plupart des autres enfants. Il en est de même dans certaines formes d'aliénation mentale : le moindre effort d'esprit donne lieu à des pleurs incoercibles, tandis qu'il n'amènerait qu'un simple froncement de sourcils chez un sujet ordinaire. Si l'habitude de contracter nos sourcils, quand nous nous trouvons brusquement en face d'une impression pénible quelconque, bien que prise dans l'enfance, se conserve pendant le reste de notre vie, il n'y a rien là qui doive nous étonner particulièrement ; ne voyons-nous pas beaucoup d'autres habitudes associées, acquises dans le jeune âge, persister d'une manière permanente, chez l'homme et les animaux ? On voit souvent, par exemple, les chats adultes, lorsqu'ils éprouvent une sensation de bien-être et de chaleur, étendre encore leurs pattes de devant en faisant saillir leurs griffes, habitude à laquelle ils se livraient dans un but défini lorsqu'ils tétaient leur mère.

Une cause d'un autre ordre a probablement fortifié encore l'habitude de froncer les sourcils toutes les fois que l'esprit s'applique à quelque sujet ou se trouve en face de quelque difficulté. De tous les sens, la vue est le plus important : aux époques primitives, la plus grande attention dut être sans cesse dirigée vers les objets éloignés, soit dans le but de se procurer une proie, soit dans celui d'éviter un danger. Je me rappelle avoir été frappé, pendant mes voyages dans certaines parties de l'Amérique du Sud, que la présence d'Indiens rendaient dangereuses, de la persistance avec laquelle les Gauchos, demi-sauvages, examinaient attentivement tous les points de l'horizon, instinctivement en quelque sorte et sans paraître en avoir conscience. Or, lorsqu'un individu ayant la tête découverte (ce qui a dû être la condition primitive de l'homme) s'efforce de distinguer en plein jour, surtout si le ciel est brillant, un objet éloigné, il contracte presque invariablement ses sourcils, pour empêcher l'accès d'une lumière excessive ; en même temps la paupière inférieure, les joues et la lèvre supérieure se soulèvent de manière à amoindrir l'ouverture des paupières. J'ai demandé, avec intention, à plusieurs personnes, jeunes et âgées, de regarder, dans les circonstances mentionnées ci-dessus, des objets éloignés, en leur laissant croire que mon but était uniquement d'éprouver leur vue ;

toutes se sont comportées comme je viens de l'indiquer. Quelques-unes se sont servies aussi de leur main ouverte pour abriter leurs yeux contre un excès de lumière. Gratiolet, après avoir rapporté quelques observations du même genre[5], ajoute : « Ce sont là des attitudes de vision difficile. » Il conclut que les muscles péri-oculaires se contractent en partie pour exclure l'excès de lumière (ce qui me paraît en effet le point le plus important), et en partie pour permettre aux seuls rayons provenant directement de l'objet examiné de frapper la rétine. M. Bowman, que j'ai consulté à ce sujet, pense que la contraction de ces muscles « peut en outre venir plus ou moins en aide aux mouvements synergiques des deux yeux, en leur donnant un point d'appui plus fixe. tandis que les muscles de l'orbite mettent les globes en position pour la vision binoculaire. »

Comme c'est un effort à la fois difficile et pénible que de regarder attentivement, en pleine lumière, un objet éloigné, comme cet effort s'est habituellement accompagné pendant une suite de générations innombrables de la contraction des sourcils, cette contraction a dû passer à l'état d'habitude fortement enracinée; et cependant son origine est dans des phénomènes d'un tout autre ordre : c'est dans l'enfance qu'il faut la chercher, et elle a constitué d'abord un premier moyen de protection pour les organes de la vision pendant les cris. Il existe sûrement une grande analogie, au point de vue de l'état de l'esprit, entre l'examen attentif d'un objet éloigné, la suite d'un enchaînement compliqué de pensées, et l'exécution de quelque travail méca-

5. *De la Physionomie*, p. 15, 144, 146. — M. Herbert Spencer explique le froncement des sourcils exclusivement par l'habitude que nous avons de les contracter afin de faire ombre aux yeux et de les protéger contre une lumière trop éclatante. Voir *Principles of Pchysology*, 2ᵉ édit., 1872, p. 546.

nique minutieux et difficile. L'opinion que l'habitude de contracter les sourcils se perpétue alors même qu'il n'est plus besoin d'exclure un excès de lumière, est confirmée par certains cas que nous avons cités plus haut, et dans lesquels les sourcils ou les paupières sont mis en mouvement, sans nécessité, en vertu de cette seule cause que ces organes ont été mis antérieurement en jeu, dans des circonstances analogues, dans un but utile. Par exemple, nous fermons volontairement les yeux quand nous voulons ne pas voir un objet, et nous sommes enclins à les fermer aussi quand nous rejetons une proposition, comme si nous ne pouvions ou ne voulions pas la voir ; ou bien encore, quand nous pensons à quelque chose qui nous fait horreur. De même nous élevons nos sourcils quand nous voulons regarder rapidement tout autour de nous, et nous exécutons souvent le même mouvement quand nous faisons effort pour rappeler nos souvenirs ; nous agissons alors comme si notre regard pouvait les chercher et les découvrir.

Distraction, méditation. — Lorsque notre esprit distrait est absorbé dans ses pensées, lorsque nous sommes, comme on le dit quelquefois, « perdus dans une sombre rêverie », nos sourcils ne se froncent pas, mais notre regard semble errer dans le vide ; les paupières inférieures se relèvent en général et se rident, comme chez un individu myope qui fait effort pour distinguer un objet éloigné ; en même temps la partie supérieure des muscles orbiculaires se contracte légèrement. Le plissement des paupières inférieures dans ces circonstances a été observé chez certains sauvages : M. Dyson Dacy l'a constaté chez les Australiens de Queensland, et M. Geach l'a souvent remarqué chez les Malais de l'intérieur de Malacca. Il est impossible jusqu'à présent d'en déterminer la cause ou la signification ; remarquons seulement que nous trouvons là un nouvel exemple d'un mouvement des muscles péri-oculaires ayant un rapport déterminé avec un état spécial de l'esprit.

L'expression vide du regard est très-particulière ; elle indique immédiatement qu'un homme est absorbé dans ses pensées. Le professeur Donders, à ma demande, a bien voulu, avec sa gracieuseté habituelle, étudier soigneusement cette question ; il a examiné cette expression chez un certain nombre de personnes, et il s'est soumis lui-même aux observations du professeur Engelmann. Il paraît que les yeux, au lieu de se fixer sur un objet éloigné, comme je l'avais cru, ne regardent alors aucun point précis. Souvent même les axes visuels des deux globes deviennent légèrement divergents ; cette divergence peut aller, la tête étant tenue verticalement et le plan de la vision étant horizontal, jusqu'à un angle maximum de 2°. On s'en est assuré en observant qu'un objet éloigné donne alors une image double et croisée. Il arrive fréquemment que, lorsqu'un homme est absorbé dans ses pensées, sa tête se penche en avant par suite de la résolution générale des muscles ; dans ce cas, si le plan visuel reste encore horizontal, les yeux sont nécessairement un peu tournés en haut, et alors la divergence atteint 3° ou 3°,5' ; si l'élévation des yeux est encore plus considérable, la divergence va de 6° à 7°. Le Professeur Donders attribue cette divergence au relâchement presque complet de certains des muscles des yeux, lequel résulterait de la contention excessive de l'esprit[6]. En effet, lorsque les muscles de l'œil agissent, les globes sont convergents. Le Professeur Donders fait remarquer, à propos de leur divergence dans le cas particulier qui nous occupe, qu'un œil devenu aveugle se dévie presque toujours en dehors au

---

6. Gratiolet remarque (*De la Phys.*, p. 35) que : « lorsque l'attention est fixée sur quelque image intérieure, l'œil regarde dans le vide et s'associe automatiquement à la contemplation de l'esprit. » C'est à peine, à vrai dire, si cette remarque mérite le nom d'explication.

bout de peu de temps; en effet, les muscles qui servent normalement à ramener le globe en dedans pour permettre la vision binoculaire ne sont plus employés.

La réflexion perplexe s'accompagne souvent de certains mouvements, de certains gestes. C'est ainsi, par exemple, que la main se porte soit au front, soit à la bouche, soit au menton. Je n'ai jamais rien observé d'analogue, au contraire, lorsqu'on est simplement plongé dans une profonde méditation, sans rencontrer aucune difficulté. Plaute, décrivant dans une de ses comédies [7] un homme embarrassé, dit : « Voyez-le donc, le menton appuyé sur sa main. » Ce même geste, si futile, si peu significatif en apparence, qui consiste à porter la main au visage, a été retrouvé chez certains sauvages. M. J. Mansel Weale l'a observé chez les Cafres du sud de l'Afrique, et le chef indigène Gaïka raconte que, « dans ces circonstances, ils se tirent quelquefois la barbe. » M. Washington Matthews, qui a étudié quelques-unes des tribus indiennes les plus sauvages des régions occidentales des États-Unis, fait remarquer qu'il a vu ces Indiens mettre leur main, et le plus ordinairement le pouce et l'index, en contact avec quelque partie de leur visage, le plus souvent avec la lèvre supérieure, alors qu'ils s'absorbaient dans leurs pensées. Si l'on peut comprendre pourquoi l'on se comprime ou l'on se frotte le front, tandis qu'une pensée profonde travaille le cerveau, il est beaucoup moins facile d'expliquer pourquoi on porte la main à la bouche ou au visage.

Mauvaise humeur. — Nous avons vu que le froncement des sourcils est le mouvement expressif qui se produit naturellement lorsqu'il se rencontre quelque difficulté, lorsqu'il survient quelque pensée ou quelque sensation désagréable;

7. *Miles Gloriosus,* act. II, sc. 2.

une personne qui est souvent exposée à des impressions de
ce genre et qui s'y livre facilement sera prédisposée à être
de mauvaise humeur, irritable, malgracieuse, et manifestera
cet état de son esprit par un froncement des sourcils habituel. Cependant l'expression maussade qui résulte de ce
froncement peut être neutralisée par la douce expression
d'une bouche habituellement souriante et par des yeux
brillants et enjoués. Il en est de même si le regard est clair
et résolu, la physionomie sérieuse et réfléchie. Le froncement des sourcils, accompagné de la dépression des coins
de la bouche, signe caractéristique du chagrin, donne un
air bourru. Lorsqu'un enfant (voir *Planche IV*, fig. 2)[8]
fronce énergiquement ses sourcils, en pleurant, sans contracter fortement, comme d'habitude, les muscles orbiculaires, sa figure prend une expression bien marquée de
colère et même de rage, mêlée de souffrance.

Quand le sourcil se fronce et s'abaisse en même temps
fortement, par la contraction des muscles pyramidaux du
nez — ce qui produit des rides ou plis transversaux à la
base de cet organe — l'expression traduit une humeur
morose. Le docteur Duchenne pense que la contraction de
ces muscles donne une expression marquée de dureté
agressive[9], alors même qu'elle n'est pas accompagnée du
froncement des sourcils. Mais je doute beaucoup que ce
soit là une expression vraie ou naturelle. J'ai montré à onze
personnes, dont quelques artistes, une photographie de
M. Duchenne représentant un jeune homme chez lequel
les pyramidaux étaient fortement contractés par l'action
de l'électricité : aucune ne put se rendre compte de ce que

8. La photographie originale, par M. Kindermann, est beaucoup plus
expressive que cette copie, parce qu'on y distingue plus nettement le
plissement du front.

9. *Mécanisme de la Physionomie humaine*, Album, légende IV,
fig. 16-18.

cette expression signifiait, à l'exception d'une jeune fille, qui y découvrit avec sagacité une « méditation chagrine ». Lorsque je vis moi-même cette photographie pour la première fois, sachant ce qu'elle signifiait, mon imagination y ajouta, je crois, ce qui lui manquait, c'est-à-dire le plissement du front, et dès lors l'expression me parut vraie et extrêmement morose.

Des lèvres serrées, en même temps que des sourcils abaissés et froncés, prêtent à la physionomie un air de décision et parfois aussi la rendent renfrognée et maussade. Pourquoi l'occlusion énergique de la bouche donne-t-elle cette expression d'obstination? Nous discuterons cette question tout à l'heure.

L'expression de l'obstination chagrine a été très-nettement reconnue par mes correspondants chez les naturels de six régions différentes de l'Australie. D'après M. Scott, elle est bien marquée chez les Hindous. On l'a rencontrée chez les Malais, les Chinois, les Cafres, les Abyssins, et on la trouve à un degré remarquable chez les sauvages de l'Amérique du Nord, d'après le docteur Rothrock, ainsi que chez les Aymaras de Bolivie, d'après M. D. Forbes. Je l'ai également observée chez les Araucaniens du Chili méridional. M. Dyson Lacy a remarqué que les indigènes australiens, sous l'influence de cette disposition d'esprit, croisent quelquefois leurs bras sur leur poitrine, attitude que l'on voit aussi parfois chez nous. Une ferme détermination, allant jusqu'à l'entêtement, s'exprime aussi dans certains cas par l'élévation persistante des deux épaules, geste dont nous expliquerons la signification dans le chapitre suivant.

Les jeunes enfants témoignent une humeur boudeuse *en faisant la moue*. Quand les coins de la bouche sont très-abaissés, la lèvre inférieure se renverse et s'avance un peu; cette disposition constitue également une sorte de moue. Mais la variété de moue dont je veux parler ici consiste dans l'avancement des deux lèvres en forme de tube, avancement qui leur fait atteindre parfois le niveau du bout du nez, lorsque celui-ci est petit. Cette moue s'accompagne ordinairement du froncement des sourcils, et quelquefois de l'émission d'un bruit particulier. Cette expression est remarquable, en ce qu'elle est à peu près la seule, à ma connaissance, qui se manifeste plus nettement pendant l'enfance que pendant l'âge mûr, au moins chez les Européens. Dans toutes les races, cependant, les adultes ont quelque tendance à avancer les lèvres quand ils sont sous l'influence d'une grande colère. Certains enfants font la moue par timidité ; mais on ne peut guère appliquer à ce cas particulier la qualification de bouderie.

D'après les informations que j'ai prises dans diverses familles très-nombreuses, la moue ne paraît pas chose fort commune chez les enfants européens ; mais elle existe dans le monde entier, et il est probable qu'elle est très-répandue et très-marquée chez la plupart des races sauvages, car elle a frappé l'attention d'un grand nombre d'observateurs. On l'a remarquée dans huit districts différents de l'Australie, et la personne de qui je tiens ces renseignements me disait qu'elle a été frappée de l'allongement dont les lèvres des enfants sont susceptibles dans ces occasions. Deux observateurs ont retrouvé la moue enfantine chez les Hindous ; trois, chez les Cafres, les Fingos du sud de l'Afrique et les Hottentots ; deux, chez les Indiens sauvages de l'Amérique septentrionale. On l'a aussi observée chez les Chinois, les Abyssins, les Malais de Malacca, les Dyaks de Bornéo, et souvent chez les indigènes de la Nouvelle-Zélande. M. Mansel Weale m'apprend qu'il a vu un allongement très-prononcé des lèvres chez les Cafres, non-seulement sur les enfants, mais encore sur les adultes des deux sexes, lorsqu'ils étaient de mauvaise humeur. M. Stach a fait quelquefois la même observation chez les hommes et très-fréquemment chez les femmes de la Nouvelle-Zélande. Enfin, chez l'adulte européen lui-même, on reconnaît parfois des traces de cette même expression.

Ainsi on voit que l'allongement des lèvres, chez l'enfant en particulier, est un signe caractéristique de la mauvaise humeur, commun à la plupart des races humaines. Ce mouvement résulte apparemment, surtout pendant la jeunesse, du souvenir d'une habitude primitive ou d'un retour momentané vers cette habitude. Les jeunes orangs-outangs et les jeunes chimpanzés allongent extrêmement leurs lèvres, comme nous l'avons vu précédemment, lorsqu'ils sont mécontents, légèrement irrités ou de mauvaise humeur, une surprise, un peu d'effroi et même une légère satisfaction les font agir de même. Ils allongent alors la lèvre, sans doute afin de pouvoir émettre les divers sons propres à ces différents états de l'esprit. La forme de la bouche, comme je l'ai dit, diffère très-peu chez le chimpanzé, qu'il s'agisse de cris de plaisir ou de cris de colère. Mais aussitôt que l'animal entre en fureur, la forme de sa bouche change entièrement, et les dents sont mises à découvert. Il paraît que lorsque l'orang-outang adulte est blessé, « il pousse un cri singulier, qui commence par des notes aiguës et se termine en un mugissement sourd ; pendant qu'il émet les notes élevées, il avance les lèvres en forme d'entonnoir, mais quand il arrive aux sons graves, il tient la bouche grande ouverte [11]. » Il paraît que la lèvre inférieure du gorille est susceptible d'un très-grand allongement. Si nous admettons que nos ancêtres semi-humains avançaient leurs lèvres, quand ils étaient maussades ou un peu irrités, comme le font actuellement les singes anthropoïdes, il n'y a rien d'inexplicable à ce que nos enfants, sous l'influence

---

11. Müller, cité par Huxley, *Man's Place in Nature,* 1863, p. 38.

d'impressions analogues, nous présentent des traces de la même expression, en même temps qu'une tendance à émettre certains sons ; cela n'est plus qu'un fait curieux. Il n'est pas rare, en effet, de voir les animaux retenir d'une manière plus ou moins parfaite pendant leur jeune âge, pour les perdre plus tard, certains caractères qui ont originairement appartenu à leurs ancêtres adultes, et qu'on retrouve encore dans d'autres espèces distinctes, leurs proches parentes.

Il est naturel aussi que les enfants des sauvages manifestent une tendance plus forte à allonger leurs lèvres, lorsqu'ils boudent, que les enfants des Européens civilisés ; car la caractéristique de l'état sauvage semble résider précisément dans cette conservation d'un état primitif, conservation qui se manifeste même parfois dans les qualités physiques [12]. On pourrait pourtant objecter à cette manière de voir sur l'origine de la moue, que les singes anthropoïdes allongent également leurs lèvres sous l'influence de l'étonnement et même d'une légère satisfaction ; chez l'homme au contraire, cette expression n'apparaît en général que lorsqu'il est de mauvaise humeur. Mais nous verrons, dans un des chapitres suivants que, dans certaines races humaines, la surprise amène quelquefois un léger avancement des lèvres ; cependant une vive surprise, un profond étonnement, se manifestent plus communément en laissant la bouche toute grande ouverte. Du reste, comme nous retirons en arrière, dans l'acte du rire et du sourire, les coins de notre bouche, nous avons dû perdre toute tendance à avancer les lèvres sous l'influence du plaisir, à supposer que nos ancêtres primitifs aient pu vraiment exprimer ainsi leur satisfaction.

12. J'en ai donné plusieurs exemples dans ma *Descendance de l'Homme* (vol. I, chap. IV).

Un petit mouvement qui se rencontre chez les enfants maussades, doit encore être mentionné*. Le geste dont je parle a, je crois, une autre signification que le haussement des deux épaules ; voici en quoi il consiste : un enfant qui est de mauvaise humeur, assis sur les genoux de son père ou de sa mère, élève l'épaule la plus rapprochée de celui qui le tient, puis la retire brusquement comme pour se soustraire à une caresse, et donne ensuite une secousse en arrière, comme pour repousser quelqu'un. J'ai vu un enfant, qui était pourtant assez éloigné de toute autre personne, exprimer clairement ses sentiments en levant une de ses épaules, lui imprimant ensuite un léger mouvement en arrière, et enfin détournant toute sa petite personne.

Décision ou Détermination. — L'occlusion énergique de la bouche tend à donner à la physionomie une expression de détermination ou de décision. On n'a probablement jamais vu un homme d'un caractère résolu garder habituellement sa bouche ouverte. Aussi considère-t-on généralement comme un indice de faiblesse morale une mâchoire inférieure petite et faible qui semble indiquer que la bouche n'est pas ordinairement bien close. Un effort prolongé, de quelque nature qu'il soit, physique ou intellectuel, implique une détermination préalable; si donc il est démontré que la bouche se ferme énergiquement avant et pendant un exercice violent et continu du système musculaire, en vertu du principe de l'association, elle doit presque à coup sûr se fermer également au moment où l'on prend une résolution énergique. Or un grand nombre d'observateurs ont remarqué

---

* L'expression anglaise employée ici, *to show a cold shoulder*, littéralement : *montrer une épaule froide*, n'a pas d'équivalent en français. *To turn the cold shoulder on any one* correspond à peu près à la locution *battre froid à quelqu'un*, qui ne reproduit pas la même image.

(*Note des traducteurs.*)

que, lorsqu'un homme entreprend quelque exercice musculaire violent, il commence invariablement par gonfler d'air
ses poumons, qu'il comprime ensuite en contractant vigoureusement ses muscles thoraciques et en maintenant sa
bouche exactement fermée. En outre, quand cet homme est
forcé de reprendre haleine, il n'en maintient pas moins sa
poitrine aussi dilatée que possible.

On a donné de cette manière d'agir diverses explications. Sir C. Bell soutient[13] que, dans ces circonstances, on
gonfle la poitrine et on la maintient distendue, pour fournir
un point d'appui solide aux muscles qui s'y attachent. De
là vient, remarque-t-il, que lorsque deux hommes sont
engagés dans une lutte à outrance, il règne entre eux un
silence terrible, interrompu seulement par leur respiration
pénible et étouffée. Ce silence provient de ce que, en chas-
sant l'air, pour donner passage à quelque son, ils affaibli-
raient le point d'appui des muscles des bras. Si la lutte a
lieu au milieu des ténèbres, et que l'on entende un cri, on
est aussitôt averti que l'un des deux antagonistes a perdu
l'espoir de vaincre.

D'après Gratiolet[14], l'homme qui veut lutter à outrance
contre un autre homme, ou qui doit supporter un lourd
fardeau, ou bien conserver pendant longtemps une même
attitude forcée, doit effectivement faire d'abord une forte
inspiration, puis cesser de respirer ; mais, suivant lui, l'explication donnée par Sir C. Bell serait erronée. Il fait remarquer que tout arrêt de la respiration agit sur la circulation
du sang et la ralentit (c'est, je crois, un fait sur lequel il ne
peut subsister aucun doute) ; et il invoque certaines preuves
très-curieuses, tirées de l'organisation des animaux inférieurs,
pour démontrer que le ralentissement de la circulation est
nécessaire au prolongement de l'action musculaire, tandis

13. *Anatomy of Expression*, p. 190.
14. *De la Physionomie*, p. 118-121.

que l'exécution de mouvements rapides exige au contraire une suractivité de cette fonction. D'après cette manière de voir, quand nous nous disposons à faire un grand effort, nous fermons la bouche et nous cessons de respirer pour ralentir la circulation du sang. Gratiolet résume la question en disant : « C'est là la vraie théorie de l'effort continu »; j'ignore toutefois jusqu'à quel point cette théorie est admise par les autres physiologistes.

Le docteur Piderit[15], à son tour, explique l'occlusion énergique de la bouche pendant tout effort musculaire violent de la manière suivante : l'influence de la volonté s'étend à d'autres muscles que ceux qui sont nécessairement mis en action par un effort particulier quelconque; il est donc naturel que les muscles qui servent à la respiration, et ceux de la bouche, qui sont si usuellement mis en jeu, soient plus spécialement exposés à subir cette influence. Il me semble qu'il doit y avoir quelque chose de vrai dans cette manière de voir; car nous avons de la tendance, en accomplissant un exercice violent, à serrer les dents avec force — ce qui n'est pas utile pour empêcher l'expiration — pendant que les muscles de la poitrine se contractent vigoureusement.

Enfin, lorsqu'un homme doit exécuter une opération délicate, difficile, mais qui n'exige aucune dépense de forces, il ferme cependant généralement la bouche et cesse de respirer pendant un moment; mais il n'agit de cette manière que pour empêcher les mouvements de sa poitrine d'entraver ceux de ses bras. C'est ainsi qu'on voit, par exemple, une personne qui enfile une aiguille serrer ses lèvres, et même suspendre sa respiration ou respirer aussi doucement que possible. La même observation a été faite, comme nous l'avons dit précédemment, sur un jeune chimpanzé malade,

15. *Mimik und Physiognomik,* p. 79.

pendant qu'il s'amusait à tuer avec ses doigts les mouches qui bourdonnaient sur les carreaux de la fenêtre. En effet, tout acte, quelque insignifiant qu'il soit, nécessite toujours jusqu'à un certain point, s'il présente une certaine difficulté, une décision préalable.

En résumé, il n'y a rien d'improbable à ce que les diverses causes mentionnées ci-dessus aient pu intervenir à différents degrés, soit conjointement, soit séparément, dans différentes occasions. Il a dû en résulter une habitude invétérée, devenue aujourd'hui définitivement héréditaire, de fermer fortement la bouche au début et pendant toute la durée de tout effort violent et prolongé ou de toute opération délicate. Grâce au principe de l'association, cette habitude doit avoir une forte tendance à se reproduire, lorsque l'esprit vient de prendre une résolution relative à quelque acte particulier, à quelque ligne de conduite à suivre ; et cette tendance peut se manifester sans qu'un acte physique quelconque ait été ou même doive être accompli. C'est ainsi sans doute que l'occlusion énergique habituelle de la bouche a fini par indiquer la décision du caractère ; et l'on sait avec quelle facilité la décision dégénère en obstination.

CHAPITRE X.

HAINE ET COLÈRE.

Haine. — Fureur, ses effets sur l'économie. — Action de montrer les dents. — Fureur chez les aliénés. — Colère et indignation. — Leur expression chez les diverses races humaines. — Ricanement et défi. — Action de découvrir la dent canine d'un seul côté.

Quand un individu nous a causé volontairement quelque tort, nous a offensé d'une manière quelconque, ou quand nous lui attribuons des intentions hostiles à notre égard, nous éprouvons pour lui de l'antipathie, qui dégénère aisément en haine. Ces sentiments, ressentis à un faible degré, ne s'expriment distinctement par aucun mouvement particulier du corps ou des traits, si ce n'est peut-être par une certaine raideur dans l'attitude ou par les caractères d'une mauvaise humeur légère. Peu de gens cependant peuvent arrêter longtemps leur pensée sur une personne haïe sans éprouver et sans laisser percer au dehors des signes d'indignation ou de colère. Toutefois, si l'offenseur est tout à fait infime, on ne ressent que dédain et mépris. Si, au contraire, l'offenseur est tout-puissant, la haine se transforme en terreur; c'est ce dernier sentiment, par exemple, qu'éprouve un esclave qui pense à un maître cruel, ou un sauvage qui se représente une divinité malfaisante et sanguinaire[1]. La plupart de nos émotions sont si étroitement

---

1. Voir à ce sujet les observations de M. Bain, dans *The Emotions and the Will*, 2ᵉ édit., 1865, p. 127.

liées à leur expression qu'elles ne peuvent guère exister tant que notre organisme demeure inerte et passif, puisque la nature de l'expression dépend avant tout précisément de la nature des actes que nous avons habituellement accomplis sous l'influence de tel ou tel état particulier de l'esprit. Par exemple, un homme peut savoir que sa vie est exposée au plus grand danger et désirer ardemment la sauver, et dire cependant comme Louis XVI entouré d'une populace furieuse : « Ai-je peur ? tâtez mon pouls. » De même un homme peut en haïr ardemment un autre ; mais, jusqu'au moment où son système physique s'affecte et réagit extérieurement d'une manière quelconque, on ne saurait dire que cet homme est furieux.

Fureur. — J'ai déjà eu l'occasion de parler de cette émotion, dans le chapitre III, en montrant l'influence directe de l'excitation du sensorium sur l'économie combinée avec les effets d'actes habituellement associés. La fureur se manifeste des façons les plus diverses. Le cœur et la circulation sont toujours impressionnés ; le visage devient rouge ou pourpre, et les veines du front et du cou se gonflent. Cette rougeur de la peau a été observée chez les Indiens cuivrés de l'Amérique du Sud[2], et même, paraît-il, sur les cicatrices blanches laissées sur la peau des nègres par d'anciennes blessures[3]. Les singes rougissent aussi de colère. J'ai observé à plusieurs reprises chez un de mes enfants, âgé de moins de quatre mois, que l'afflux du sang, qui rougissait son petit crâne chauve, était le premier présage d'un accès de colère. Quelquefois, au contraire, la fureur entrave le fonctionnement du cœur, au point que le visage devient

2. Rengger, *Naturgesch. der Säugethiere von Paraguay,* 1830, s. 3.
3. Sir C. Bell, *Anatomy of Expression,* p. 96. — Le docteur Burgess (*Physiology of Blushing,* 1839, p. 31) signale la rougeur qui, chez une négresse, se produisait sur une cicatrice sous l'empire de causes morales.

pâle ou livide[4] ; on a vu souvent des individus atteints de maladies du cœur tomber morts sous le coup de cette puissante émotion.

La respiration est également affectée ; la poitrine se soulève et les narines se dilatent et frémissent[5]. Tennyson a dit : « Le souffle violent de la colère gonflait ses narines de fumée. » De là viennent les expressions : *respirer la vengeance* et *fumer de colère*[6].

L'excitation du cerveau communique de la vigueur aux muscles, et en même temps affermit la volonté. Le corps est habituellement maintenu tout droit, prêt à agir ; parfois pourtant il est courbé vers l'agresseur, et les membres sont plus ou moins raidis. Ordinairement la bouche, exactement fermée, exprime une détermination arrêtée, et les dents sont serrées ou frottent les unes contre les autres. Fréquemment les bras se soulèvent et les poings se ferment, comme pour frapper un agresseur. Lorsqu'on est très-irrité et que l'on somme quelqu'un de sortir, on peut rarement s'empêcher de faire le geste de le frapper ou de le

4. Moreau et Gratiolet ont discuté la couleur du visage sous l'influence d'une colère intense. Voir l'édition de 1820 de Lavater, vol. IV, p. 282 et 300, et Gratiolet, *De la Physionomie,* p. 345.

5. Sir C. Bell (*Anatomy of Expression,* p. 91-107) a longuement traité cette question. — Moreau fait remarquer (dans l'édition de 1820 de *la Physionomie,* par G. Lavater, vol. IV, p. 237), en s'appuyant sur l'autorité de Portal, que les asthmatiques finissent par présenter une dilatation permanente des narines, par suite de la contraction habituelle des muscles élévateurs de l'aile du nez. — Le docteur Piderit (*Mimik und Physiognomik,* s. 82) explique la dilatation des narines, en disant qu'elle a pour but de permettre la respiration, tandis que la bouche est fermée et les dents serrées ; cette explication ne me paraît pas aussi bonne que celle de Sir C. Bell, qui attribue cet état à la sympathie (c'est-à-dire à une synergie habituelle) de tous les muscles respiratoires. On peut voir un homme en colère dilater ses narines, quoiqu'il ait la bouche ouverte.

6. M. Wedgwood (*On the Origin of Language,* 1866, p. 76) fait également observer que le son produit par une expiration brusque est rendu par les syllabes *puff, huff, whiff;* or le mot anglais *huff* signifie précisément un accès de colère.

pousser dehors avec violence. Bien plus, ce désir de donner
des coups devient souvent si impérieux, qu'on frappe ou
qu'on jette par terre des objets inanimés : les gestes
deviennent, du reste, souvent complétement désordonnés
et frénétiques. Quand les jeunes enfants sont en fureur, ils
se roulent par terre sur le dos et sur le ventre, criant, donnant des coups de pied, égratignant, et frappant sur tout ce
qui est à leur portée. Il en est de même, d'après les renseignements de M. Scott, des enfants hindous ; nous avons
vu que les jeunes singes anthropomorphes n'agissent pas
différemment.

Cependant le système musculaire peut être impressionné
d'une manière toute différente : en effet, la conséquence
d'une fureur excessive est fréquemment le tremblement.
Alors les lèvres, paralysées, refusent d'obéir aux ordres de
la volonté, « et la voix s'arrête dans la gorge [7] »; d'autres
fois elle s'élève, devient rauque et discordante ; si on parle
longtemps et avec volubilité, la bouche se remplit d'écume.
Parfois les cheveux se hérissent ; mais je reviendrai sur ce
point dans un autre chapitre, quand je traiterai de l'émotion
mixte composée de colère et de terreur. Dans la plupart
des cas, il se produit un froncement des sourcils très-
prononcé, signe caractéristique de la contention de l'esprit
placé en face de quelque désagrément ou de quelque difficulté. Quelquefois, au contraire, la peau du front, au
lieu d'être contractée et abaissée, reste lisse, et les yeux
étincelants demeurent grands ouverts. Les yeux sont toujours brillants, et suivant l'expression d'Homère, remplis de
flammes. Dans certains cas, ils s'injectent de sang, et sortent, comme on dit, de leur orbite, ce qui est évidemment
une conséquence de la congestion générale de la tête, conges-

<hr>

7. Sir C. Bell (*Anatomy of Expression,* p. 95) a fait d'excellentes
remarques sur l'expression de la fureur.

tion manifestée, du reste, par la distension des veines. D'après Gratiolet[8], les pupilles sont constamment contractées chez les gens furieux ; le docteur Crichton Browne m'a dit qu'il en est de même dans le délire violent de la méningite ; il faut avouer pourtant que les mouvements de l'iris, sous l'influence des diverses émotions, sont encore très-peu connus.

Shakespeare résume ainsi les caractères principaux de la fureur :

> En temps de paix, rien ne sied mieux à l'homme
> Qu'une douce tranquillité, qu'une allure modeste ;
> Mais quand le vent de la guerre souffle à nos oreilles,
> Alors il faut faire comme le tigre :
> Raidir ses tendons, exciter son sang,
> Donner à ses yeux un aspect terrible,
> Affermir ses dents, dilater ses narines,
> Respirer à pleine poitrine et tendre à la fois
> Tous les ressorts de son être! Sus, sus, nobles Anglais!
>
> (HENRI V, ACT. III, SC. I.)

Les lèvres sont quelquefois portées en avant, sous l'influence de la fureur ; je ne puis comprendre la signification de ce mouvement, à moins qu'il ne soit dû à ce que nous descendons de quelque animal analogue au singe. On en a observé des exemples non-seulement chez les Européens, mais aussi chez les Australiens et les Hindous. Le plus souvent, au contraire, les lèvres sont rétractées, et laissent à découvert les dents serrées les unes contre les autres ; c'est ce qu'ont indiqué presque tous les auteurs qui ont écrit sur l'expression[9]. Il semble

---

8. *De la Physionomie*, 1865, p. 346.

9. Sir C. Bell, *Anatomy of Expression*, p. 177. — Gratiolet (*De la Physionomie*, p. 369) dit : « Les dents se découvrent et imitent symboliquement l'action de déchirer et de mordre. » Si Gratiolet, au lieu d'employer le mot vague de *symboliquement*, avait dit que cet acte est le vestige d'une habitude acquise autrefois, lorsque nos ancêtres à demi humains se battaient à coups de dents, comme le font actuellement les gorilles et les orangs, il eût été plus facile de le comprendre. — Le docteur Piderit

qu'on mette ainsi les dents à nu afin de les tenir prêtes à saisir ou à déchirer un adversaire, bien qu'on n'ait peut-être en réalité aucune intention de ce genre. M. Dyson Lacy a observé cette expression grimaçante chez les Australiens, lorsqu'ils se disputent, et Gaika chez les Cafres du Sud de l'Afrique. Charles Dickens[10], racontant l'arrestation d'un bandit, décrit la populace furieuse qui l'entourait, « se précipitant, grinçant des dents, et poussant des hurlements de bêtes féroces ». Tous ceux qui ont l'habitude des petits enfants savent quelles dispositions ils ont à mordre, lorsqu'ils sont en colère. Cet acte est, chez eux, aussi naturel, il paraît, aussi instinctif que chez les jeunes crocodiles, qui font claquer leurs petites mâchoires à peine sortis de l'œuf.

On voit quelquefois se produire une sorte de rire grimaçant, en même temps que les lèvres se portent en avant. Un bon observateur raconte qu'il a été souvent à même d'étudier la haine (qui se confond presque avec la fureur plus ou moins dissimulée) sur les Orientaux, et une fois sur une femme anglaise assez âgée : dans tous ces cas, il existait, « non un froncement de sourcils, mais un rire grimaçant ; les lèvres étaient avancées, les joues pendantes, les yeux demi-clos, le front était parfaitement calme et immobile[11]. »

Ce mouvement, qui rétracte les lèvres et découvre les dents, durant les accès de fureur, comme pour mordre un adversaire, est très-remarquable, eu égard à la rareté des cas dans lesquels, chez l'espèce humaine, les dents sont mises en usage pour combattre ; aussi me suis-je adressé au docteur G. Crichton Browne, pour savoir si cette habitude

(*Mimik*, etc., s. 82, parle aussi de la rétraction de la lèvre supérieure durant un accès de fureur. — Sur une gravure d'une des merveilleuses peintures de Hogarth, on voit l'expression de la colère représentée d'une manière frappante par les yeux brillants et grands ouverts, le front plissé et les dents découvertes.

10. *Oliver Twist*, vol. III, p. 245.

11. *The Spectator*, 11 juillet 1868, p. 819.

est commune chez les aliénés, qui s'abandonnent sans contrainte à la fougue de leur colère. Il me fait savoir qu'il l'a observée, en effet, à diverses reprises chez les aliénés et chez les idiots, et il m'en cite les exemples suivants :

Au moment où il recevait ma lettre, il venait d'être témoin d'un accès de colère effrénée et de jalousie sans motif, chez une femme folle. Celle-ci, l'écume à la bouche, commença par accabler son mari de reproches ; puis elle s'approcha de lui, les lèvres serrées et les sourcils énergiquement contractés. Enfin elle rétracta ses lèvres, surtout les extrémités latérales de la lèvre supérieure, et montra les dents, tout en envoyant un vigoureux coup de poing. Second exemple : un vieux soldat, invité à se conformer aux règles de l'établissement, donne carrière à son mécontentement, qui dégénère bientôt en fureur. D'habitude, il commence par demander au docteur Browne s'il n'a pas honte de le traiter de la sorte. Il se met alors à jurer et à blasphémer, se promène à grands pas, jette ses bras de côté et d'autre, et invective tous ceux qui l'entourent. Enfin, lorsqu'il est au comble de l'exaspération, il se précipite sur le docteur Browne par un mouvement oblique particulier, en faisant claquer ses mâchoires et proférant des menaces de mort. A ce moment, on peut voir que sa lèvre supérieure est soulevée, surtout vers les coins, ce qui découvre ses énormes canines. Il vocifère des malédictions, les dents serrées, et tout l'ensemble de son expression revêt une extrême férocité. La même description conviendrait également à un troisième individu, à cette exception près qu'il écume et crache le plus souvent, tout en se livrant aux gambades et aux sauts les plus étranges, et criant ses malédictions d'une voix de fausset très-aiguë.

Le docteur Browne me communique encore l'observation d'un idiot épileptique, incapable de mouvements raisonnés, et qui passe habituellement sa journée entière à s'amuser avec des jouets; cependant son humeur est morose et devient facilement farouche. Si quelqu'un vient à toucher ses jouets, il relève lentement sa tête, qu'il tient baissée d'ordinaire, et fixe ses yeux sur l'intrus avec un froncement de sourcils lent, mais irrité. Si on le contrarie encore, il rétracte ses lèvres épaisses, et met à nu une rangée saillante de crocs repoussants, parmi lesquels se distinguent surtout les canines, puis il avance sa main ouverte vers celui qui l'ennuie par un mouvement brusque et sauvage. La rapidité de ce geste, dit le docteur Browne, contraste d'une manière frappante avec sa torpeur ordinaire, qui est telle qu'il met ordinairement quinze secondes pour tourner la tête d'un côté à l'autre, quand son attention est éveillée par quelque bruit. Quand il est dans cet état d'exaspération, si un objet quelconque, un mouchoir, un livre, lui tombe sous la main, il le porte à la bouche et le mord. M. Nicol m'a fait un récit analogue concernant deux aliénés, dont les lèvres se rétractent aussi pendant leurs accès de fureur.

Le docteur Maudsley, après avoir rapporté divers actes qui rapprochent l'idiot de la brute, se demande s'il ne faut pas y voir le retour d'instincts primitifs, « un écho affaibli d'un passé lointain, qui témoigne d'une parenté dont l'homme s'est presque entièrement affranchi ». Il rappelle que le cerveau humain passe, dans le cours de son développement, par divers états identiques à ceux qu'il offre chez les autres vertébrés; et, comme l'état du cerveau de l'idiot constitue un arrêt de développement, il est permis de supposer « qu'il doit présenter le fonctionnement qu'il avait à l'origine, au lieu du fonctionnement supérieur du cerveau de l'homme sain ». Suivant le docteur Maudsley, la même manière de voir peut s'appliquer à l'état où les fonctions cérébrales sont tombées chez certains aliénés; « d'où viennent chez eux, se demande-t-il, le grognement sauvage, le désir de détruire, les propos obscènes, les hurlements farouches, les habitudes de violence? Comment un être humain, par cela seul qu'il est privé de sa raison, deviendrait-il d'une humeur aussi brutale, sinon parce qu'il existe chez lui une véritable nature de brute[12]? » Il semble qu'on doive résoudre cette question affirmativement.

Colère, Indignation. — Ces états d'esprit ne diffèrent de la fureur que par le degré, et il n'existe pas de distinction marquée entre les signes qui les caractérisent. Sous l'empire d'une colère médiocrement intense, l'action du cœur se surexcite légèrement, le visage se colore et les yeux brillent. La respiration est aussi un peu accélérée, et comme tous les muscles qui servent à cette fonction agissent synergiquement, les ailes du nez s'élèvent un peu, de manière à laisser un libre accès à l'air ; c'est là un signe très-caractéristique de l'indignation. La bouche est le plus souvent fermée, et les sourcils sont presque toujours contractés. Point de gestes frénétiques comme dans l'extrême fureur ; l'homme qui est en proie à l'indignation se place seulement, sans en avoir conscience, dans une attitude convenable pour attaquer ou frapper son adversaire, qu'il toise parfois de la tête aux pieds d'un air de défi. La tête est droite, la poitrine effacée, les pieds s'appuient solidement sur le sol. Les bras prennent des positions diverses ; tantôt ils restent étendus raides et immobiles le long du corps, tantôt l'un des coudes ou les deux coudes sont fléchis. Chez les Européens, on voit ordinairement les poings se fermer[13]. Les figures **1** et **2** de la *Planche VI* représentent

12. *Body and Mind,* 1870, p. 51-53.

13. Dans son livre bien connu, *Conférences sur l'expression* (*La Physionomie,* par Lavater, édit. de 1820, vol. IX, p. 268), Lebrun fait remarquer que la colère s'exprime en fermant les poings. — Voir aussi, sur ce sujet, Huschke, *Mimices et Physiognomices, Fragmentum Phy-*

très-bien des hommes qui simulent l'indignation. Chacun peut faire l'expérience suivante : se placer devant un miroir et s'efforcer de s'imaginer qu'on a reçu une insulte et qu'on en demande raison d'une voix irritée ; on se placera aussitôt, sans s'en rendre compte, dans une attitude semblable à celle que nous venons de décrire.

La fureur, la colère et l'indignation s'expriment dans le monde entier d'une façon presque identique ; les descriptions qui suivent ne seront pas inutiles pour le démontrer et pour appuyer par des exemples les remarques qui précèdent. Il y a pourtant une exception : elle est relative au geste qui consiste à fermer les poings, et qui paraît spécial aux hommes qui combattent à coups de poing. Chez les Australiens, par exemple, un seul de mes correspondants a pu l'observer. Tous s'accordent, du reste, à dire que le corps est tenu droit, et tous aussi, à deux exceptions près, constatent le froncement marqué des sourcils. Quelques-uns d'entre eux font mention de l'exacte occlusion des lèvres, de la dilatation des narines, de l'éclat du regard. D'après le Rev. M. Taplin, la fureur s'exprime, chez les Australiens, en avançant les lèvres, les yeux étant grands ouverts ; les femmes courent de côté et d'autre et jettent en l'air de la poussière. Un autre observateur dit que les indigènes, lorsqu'ils sont furieux, jettent leurs bras de côté et d'autre.

J'ai recueilli des récits identiques, sauf en ce qui concerne les poings, relativement aux Malais de la presqu'île de Malacca, aux Abyssins et aux naturels du sud de l'Afrique. Je puis citer encore les Indiens Dakota de l'Amérique du Nord ; suivant M. Matthews, ils tiennent la tête droite, les sourcils froncés, et souvent marchent à grands

siologicum, 1824, p. 20 ; et encore Sir C. Bell, *Anatomy of Expression,* p. 219.

pas. M. Bridges a noté que les habitants de la Terre-de-Feu, sous l'influence de la fureur, frappent souvent la terre du pied, se promènent de ci de là, et parfois pleurent et pâlissent. Le Rév. M. Stack a observé un homme et une femme de la Nouvelle-Zélande, pendant qu'ils se querellaient, et relève les notes suivantes sur son portefeuille : « Œil grand ouvert, corps porté violemment en arrière et en avant, tête inclinée en avant, poings serrés, tantôt rejetés derrière le dos, tantôt mis mutuellement sous le nez. » M. Swinhoe dit que ma description concorde avec ce qu'il a observé sur les Chinois ; il faut pourtant ajouter ce détail : c'est qu'un homme en colère se penche ordinairement vers son antagoniste et l'accable d'une grêle de sottises.

M. J. Scott m'a envoyé dernièrement, au sujet des indigènes de l'Inde, une description détaillée de leurs gestes et de leurs expressions lorsqu'ils sont en fureur. Deux Bengalais de la basse classe se disputaient à propos d'un prêt. Au début ils étaient calmes ; mais bientôt ils devinrent furieux et s'accablèrent mutuellement des plus grossières injures, à propos de leurs amis et de leurs ancêtres depuis plusieurs générations. Leurs gestes étaient très-différents de ceux des Européens ; en effet, bien qu'ils eussent la poitrine dilatée et les épaules effacées, leurs bras étaient fléchis et demeuraient raides, les coudes portés en dedans, et leurs mains s'ouvraient et se fermaient alternativement ; ils levaient et baissaient les épaules à diverses reprises. Ils fixaient l'un sur l'autre des yeux farouches, qu'ombrageaient leurs sourcils abaissés et énergiquement froncés ; ils avançaient et serraient fortement les lèvres. Ils s'approchèrent l'un de l'autre, la tête et le cou en avant, et se mirent à se bousculer, à s'égratigner et à se secouer mutuellement. Cette attitude de la tête et du corps paraît être générale chez les gens en fureur ; je l'ai remarquée en Angleterre chez les femmes de la dernière condition, lorsqu'elles se querellent dans les rues. En pareil cas on peut supposer qu'aucun des deux adversaires ne s'attend à être frappé par l'autre.

Un Bengalais, employé au Jardin Botanique, était accusé par le surveillant indigène, en présence de M. Scott, d'avoir volé une plante rare. Il écouta l'accusation sans proférer une parole et avec mépris, le corps droit, la poitrine dilatée, la bouche fermée, les lèvres avancées, le regard fixe et pénétrant. Il protesta ensuite avec hardiesse de son innocence, les bras levés et les mains fermées, la tête portée en avant, les yeux largement ouverts et les sourcils relevés. M. Scott a observé aussi deux Merhis, à Sikhim, tandis qu'ils se disputaient à propos du partage de leur solde; ils entrèrent bientôt dans une violente fureur, et à ce moment leur corps se courba un peu, et leur tête se pencha en avant; ils se faisaient des grimaces, ils avaient les épaules levées, les bras fléchis avec raideur et le coude en dedans, les mains fermées convulsivement, sans toutefois qu'à proprement parler ils eussent les poings serrés. Ils avançaient et reculaient sans cesse, et souvent levaient les bras comme pour donner des coups, mais ils gardaient alors la main ouverte et ne frappaient pas. M. Scott a fait des observations analogues sur les Lepchas, qu'il a vus souvent se quereller, et il a remarqué qu'ils tenaient leurs bras raides et étendus le long du corps, presque parallèlement, tandis que leurs mains étaient un peu portées derrière le dos et à moitié fermées, mais sans que les poings fussent serrés.

Ricanement, air de défi, acte de découvrir la dent canine d'un côté. — L'expression que nous allons étudier maintenant, diffère très-peu de celles qui ont déjà été décrites, et dans lesquelles les lèvres sont rétractées et les dents serrées mises à découvert. La seule différence tient au mode d'élévation de la lèvre supérieure, qui ne laisse apercevoir

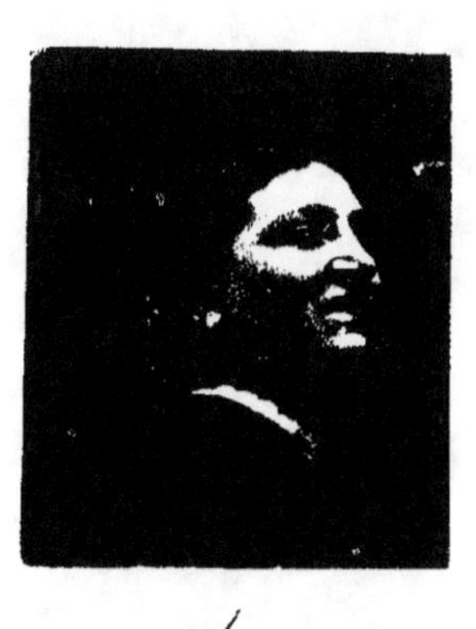

1

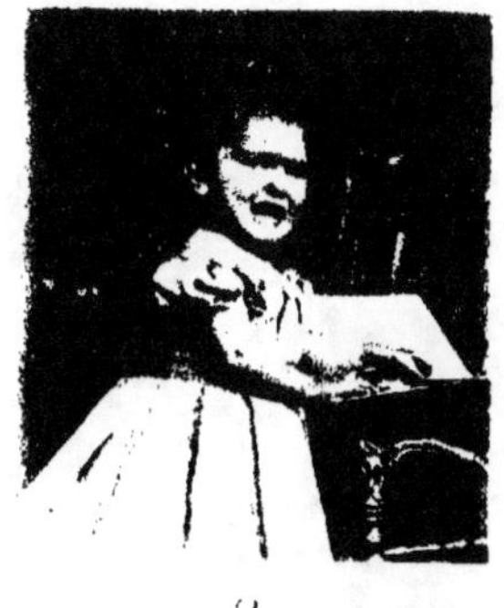

2

que la canine d'un seul côté; en même temps, le visage
regarde d'ordinaire un peu en haut, et se détourne à demi
de l'auteur de l'offense. Les autres symptômes caractéristiques de la fureur peuvent faire défaut. On observe parfois cette expression chez un individu qui se moque d'un
autre ou qui le défie, alors même qu'il n'est pas, à proprement parler, en colère; on la voit, par exemple, sur le
visage d'une personne qui est, par plaisanterie, accusée de
quelque chose, et qui répond : « Ces imputations sont au-
dessous de moi : je les méprise. » Cette expression n'est
pas fréquente ; je l'ai observée pourtant très-nettement sur
une dame qu'on persiflait. Parsons en a fait une description
qui remonte à 1746 ; elle est accompagnée d'une figure sur
laquelle on voit la dent canine découverte d'un seul côté [14].
M. Rejlander, avant que je lui en eusse parlé, m'a demandé
si je n'avais jamais observé cette expression, qui l'avait
lui-même beaucoup frappé. Il a photographié pour moi
(*Planche IV*, fig. 1) une femme qui, sans y faire attention,
découvre parfois la canine d'un côté, et qui peut reproduire ce mouvement expressif volontairement, avec une
précision exceptionnelle.

L'air à moitié enjoué d'une personne qui ricane peut
dégénérer par des transitions successives en une expression
extrêmement féroce, si, en même temps que les sourcils se
contractent fortement et que les yeux brillent, la dent
canine vient à être mise à découvert. Un enfant bengalais
était accusé d'un méfait, en présence de M. Scott; le petit
coupable n'osait pas exhaler son courroux en paroles, mais
ce sentiment perçait dans son attitude, et se révélait tantôt
par un froncement de sourcils hautain, tantôt par « un
mouvement particulier qui découvrait sa canine du côté
tourné vers son accusateur; il soulevait à ce moment le coin

14. *Transact. Philos. Soc., Appendix*, 1746, p. 65.

de la lèvre qui recouvre cette canine, laquelle était chez lui grande et très-saillante ». Sir C. Bell rapporte[15] que le grand acteur Cooke savait exprimer la haine la plus violente, « en regardant obliquement, et en soulevant la partie externe de la lèvre supérieure, de manière à découvrir une dent tranchante et pointue ».

Cette apparition de la dent canine, sous l'influence de certains états de l'esprit, est le résultat d'un double mouvement. L'angle ou la commissure de la bouche est un peu attirée en arrière, et en même temps un muscle voisin du nez et parallèle à sa direction attire en haut la partie externe de la lèvre supérieure, et découvre la canine du côté correspondant. La contraction de ce muscle produit un sillon très-apparent sur la joue, et des rides bien accusées au-dessous de l'œil, principalement près de son angle interne. Ce phénomène est identique à celui que l'on observe chez un chien qui grogne : un chien qui a envie de se battre soulève souvent sa lèvre du côté qui regarde son adversaire. Le mot anglais *sneer* (ricanement) est au fond identique au mot *snarl* (grognement), qui était primitivement *snar* : la lettre *l*, qui y a été ajoutée, « indique simplement la continuité d'un acte »[16].

Je suppose que ce qu'on appelle le sourire sardonique ou moqueur est un vestige de cette même expression. Ici la bouche reste fermée ou à peu près, mais un de ses coins est rétracté du côté de la personne dont on se moque ; or ce mouvement en arrière du coin de la bouche constitue un des éléments du ricanement proprement dit. On voit, il est vrai, des gens qui sourient d'un côté du visage plus que de

15. *Anatomy of Expression,* p. 136. Sir C. Bell appelle (p. 131) le muscle qui découvre les canines le « muscle du grognement » (*snarling muscle*).

16. Hensleigh Wedgwood, *Dictionary of English Etymology,* 1865, vol. III, p. 240-243.

l'autre ; cependant il n'est pas facile de comprendre pourquoi le sourire, si c'en était un en effet, se localiserait si fréquemmeht d'un seul côté, dans l'expression de la raillerie. J'ai observé en outre un léger tressaillement du muscle qui relève la lèvre supérieure ; or ce mouvement, mieux accusé, aurait découvert la canine et aurait amené la véritable expression du ricanement.

M. Bulmer, missionnaire dans un district reculé de Gipp's Land (Australie), répond à celle de mes questions qui est relative au mouvement qui découvre la canine d'un seul côté : « J'ai remarqué que, lorsque les indigènes grognent les uns contre les autres, ils parlent les dents serrées, la lèvre supérieure tirée d'un côté, et l'ensemble des traits exprimant la colère ; mais ils regardent en face leur interlocuteur. » Trois autres personnes qui ont observé en Australie, une autre en Abyssinie, et une autre en Chine, répondent à ma question par l'affirmative ; mais, comme cette expression est rare et qu'ils n'entrent dans aucun détail, je n'ose ajouter à leur affirmation une foi entière. Il n'y a toutefois rien d'improbable à ce que cette expression semi-bestiale soit plus fréquente chez les sauvages que chez les races civilisées. M. Geach, qui est un observateur digne d'une entière confiance, l'a constatée une fois sur un Malais, dans l'intérieur de Malacca. Le Rév. S.-O. Glenie me répond : « Nous avons observé cette expression chez les indigènes de Ceylan, mais assez peu fréquemment. » Dernièrement, dans l'Amérique du Nord, le docteur Rothrock l'a rencontrée chez certains Indiens sauvages, et souvent dans une tribu voisine des Atnahs.

Ainsi, lorsqu'on gronde ou qu'on défie quelqu'un, la lèvre supérieure se relève parfois d'un seul côté ; mais je ne puis pourtant affirmer que ce soit là un fait constant ; car le visage est d'habitude à moitié détourné, et l'expression est souvent fugace. Il est possible que la limitation du mouve-

ment à un seul côté de la face ne soit pas une particularité
essentielle de l'expression, mais dépende de ce que les
muscles appropriés sont incapables de se contracter simultanément des deux côtés. Pour m'en rendre compte, je priai
quatre personnes d'essayer d'exécuter le mouvement en
question volontairement; deux d'entre elles ne purent découvrir la dent canine que du côté gauche, une seulement
du côté droit, et la quatrième ne put le faire ni d'un côté ni
de l'autre. Mais il n'est nullement certain que ces mêmes
personnes, si elles avaient sérieusement défié quelqu'un,
n'auraient pas inconsciemment découvert leur canine du
côté, quel qu'il fût d'ailleurs, où se fût trouvé leur adversaire. Nous avons vu, en effet, que certaines personnes,
qui ne peuvent pas rendre volontairement leurs sourcils
obliques, leur donnent pourtant cette position dès qu'elles
sont affectées par une contrariété réelle, quelque insignifiant,
du reste, qu'en soit le motif. Si la faculté de découvrir
volontairement la canine d'un seul côté est ainsi parfois
entièrement perdue, c'est qu'elle est rarement mise à profit
et constitue un geste avorté. Il est, du reste, surprenant que
l'homme possède cette faculté ou manifeste quelque tendance à en faire usage. En effet, M. Sutton n'a jamais
observé, au Jardin Zoologique, rien d'analogue sur nos
parents les plus proches, je veux dire les singes, et il est
certain que les babouins, bien que munis de fortes canines,
n'agissent jamais de cette manière, mais découvrent toutes
leurs dents à la fois, lorsqu'ils sont d'humeur farouche et
se disposent à attaquer. On ignore si les mâles des singes
anthropomorphes adultes, dont les canines sont beaucoup
plus grandes que celles des femelles, les découvrent au
moment de combattre.

L'expression que nous étudions ici, qu'il s'agisse d'un
ricanement enjoué ou d'un grognement féroce, est l'une des
plus curieuses que présente l'homme. Elle révèle son ori-

gine animale ; car il n'est personne qui, se débattant par terre dans une mortelle étreinte, et essayant de mordre son ennemi, pensât à se servir de ses canines plutôt que des autres dents. Nous pouvons supposer avec grande probabilité, d'après notre ressemblance avec les singes anthropomorphes, que, parmi nos ancêtres semi-humains, les mâles possédaient de fortes canines ; encore aujourd'hui il naît quelquefois des hommes doués de canines de dimensions inusitées, avec des espaces disposés pour leur réception sur la mâchoire opposée [17]. Enfin nous pouvons admettre, quoique toute preuve nous fasse ici défaut, que ces ancêtres semi-humains découvraient leurs canines en se préparant à combattre, comme nous le faisons encore maintenant, quand nous sommes d'humeur farouche, ou simplement lorsque nous grondons ou défions quelqu'un, sans avoir pour cela en aucune façon l'intention de l'attaquer à coups de dents.

17. *La Descendance de l'Homme*, traduction française par Moulinié, vol. I, p. 135.

CHAPITRE XI.

DÉDAIN. — MÉPRIS. — DÉGOUT. — CULPABILITÉ.
ORGUEIL, ETC. — IMPUISSANCE. — PATIENCE. — AFFIRMATION
ET NÉGATION.

Mépris, hauteur et dédain ; variété de leurs expressions. — Sourire sarcastique. — Gestes qui expriment le mépris. — Dégoût. — Culpabilité, fourberie, orgueil, etc. — Résignation, Faiblesse ou impuissance. — Patience. — Obstination. — Haussement d'épaules, geste commun à la plupart des races humaines. — Signes d'affirmation et de négation.

La hauteur et le dédain ne se distinguent guère du mépris que par l'irritation plus grande qu'ils traduisent. On ne peut non plus les séparer nettement des sentiments étudiés dans le chapitre précédent sous le nom de ricanement et d'air de défi. Le dégoût est une impression d'une nature un peu mieux définie, provoquée originellement par un objet qui répugne dans le domaine du sens du goût, puis, par extension, par tout ce qui peut donner lieu à une impression analogue, par l'intermédiaire de l'odorat, du toucher et même de la vue. Quoi qu'il en soit, il y a peu de différence entre le dégoût et le mépris poussé à son plus haut degré, qui est parfois appelé répulsion. Ces divers états de l'esprit sont donc très-voisins, et chacun d'eux peut se manifester de façons très-diverses. Les différents auteurs se sont tour à tour particulièrement appesantis sur tel ou tel des modes expressifs qu'ils comportent ; M. Lemoine est parti de la [1]

1. *De la Physionomie et de la Parole*, 1865, p. 89.

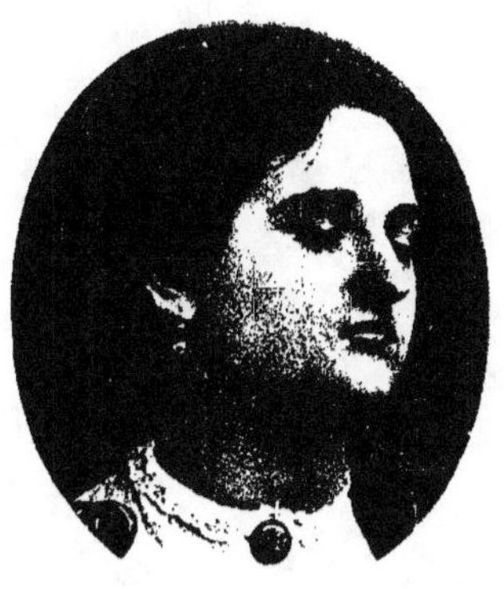

1

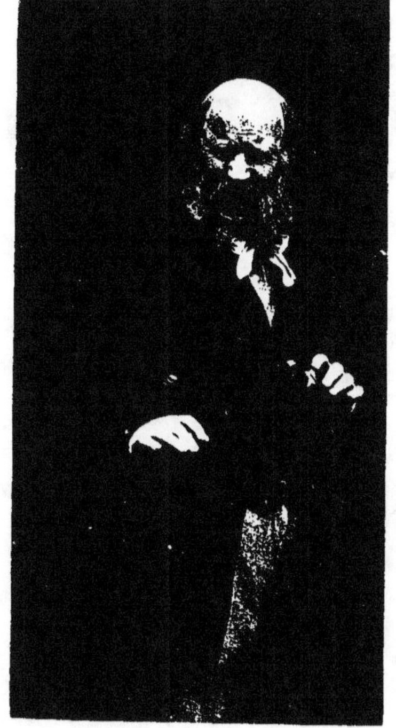

2

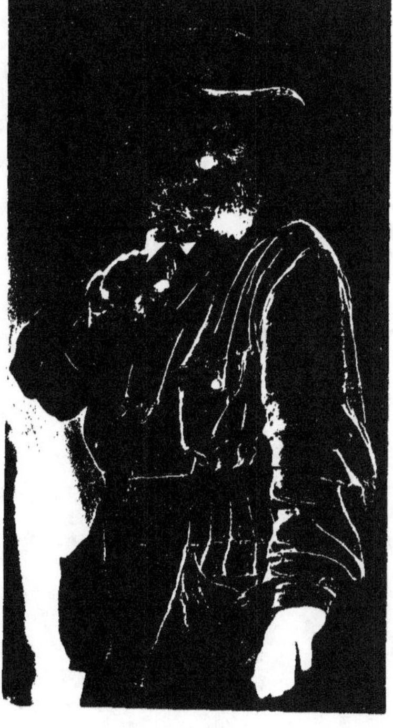

3

pour soutenir que leurs descriptions n'avaient rien de fondé. Mais nous allons voir combien il est naturel que les sentiments dont nous parlons puissent s'exprimer de plusieurs manières différentes, en vertu du principe de l'association, puisque des actes habituels divers sont également propres à les manifester.

La hauteur et le dédain, comme le ricanement et l'air de défi, peuvent s'exprimer en découvrant légèrement la dent canine d'un seul côté, et ce mouvement semble dégénérer en une sorte de sourire. D'autres fois, la raillerie se manifeste par un sourire ou un rire véritable; c'est lorsque l'auteur de l'offense est si infime qu'il ne peut éveiller que de la gaieté; celle-ci pourtant n'est guère jamais de bon aloi. Gaika, répondant à mes questions, fait remarquer que les Cafres, ses compatriotes, expriment ordinairement le mépris par un sourire, le rajah Brooke fait la même observation relativement aux Dyaks de Bornéo. Le rire étant l'expression primitive de la joie proprement dite, je ne crois pas que les très-jeunes enfants rient jamais en signe de moquerie.

L'occlusion partielle des paupières, ainsi que l'affirme M. Duchenne [2], ou encore l'action de détourner les yeux et le corps tout entier, expriment aussi très-nettement le dédain. Ces actes semblent signifier que la personne méprisée n'est pas digne d'être regardée, ou que sa vue est désagréable. La photographie ci-jointe (*Planche V*, fig. 1), faite par M. Rejlander, montre cette forme de dédain; elle représente une jeune femme déchirant la photographie d'un amoureux qu'elle dédaigne.

La manière la plus ordinaire de manifester le mépris consiste dans certains mouvements des régions nasale et buccale; ces derniers pourtant, lorsqu'ils sont très-pronon-

2. *Physionomie humaine,* Album, Légende VIII, p. 35. — Gratiolet (*De la Phys.,* 1865, p. 52) parle aussi de l'acte qui consiste à détourner les yeux et le corps.

cés, annoncent le dégoût. Le nez se relève parfois un peu, ce qui provient sans doute de l'ascension de la lèvre supérieure ; d'autres fois le mouvement se réduit à un simple plissement de la peau du nez. Souvent les narines sont légèrement contractées, comme pour resserrer leur orifice [3], et il se produit en même temps un petit reniflement, une brève expiration. Tous ces actes sont les mêmes que ceux que provoque la perception d'une odeur désagréable, que nous désirons éviter ou dont nous voulons nous débarrasser. Dans les cas où ces phénomènes sont le plus marqués, suivant le docteur Piderit [4], nous avançons et nous élevons nos deux lèvres, ou la lèvre supérieure seulement, de manière à fermer les narines par une sorte de soupape ; en même temps le nez se relève. Nous avons l'air de donner ainsi à entendre à l'individu que nous dédaignons qu'il sent mauvais [5], de même, à peu près, que nous lui signifions qu'il n'est pas digne d'attirer nos regards, lorsque nous fermons à demi les yeux ou que nous détournons la tête. Toutefois, il ne faudrait pas croire que de pareils raisonnements traversent notre esprit au moment même où nous manifestons

3. Le docteur W. Ogle, dans un mémoire intéressant sur le sens de l'odorat (*Medico-Chirurgical Transactions*, vol. LIII, p. 268., montre que, lorsque nous voulons savourer un parfum, au lieu de faire par le nez une profonde inspiration, nous aspirons l'air par de petits reniflements rapides et répétés. Si « pendant ce temps on observe les narines, on verra que, loin de se dilater, elles éprouvent une contraction à chaque aspiration. Cette contraction n'a pas pour siége l'ouverture entière des narines, mais seulement sa portion postérieure ». Cet auteur explique ensuite la cause de ce mouvement. — Au contraire, lorsque nous voulons éviter une odeur, la contraction, me semble-t-il, n'intéresse que la partie antérieure des narines.

4. *Mimik und Physiognomik*, s. 84-93. — Gratiolet (*ibid.*, p. 155) est à peu près d'accord avec le docteur Piderit relativement à l'expression du mépris et du dégoût.

5. La hauteur implique une forte dose de mépris ; et l'une des racines du mot *scorn* (hauteur) veut dire, d'après M. Wedgwood (*Dict. of English Etymology*, vol. III, p. 125), ordure ou boue. Une personne que l'on traite avec hauteur est regardée comme de la boue.

notre mépris. Toutes les fois que nous avons été exposés à sentir ou à voir un objet désagréable, des actes de ce genre ont été accomplis ; ils sont ainsi devenus habituels, se sont fortement fixés, et ils prennent maintenant naissance sous l'empire de tout état de l'esprit analogue.

Divers petits gestes singuliers expriment également le mépris ; je citerai celui qui consiste à faire claquer ses doigts. Suivant la remarque de M. Tylor [6], ce geste, « tel que nous l'observons d'ordinaire, n'est pas très-facile à comprendre ; mais réfléchissons que ce même mouvement, exécuté tout doucement, comme s'il s'agissait de rouler quelque menu objet entre le pouce et l'index, ou de le lancer au loin à l'aide des mêmes doigts, constitue pour les sourds-muets un geste très-habituel et parfaitement compris, indiquant quelque chose de petit, d'insignifiant, de méprisable ; il semble, par conséquent, que nous ayons simplement exagéré et rendu conventionnel un acte parfaitement naturel, point de perdre entièrement de vue sa signification primitive. On trouve une mention curieuse de ce geste dans Strabon ». M. Washington Matthews m'apprend que les Indiens Dakota, de l'Amérique septentrionale, expriment le mépris non-seulement par des mouvements du visage, mais encore « conventionnellement, en rapprochant d'abord la main fermée de la poitrine, puis étendant brusquement l'avant-bras, ouvrant la main et écartant les doigts les uns des autres. Si l'individu aux dépens duquel ce geste est exécuté est présent, la main se porte vers lui, et en même temps la tête s'éloigne quelquefois de lui ». Cette manière de lancer vivement le bras en ouvrant la main indique peut-être l'idée de laisser tomber ou de rejeter quelque objet sans valeur.

6. *Early History of Mankind*, 2ᵉ édit. 1870, p. 45.

Le mot *dégoût*, dans son acception la plus simple, s'applique à toute sensation qui offense le sens du goût. Il est curieux de voir combien ce sentiment est provoqué avec facilité par tout ce qui sort de nos habitudes, dans l'aspect, l'odeur, la nature de notre nourriture. A la Terre de Feu, un indigène ayant touché du doigt un fragment de viande froide conservée que j'étais en train de manger, à notre bivouac, manifesta le plus profond dégoût en constatant sa mollesse ; de mon côté je ressentais un vif dégoût en voyant un sauvage nu porter les mains sur ma nourriture, bien que ces mains ne me parussent pas malpropres. Une barbe barbouillée de soupe nous paraît dégoûtante, quoiqu'il n'y ait évidemment rien de dégoûtant dans la soupe en elle-même. Je présume que ce phénomène résulte de la puissante association qui existe dans notre esprit entre la vue de la nourriture en toute circonstance, et l'idée de manger cette nourriture.

Puisque la sensation de dégoût dérive primitivement de l'acte de manger ou de goûter, il est naturel que son expression consiste principalement en mou   ents de la bouche. Mais comme le dégoût cause aussi de   , contrariété, ces mouvements s'accompagnent en général du froncement des sourcils, et souvent de gestes destinés à repousser l'objet qui le provoque ou à se préserver de son contact. Dans les deux photographies représentées *Planche V* (fig. 2 et 3), M. Rejlander a essayé, avec quelque succès, de reproduire cette expression. Sur le visage, le dégoût se manifeste, quand il est modéré, de diverses manières : on ouvre largement la bouche, comme pour laisser tomber le morceau qui a offensé le goût ; on crache, on souffle en avançant les lèvres ; on produit une sorte de raclement de la gorge comme pour l'éclaircir. Ce son guttural peut s'écrire *ach* ou *eugh*. Son émission est quelquefois accompagnée d'un frissonnement, en même temps que les bras se serrent contre le tronc et

que les épaules se soulèvent, comme dans l'expression de
l'horreur[7]. Un dégoût extrême s'exprime par des mouvements de la bouche semblables à ceux qui préparent l'acte
du vomissement. La bouche s'ouvre toute grande, la lèvre
supérieure se rétracte énergiquement, les parties latérales du
nez se plissent, la lèvre inférieure s'abaisse et se renverse autant que possible. Ce dernier mouvement exige la contraction des muscles qui attirent en bas les coins de la bouche[8].

Il est remarquable de voir avec quelle facilité, chez certaines personnes, la simple idée de prendre une nourriture
inusitée — par exemple de manger la chair d'un animal qui
ne sert pas habituellement à notre alimentation — provoque
instantanément des nausées ou des vomissements, alors
même que cette nourriture ne contient d'ailleurs rien qui
puisse forcer l'estomac à la rejeter. Lorsque le vomissement
résulte, en tant qu'acte réflexe, de quelque cause maté-
rielle — un excès de table, l'ingestion d'une viande gâtée,
d'un émétique — il se produit, non pas immédiatement,
mais en général après un intervalle de temps notable.
Aussi pour expliquer que les nausées ou même le vomissement puissent suivre de si près la simple perception d'une
idée, il est permis de supposer que nos ancêtres primitifs ont
dû posséder, comme les ruminants et divers autres animaux,
la faculté de rejeter volontairement la nourriture qui les
incommodait. Aujourd'hui, cette faculté a disparu, en tant
que soumise à l'action de la volonté; mais elle est mise
involontairement en jeu, par l'effet d'une habitude invétérée de longue date, toutes les fois que l'esprit se révolte

7. Voir, sur ce phénomène, M. Hensleigh Wedgwood, *Dictionary of
English Etymology*, introduction, 2e édit., 1872, p. xxxvii.

8. Le docteur Duchenne croit que, dans le renversement de la lèvre
inférieure, les commissures sont abaissées par les triangulaires. Henle
croit au contraire que c'est le carré du menton qui agit (*Handbuch d.
Anat. des Menschen*, 1858, B. I, s. 151).

contre l'idée de prendre tel ou tel aliment, ou plus généralement toutes les fois qu'il se trouve en présence de quelque objet qui inspire le dégoût. Cette opinion est confirmée par un fait qui m'a été certifié par M. Sutton : les singes du Jardin Zoologique vomissent souvent, quoique en parfaite santé, exactement comme si cet acte dépendait de leur volonté. On comprend d'ailleurs que l'homme pouvant communiquer, par le langage, à ses enfants et à ses semblables la connaissance des genres de nourriture qu'ils doivent éviter, il aurait peu d'occasions de mettre à profit cette faculté d'expulsion volontaire ; aussi a-t-elle dû tendre à disparaître par le défaut d'usage.

Le sens de l'odorat a des relations intimes avec celui du goût. Aussi n'est-il pas surprenant de voir une odeur très-mauvaise provoquer des nausées ou le vomissement aussi aisément, chez certaines personnes, que la pensée d'un aliment répugnant ; et par suite une odeur modérément désagréable susciter les diverses manifestations expressives du dégoût. La disposition aux nausées provoquée par une odeur fétide s'accroît d'abord d'une façon curieuse par un certain degré d'habitude ; mais elle s'efface ensuite par une plus longue accoutumance, et aussi par l'influence répressive de la volonté. Par exemple, je me rappelle avoir voulu un jour nettoyer un squelette d'oiseau, qui n'avait pas suffisamment macéré ; l'odeur qu'il répandait nous donna, à l'aide qui m'assistait et à moi-même, assez peu habitués à de telles opérations, des nausées si violentes, que nous fûmes obligés de quitter la place. Les jours précédents, j'avais examiné quelques autres squelettes, dont la légère odeur ne m'avait impressionné en aucune façon ; mais, à partir de ce moment, je ne pus, pendant plusieurs jours, manier ces mêmes squelettes sans sentir mon estomac se soulever immédiatement.

D'après les renseignements que m'ont transmis mes cor-

respondants, il paraît que les divers mouvements que je
viens de décrire comme expressifs du mépris et du dégoût
se retrouvent identiques dans une grande partie du monde.
Par exemple, le docteur Rothrock répond par une affirmative
très-nette à mes questions sur ce point, relativement à certaines tribus indiennes sauvages de l'Amérique du Nord.
Crantz raconte que, lorsqu'un Groënlandais refuse quelque
chose avec mépris ou horreur, il relève son nez et en fait
sortir un léger son[9]. M. Scott m'a envoyé une description
pittoresque de la physionomie d'un jeune Hindou en voyant
de l'huile de castor qu'on le poussait à avaler. M. Scott a
vu aussi la même expression sur le visage d'indigènes d'une
classe élevée, lorsqu'ils approchaient de quelque objet mal-
propre. M. Bridges dit que les naturels de la Terre de Feu
« expriment le mépris en avançant leurs lèvres, en sifflant,
et en relevant leur nez ». Plusieurs de mes correspondants
signalent la tendance à souffler par le nez, ou à émettre un
son plus ou moins analogue à *eugh* ou *ach*.

Le mépris et le dégoût paraissent s'exprimer aussi presque universellement par l'acte de cracher, qui représente
évidemment l'expulsion de quelque objet répugnant hors de
la cavité buccale. Shakspeare fait dire au duc de Norfolk :
« Je crache sur lui; c'est un lâche et misérable calomnia-
teur. » Ailleurs, Falstaff dit : « Quoi que je te dise, Hal, si
je te dis un mensonge, crache-moi au visage. » Leichhardt
fait remarquer que les Australiens « interrompaient leurs
harangues en crachant et émettant un son analogue à *pouh!*
pouh! probablement pour exprimer leur dégoût ». Le capitaine Burton parle de certains nègres qui « crachaient sur
le sol avec dégoût[10] ». Le capitaine Speedy m'apprend

9. Cité par Tylor, *Primitive Culture,* 1871, p. 169.
10. Ces deux citations sont reproduites par M. H. Wedgwood, *On the
Origin of Language,* 1866, p. 75.

que le même fait s'observe chez les Abyssins. D'après M. Geach, chez les Malais de Malacca, le dégoût « s'exprime en crachant » ; et chez les indigènes de la Terre de Feu, « le signe le plus caractéristique du mépris pour un individu consiste à cracher sur lui ».

Je n'ai jamais vu l'expression du dégoût mieux peinte sur une figure que chez un de mes enfants, lorsqu'on lui mit pour la première fois dans la bouche, à l'âge de cinq mois, un peu d'eau froide, et un mois plus tard, un fragment de cerise mûre. Les lèvres et la bouche entière prirent une forme qui devait permettre au contenu de couler ou de tomber immédiatement au dehors ; en même temps la langue se portait en avant. Ces mouvements étaient accompagnés d'un léger frémissement. C'était d'autant plus comique que je doute que l'enfant ressentît réellement du dégoût, car les yeux et le front exprimaient à un haut degré de la surprise et de la réflexion. L'avancement de la langue pour laisser tomber un objet répugnant hors de la bouche peut expliquer comment on tire universellement la langue en signe de mépris et de haine [11].

Ainsi, d'après ce que nous venons de voir, le dédain, le mépris et le dégoût s'expriment de bien des manières, par des mouvements spéciaux des traits du visage et par divers gestes ; ces mouvements et ces gestes sont les mêmes dans toutes les parties du monde. Ils consistent tous en actes représentant l'expulsion ou le rejet de quelque objet matériel qui nous répugnerait, sans exciter d'ailleurs en nous d'autre émotion énergique, telle que la rage ou la terreur ; en vertu de la force de l'habitude et de l'association, ces

11. Ce fait est établi par M. Tylor (*Early History of Mankind,* 2ᵉ édit., 1870, p. 52) ; « on ne voit pas clairement, ajoute-t-il, quelle est l'origine de ce mouvement. »

actes s'exécutent toutes les fois que quelque impression de ce genre prend naissance dans notre esprit.

Jalousie, envie, avarice, rancune, soupçon, perfidie, ruse, culpabilité, vanité, ambition, orgueil, humilité, etc. — Il est douteux que le plus grand nombre des états d'esprit complexes cités ci-dessus se révèle par aucune expression déterminée, assez distincte pour être décrite ou dessinée. Quand Shakspeare a dit : L'*envie au maigre visage, la noire* ou *la pâle envie*, — *la jalousie, monstre aux yeux verts;* — quand Spenser a appliqué au soupçon les épithètes de *difforme, laid, refrogné*, ils ont dû l'un et l'autre avoir conscience de cette difficulté. Cependant ces sentiments peuvent, au moins pour la plupart, se trahir par le regard ; mais dans bien des cas nous nous laissons guider avant tout, et beaucoup plus que nous ne le pensons, par notre connaissance antérieure des personnes ou des circonstances.

L'expression de la culpabilité et de la perfidie peut-elle se reconnaître dans les diverses races humaines? Mes correspondants répondent presque unanimement par l'affirmative à cette question; j'ai d'autant plus de confiance dans ces témoignages qu'ils s'accordent en général à reconnaître que la jalousie ne se manifeste au contraire par aucun signe visible. Lorsque les observations sont données avec quelque détail, il y est presque constamment question des yeux. L'homme coupable évite le regard de son accusateur; lui-même lance des regards furtifs. Les yeux sont dirigés « obliquement », ou bien « ils errent d'un côté à l'autre », ou bien encore « les paupières sont abaissées et mi-closes ». Cette dernière remarque a été faite par M. Hagenauer sur des Australiens, et par Gaika sur les Cafres. Les mouvements incessants des yeux résultent probablement, comme on le verra quand il sera question de la rougeur, de ce que l'homme coupable ne peut supporter de rencontrer le regard de son accusateur. Je puis ajouter que j'ai observé l'expression de la culpabilité, sans ombre de crainte, chez quelques-uns de mes enfants dès un âge très-précoce. Par exemple. j'ai vu une fois cette expression parfaitement nette sur l'un d'eux, âgé de deux ans et sept mois, et elle me conduisit à la découverte de son petit crime. Elle se manifestait, d'après les indications que je retrouve dans mes notes de cette époque, par un éclat inaccoutumé du regard et par une attitude étrange, affectée, qu'il est impossible de décrire.

La ruse s'exprime aussi principalement, je crois, par des mouvements des yeux ou des téguments qui les avoisinent; en effet, ces mouvements sont moins soumis que ceux du corps au contrôle de la volonté, grâce à l'influence de l'habitude longtemps prolongée. « Quand nous avons envie, dit M. Herbert Spencer [12], de regarder quelque chose, sans en avoir l'air, dans une partie donnée du champ visuel, nous avons de la tendance à supprimer l'inclinaison de la tête, qui pourrait nous trahir, et à exécuter le mouvement nécessaire avec les yeux seulement, qui doivent prendre par conséquent une direction latérale fortement accusée. Aussi, lorsque nos yeux se tournent par côté, tandis que la face n'accompagne pas leur mouvement, notre physionomie prend l'expression de la ruse. »

De toutes les émotions complexes nommées ci-dessus. l'orgueil est peut-être celle qui s'exprime de la façon la plus nette. Un orgueilleux manifeste son sentiment de supériorité sur autrui en redressant la tête et le corps tout entier. Il est *haut*, et se fait paraître aussi grand que possible; aussi dit-on métaphoriquement qu'il est enflé ou bouffi d'orgueil. Un paon ou un dindon, se pavanant de côté et d'autre, les plumes hérissées, est considéré quelquefois comme l'em-

12. *Principles of Psychology*, 2ᵉ édit., 1872, p. 552.

blème de l'orgueil [13]. L'homme arrogant toise les autres de haut. et, les paupières abaissées, condescend à peine à les voir ; ou bien il témoigne son mépris par de légers mouvements des narines ou des lèvres, analogues à ceux que nous avons décrits plus haut. Aussi le muscle qui renverse la lèvre inférieure a reçu le nom de *musculus superbus*. Sur quelques photographies de malades affectés de délire des grandeurs, que je dois au docteur Crichton Browne, on voit la tête et le corps raides et la bouche fermée énergiquement. Ce dernier geste. expressif de la décision, résulte, je présume, de l'entière confiance que l'orgueilleux possède en lui-même. L'ensemble de l'expression de l'orgueil est en antithèse complète avec celle de l'humilité ; aussi n'avons-nous pas besoin de nous occuper ici de ce dernier état de l'esprit.

Résignation, impuissance, haussement des épaules. — Quand un homme veut indiquer qu'il ne peut faire quelque chose, ou empêcher quelque chose d'être, il hausse souvent les deux épaules d'un mouvement rapide. En même temps, pour compléter l'attitude, il tourne ses coudes en dedans, les bras fléchis ; il lève ses mains ouvertes, en les tournant en dehors et écartant les doigts. La tête se penche souvent un peu d'un côté ; les sourcils se soulèvent, ce qui produit des rides transversales sur le front ; en général la bouche s'ouvre. Ces divers mouvements des traits sont complétement inconscients ; il m'était arrivé souvent de hausser les épaules volontairement, pour observer la position de mes bras, sans me douter que mes sourcils se soulevaient et que ma bouche s'ouvrait en même temps ; je ne m'en

12. Gratiolet *(De la Phys.*, p. 351*)* fait cette remarque, et donne quelques bonnes observations sur l'expression de l'orgueil. — Voir Sir C. Bell *(Anatomy of Expression*, p. 111), à propos de l'action du *musculus superbus.*

aperçus qu'en me regardant dans un miroir; depuis lors j'ai observé ces mêmes mouvements sur le visage des autres. Dans la *Pl. VI* (figures 3 et 4), M. Rejlander a reproduit heureusement le geste qui consiste à hausser les épaules.

Les Anglais sont bien moins démonstratifs que la plupart des autres nations européennes, et ils haussent les épaules beaucoup moins souvent et moins énergiquement que les Français ou les Italiens. Ce geste varie d'ailleurs depuis le mouvement complexe décrit ci-dessus jusqu'à une élévation rapide et à peine perceptible des deux épaules; ou bien, comme je l'ai remarqué sur une dame assise dans un fauteuil, jusqu'à un simple mouvement en dehors, très-léger, des mains ouvertes avec les doigts séparés. Je n'ai jamais vu le haussement des épaules chez des enfants anglais très-jeunes. Cependant le cas suivant a été noté avec soin par un professeur de médecine, excellent observateur, qui me l'a communiqué. Le père du gentleman en question était Parisien et sa mère Écossaise. Sa femme est issue de parents anglais, et mon correspondant ne pense pas qu'elle ait jamais haussé les épaules de sa vie. Ses enfants ont été élevés en Angleterre, et la nourrice est une Anglaise pur sang que l'on n'a jamais vue lever les épaules. Or on observa ce geste chez sa fille aînée, entre seize et dix-huit mois; ce qui provoqua cette exclamation de la mère : « Voyez donc cette petite Française, qui hausse les épaules! » Il se répéta d'abord fréquemment; en même temps l'enfant renversait quelquefois un peu la tête en arrière et sur un côté; mais on ne s'aperçut jamais qu'elle remuât les coudes et les mains à la façon ordinaire. Cette habitude disparut graduellement, et la fillette, qui a aujourd'hui un peu plus de quatre ans, l'a complétement perdue. Le père haussait quelquefois les épaules, particulièrement quand il discutait avec quelqu'un; mais il est extrêmement improbable que sa fille, à un âge

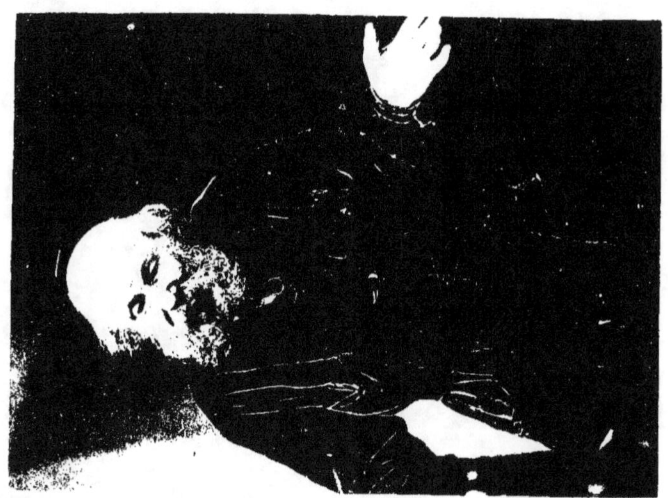

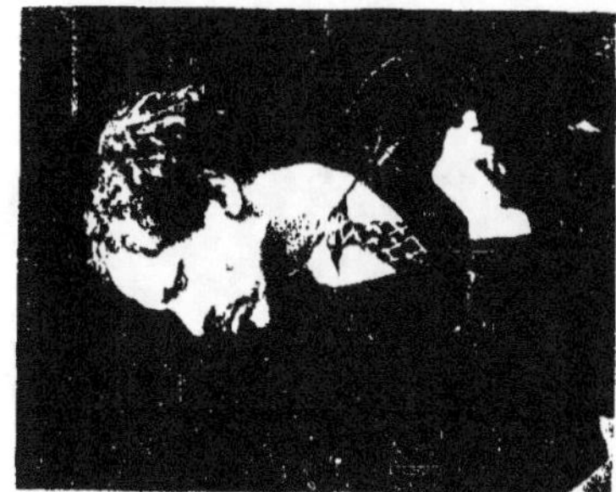

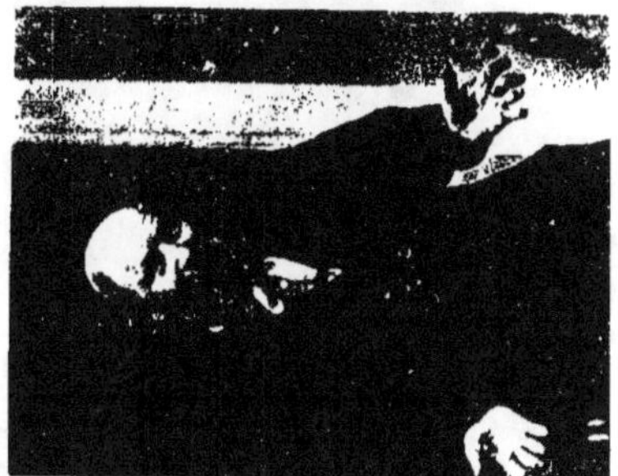

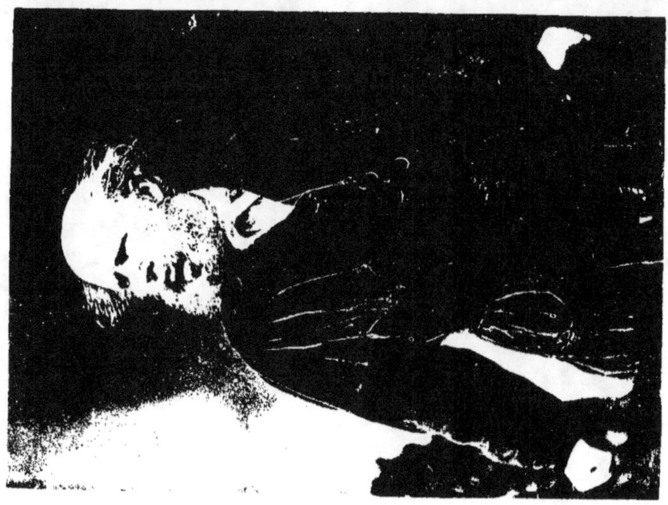

aussi précoce, eût agi par imitation, car elle n'avait pu le voir bien souvent faire ce geste. En outre, si elle avait en effet acquis cette habitude par imitation, il n'est pas probable qu'elle l'eût bientôt perdue spontanément, alors que le père continuait à vivre avec sa famille. Je puis ajouter que cette petite fille reproduit les traits de son grand-père parisien d'une manière presque invraisemblable. Elle présente aussi avec lui une autre ressemblance très-curieuse, qui consiste en un tic commun : quand elle désire impatiemment quelque chose, elle tourne sa petite main en dehors, et frotte avec rapidité son pouce contre l'index et le médius ; son grand-père exécutait souvent le même geste dans des circonstances semblables.

La deuxième fille du même gentleman haussait aussi les épaules, avant d'avoir atteint l'âge de huit mois ; par la suite elle perdit de même cette habitude. Il se peut sans doute que celle-ci ait imité sa sœur aînée ; cependant elle continua après que l'autre eut cessé. Elle ressemblait moins à son grand-père parisien que sa sœur au même âge ; mais aujourd'hui elle lui ressemble davantage. Elle possède également l'habitude particulière de frotter son pouce contre deux des doigts opposés, pour manifester son impatience.

Nous trouvons dans ce cas un bon exemple, analogue à ceux donnés dans un chapitre précédent, de la transmission héréditaire d'un tic ou d'un geste ; car personne, je suppose, n'attribuera à une simple coïncidence la communauté d'une habitude si particulière à un grand-père et à ses deux petites-filles, lesquelles ne l'avaient jamais vu.

Si l'on considère toutes les circonstances de l'observation précédente, on ne peut douter que ces enfants ne tinssent, par hérédité, l'habitude de hausser les épaules de leurs parents français, bien qu'elles n'eussent qu'un quart de sang français dans les veines, et aussi, bien que ce geste ne fût pas très-fréquent chez leur grand-père. C'est un fait à coup sûr intéressant, mais non très-extraordinaire, que de voir des enfants garder ainsi quelque temps à un âge très-tendre une habitude acquise par hérédité, pour la perdre ensuite; on sait en effet que, dans un grand nombre d'espèces animales, les jeunes conservent pendant une période plus ou moins longue certains caractères qui disparaissent ultérieurement.

Il me paraissait extrêmement peu probable qu'un geste aussi complexe que le haussement des épaules, avec les divers mouvements qui l'accompagnent, pût être inné. C'est pourquoi j'avais un vif désir de savoir si Laura Bridgman, qui, aveugle et sourde, ne pouvait l'avoir appris par voie d'imitation, l'exécutait. Or, j'ai, par l'intermédiaire du docteur Innes, appris d'une femme qui avait eu récemment à soigner cette infortunée, qu'elle haussait les épaules, tournait les coudes en dedans, et élevait ses sourcils, de la même manière que tout le monde et dans les mêmes circonstances. Je désirais aussi savoir si ce geste existe chez les diverses races humaines, et en particulier chez celles qui n'ont jamais eu de relations avec les Européens. Nous allons voir qu'il en est ainsi en effet; seulement, il paraît qu'il se réduit quelquefois à une simple élévation des épaules, sans l'accompagnement des autres mouvements décrits ci-dessus.

A Calcutta, M. Scott a constaté fréquemment le haussement des épaules chez les Bengalais et les Dhangars (ces derniers appartiennent à une race distincte) qui sont employés au Jardin Botanique; par exemple, lorsqu'ils déclaraient qu'il leur était impossible d'exécuter quelque travail, de soulever quelque fardeau trop lourd. Il donnait un jour l'ordre de grimper sur un arbre élevé à un Bengalais, qui, haussant les épaules et inclinant brusquement la tête par côté, répondit qu'il ne pourrait; et comme M. Scott, persuadé que c'était seulement une défaite inspirée par la paresse, insistait pour qu'il essayât, son visage palit, ses bras tombèrent le long de ses côtés, sa bouche et ses yeux s'ouvrirent largement; tout en examinant l'arbre, il jeta un coup d'œil oblique sur M. Scott, haussa les épaules, renversa ses coudes, étendit ses mains ouvertes, fit quelques petits mouvements latéraux de la tête, et déclara qu'il était incapable d'obéir. M. H. Erskine a vu de même les indigènes indiens hausser les épaules; mais il ne les a jamais vus tourner les coudes en dedans d'une manière aussi marquée que nous; en exécutant ce geste, ils appliquent quelquefois les mains sur leur poitrine, sans les croiser.

M. Geach a observé souvent le geste qui nous occupe chez les Malais sauvages de l'intérieur de Malacca, et chez les Bugis, qui sont de véritables Malais, bien qu'ils parlent une langue différente. Je présume qu'il était d'ailleurs complet; car, dans sa réponse à mes questions et à mes descriptions des mouvements des épaules, des bras, des mains et du visage, M. Geach constate que ces mouvements « s'accomplissent d'une manière remarquable ». J'ai égaré un extrait d'un voyage scientifique, dans lequel le haussement des épaules était parfaitement décrit à propos de certains indigènes (Micronésiens) de l'archipel des Carolines, dans l'océan Pacifique. Le capitaine Speedy m'apprend que les Abyssins haussent les épaules, mais sans entrer dans aucun détail. Mme Asa Gray a vu à Alexandrie un drogman arabe se comporter exactement suivant la description que j'avais faite dans mon questionnaire, au moment où un vieux gentleman qu'il accompagnait refusa de marcher dans la direction précise qu'il lui indiquait.

M. Washington Matthews, parlant des tribus indiennes sauvages des régions occidentales des États-Unis, me répond · « Dans un petit nombre d'occasions, j'ai vu certains

individus exécuter un léger haussement des épaules, en
signe d'impuissance; mais je n'ai jamais rien constaté
qui répondît au reste de votre description. » Fritz Müller
m'apprend qu'il a vu, au Brésil, les nègres hausser les
épaules; mais il est possible qu'ils aient appris ce geste par
imitation des Portugais. Mme Barber n'a observé rien de
semblable chez les Cafres du sud de l'Afrique; et Gaika, à
en juger par sa réponse, n'a pas même compris ce que voulait dire ma description. M. Swinhoe reste aussi dans l'in-
certitude à l'égard des Chinois; mais il les a vus, dans les
circonstances qui nous eussent fait hausser les épaules, presser leur coude droit contre leur côté, élever leurs sourcils,
lever leurs mains en tournant la face palmaire vers leur
interlocuteur, et la secouer de droite à gauche. Enfin, relativement aux Australiens, quatre de mes correspondants
me répondent par une simple négation, et un seul par une
simple affirmation. M. Bunnett, qui a eu d'excellentes
occasions d'observations, sur les confins de la colonie de
Victoria, répond aussi « oui », en ajoutant toutefois que
le geste en question s'exécute « d'une manière plus indécise
et moins démonstrative que chez les nations civilisées ».
Cette circonstance explique peut-être pourquoi quatre de
mes correspondants ne l'ont pas remarqué.

Les documents précédents, relatifs aux Européens, aux
Hindous, aux tribus montagnardes de l'Inde, aux Malais,
aux Micronésiens, aux Abyssins, aux Arabes, aux Nègres,
aux Indiens de l'Amérique septentrionale, et probablement
aux Australiens — races dont la plupart n'ont eu à peu
près aucune relation avec les Européens — ces documents,
dis-je, sont suffisants pour démontrer que le haussement
des épaules, accompagné dans certains cas par d'autres
mouvements spéciaux, est un geste naturel à l'espèce humaine.

Ce geste exprime la constatation d'un fait que nous

n'avons pas voulu, que nous n'avons pu éviter, ou bien de notre impuissance à accomplir un acte donné ou à empêcher une autre personne de l'accomplir. Il accompagne des phrases telles que celles-ci : « Ce n'est pas ma faute ; — il m'est impossible d'accorder cette faveur ; — qu'il suive son chemin ; je ne puis l'arrêter. » Le haussement des épaules exprime aussi la patience, ou l'absence de toute idée de résistance. C'est pourquoi les muscles qui élèvent les épaules sont quelquefois désignés, d'après ce que m'a dit un artiste, sous le nom de « muscles de la patience ». Le juif Shylock dit :

> Seigneur Antonio, souvent et souvent,
> Au Rialto, vous m'avez injurié
> A cause de mon argent et de mon usure ;
> Je l'ai supporté avec un patient haussement d'épaules.
>
> *Le Marchand de Venise,* acte I, scène III.

Sir Charles Bell a publié [14] une figure frappante de vérité, représentant un homme qui recule devant quelque péril terrible, et qui est sur le point de pousser lâchement des cris de terreur. Les épaules se relèvent presque jusqu'aux oreilles, ce qui indique immédiatement l'absence de toute pensée de résistance.

Si, en général, le haussement des épaules signifie : « Je ne puis faire ceci ou cela », avec une légère modification il signifie : « Je ne veux pas le faire. » Le mouvement indique alors une détermination arrêtée de ne point agir. Olmsted raconte [15] qu'un Indien du Texas haussa vigoureusement les épaules en apprenant qu'une troupe d'hommes était composée d'Allemands et non d'Américains, exprimant ainsi sa pensée qu'il n'aurait rien à faire avec eux. Chez un

14 *Anatomy of Expression,* p. 166.
15. *Journey through Texas,* p. 352.

enfant maussade et obstiné, on peut voir les deux épaules fortement relevées ; mais ce geste n'est pas associé aux autres mouvements qui accompagnent généralement le haussement véritable. Un romancier, très-bon observateur[16], décrivant un jeune homme déterminé à ne pas accéder aux désirs de son père, dit : « Jack enfonça vigoureusement ses mains dans ses poches, et haussa les épaules jusqu'aux oreilles, excellente manière d'indiquer que, à tort ou à raison, il ne céderait que lorsque le rocher tomberait de sa base solide, et que toute remontrance à cet égard serait inutile. » Aussitôt que le fils marcha à son gré, « il ramena ses épaules à leur situation naturelle ».

La résignation s'exprime quelquefois en plaçant les mains ouvertes, l'une sur l'autre, sur la partie inférieure du corps. Je n'aurais pas même cru nécessaire de signaler ce geste peu important, si le docteur W. Ogle ne m'avait dit qu'il l'avait observé deux ou trois fois chez les malades que l'on allait anesthésier par le chloroforme avant de les opérer. Ils manifestaient peu de crainte, et semblaient déclarer, par cette position de leurs mains, qu'ils avaient affermi leur esprit et étaient résignés à subir ce qu'ils ne pouvaient éviter.

On peut se demander maintenant pourquoi, dans toutes les parties du monde, l'homme qui sent qu'il ne peut ou veut pas faire une chose, ou s'opposer à une chose faite par un autre — qu'il veuille d'ailleurs ou ne veuille pas manifester extérieurement son sentiment — hausse les épaules, plie les coudes en dedans, présente la paume des mains, étend les doigts, penche souvent un peu la tête d'un côté, élève les sourcils et ouvre la bouche. Parmi les états de l'esprit qui s'expriment par cet ensemble de gestes, les

16. Mme Oliphant, *The Brownlows*, vol. II, p. 206.

uns sont simplement passifs ; les autres impliquent au contraire une détermination de ne pas agir. Aucun des mouvements énumérés ci-dessus n'est de la plus légère utilité. Il faut en chercher l'explication, sans aucun doute, dans le principe de l'antithèse inconsciente. Ce principe paraît entrer ici en jeu d'une manière aussi évidente que dans le cas d'un chien qui, hargneux, se place dans l'attitude convenable pour attaquer et pour se donner une apparence plus redoutable, et soumis et affectueux, imprime à son corps entier une attitude opposée de tout point, bien qu'elle ne lui soit d'aucune utilité.

Observez comment un homme courroucé, qui ressent vivement une injure et ne l'accepte pas, redresse sa tête, carre ses épaules et dilate sa poitrine. Souvent il serre les poings, et contractant tous ses muscles, il place un bras ou ou les deux bras dans la position requise pour attaquer ou se défendre. Il fronce les sourcils, c'est-à-dire qu'il les contracte et les abaisse ; enfin il serre les lèvres, indice d'une résolution arrêtée. Les gestes et l'attitude d'un homme impuissant et résigné sont, à tout point de vue, rigoureusement inverses. Dans la *Planche VI,* on peut supposer que l'une des figures du côté gauche vient de dire : « Que prétendez-vous en m'insultant ? » — tandis que l'une des figures du côté droit dirait : « En vérité, je n'y pouvais rien. » L'homme impuissant contracte, sans en avoir conscience, les muscles du front antagonistes de ceux qui produisent le froncement des sourcils, et par suite élève ces organes ; en même temps il relâche les muscles qui entourent la bouche, de sorte que la mâchoire inférieure s'abaisse. L'antithèse est complète dans chaque détail, et non-seulement dans les mouvements des traits, mais encore dans la position des membres et l'attitude du corps entier ; c'est ce qu'on peut constater sur la planche ci-jointe. Comme l'homme qui se désespère ou qui s'excuse désire souvent manifester l'état de son esprit, il se comporte alors d'une manière démonstrative.

De même que l'écartement des coudes et le crispement des poings, en signe d'indignation ou d'agression, ne se rencontrent pas universellement chez les hommes de toutes races, de même on voit, dans diverses parties du monde, la résignation ou le découragement se manifester par un simple haussement des épaules, sans que les mains s'ouvrent et que les coudes se tournent en dedans. L'homme ou l'enfant entêté, aussi bien que celui qui se résigne à quelque grand malheur, n'a, dans aucun cas, la pensée de résister activement ; et il exprime cet état de son esprit en gardant simplement ses épaules élevées; d'autres fois aussi il croise ses bras sur sa poitrine.

Signes d'affirmation ou d'approbation, de négation ou de blâme : actes de pencher ou de secouer la tête. — J'étais curieux de savoir jusqu'à quel point les signes que nous employons ordinairement pour indiquer l'affirmation et la négation se retrouvent dans les diverses parties du monde. Ces signes sont, jusqu'à un certain point, expressifs de nos sentiments : devant nos enfants nous faisons une inclinaison de la tête de haut en bas, en souriant, quand nous approuvons leur conduite ; nous secouons la tête latéralement quand nous la blâmons. Chez l'enfant, le premier acte de dénégation consiste à refuser la nourriture qu'on lui présente, ce qu'il fait en écartant latéralement son visage du sein ou de la cuillère dans laquelle on lui offre un aliment quelconque; s'il accepte, au contraire, et reçoit les aliments dans sa bouche, il penche la tête en avant. J'ai fait bien souvent ces observations sur mes propres enfants, et depuis lors j'ai appris que les mêmes faits avaient frappé Charma et lui avaient suggéré les mêmes conclusions[17] ? Remarquons

17. *Essai sur le Langage,* 2ᵉ édit., 1846. Je dois des remerciments à

que, si l'enfant accepte ou prend la nourriture, il se produit un mouvement unique en avant, et que l'affirmation
s'exprime aussi par une simple inclinaison de tête ; si au
contraire l'enfant refuse, et surtout si on insiste, on le voit
souvent secouer sa tête plusieurs fois d'un côté à l'autre,
ce qui est exactement le geste que nous faisons nous-même
en signe de dénégation. Le refus s'exprime aussi assez souvent en rejetant la tête en arrière, ou encore en fermant
énergiquement la bouche, de sorte que ces mouvements
peuvent également arriver à servir comme signes de négation. M. Wedgwood fait remarquer, à ce sujet, que « la mise
en jeu des organes vocaux, lorsque les dents ou les lèvres
sont serrées, produit le son des lettres *n* ou *m ;* ce fait peu
expliquer l'emploi de la particule *ne* pour indiquer la négation, et peut-être aussi celui du μή grec, dans le même
but [18]. »

Ces signes sont innés ou instinctifs, au moins chez les
Anglo-Saxons ; cela paraît du moins à peu près démontré par l'exemple de l'aveugle et sourde Laura Bridgman, « qui accompagne constamment son *oui* de l'inclinaison de tête affirmative ordinaire, et son *non* du mouvement
répété de la tête qui caractérise chez nous la négation ».
Si M. Lieber n'avait démontré le contraire [19], j'aurais cru
qu'elle avait pu acquérir ces gestes ou les apprendre, en
considérant la prodigieuse perfection avec laquelle elle
appréciait par le toucher les mouvements des autres. Les
idiots microcéphales sont, comme on sait, si dégradés qu'ils
n'apprennent jamais à parler ; or Vogt raconte [20] que l'un

Miss Wedgwood, qui m'a donné ce détail, en même temps qu'une analyse
de l'ouvrage en question.

18. *On the Origin of Language,* 1866, p. 91.

19. *On the vocal Sounds of L. Bridgman,* Smithsonian Contributions,
1851, vol. II, p. 11.

20. *Mémoire sur les Microcéphales,* 1867, p. 27.

d'eux, lorsqu'on lui demandait s'il voulait encore manger ou boire, répondait en inclinant la tête ou en la secouant. Dans sa remarquable dissertation sur l'éducation des sourds-muets et des enfants à peu près idiots, Schmalz affirme que les uns et les autres peuvent toujours comprendre et exécuter les signes ordinaires d'affirmation et de négation[21].

Si maintenant nous considérons les diverses races humaines, nous reconnaissons que ces modes expressifs ne sont pas aussi universellement employés que nous aurions pu le croire; cependant ils paraissent trop généralement répandus pour qu'on puisse les considérer comme entièrement conventionnels ou artificiels. Mes correspondants affirment que les deux signes ci-dessus sont usités chez les Malais, les indigènes de Ceylan, les Chinois, les Nègres de la côte de Guinée; Gaika les a observés chez les Cafres du sud de l'Afrique; cependant Mme Barber n'a jamais vu, chez ce dernier peuple, le mouvement latéral répété de la tête employé comme signe de négation. Quant aux Australiens, sept observateurs s'accordent à dire qu'ils se servent de l'inclinaison pour affirmer; cinq d'entre eux sont d'accord aussi au sujet du mouvement de négation, accompagné ou non de la parole; mais M. Dyson Lacy n'a jamais observé ce dernier signe à Queensland, et M. Bulmer dit que, à Gipp's Land, la négation s'exprime en renversant légèrement la tête en arrière et tirant la langue. A l'extrémité septentrionale du continent, près du détroit de Torres, les indigènes « ne secouent pas la tête, en articulant une négation; mais ils lèvent la main droite et l'agitent en la faisant tourner circulairement deux ou trois fois[22]. » Il paraît que les Grecs modernes et les Turcs expriment la négation en renversant la tête en arrière et faisant claquer la langue;

---

21. Cité par Tylor, *Early History of Mankind,* 2e édit., 1870, p. 38.
22. M. J.-B. Jukes, *Letters and Extracts,* etc., 1871, p. 248.

et que les Turcs rendent l'affirmation par un mouvement
analogue à celui que nous exécutons quand nous secouons
la tête[23]. Le capitaine Speedy m'informe que les Abyssins
expriment la négation en jetant la tête sur l'épaule
droite et faisant claquer légèrement la langue, la bouche
étant fermée ; et la négation en renversant la tête en arrière et élevant rapidement les sourcils. Les Tagals de
Luçon, dans l'archipel des Philippines, renversent également la tête en disant *oui,* suivant ce que j'ai entendu dire
au docteur Adolf Meyer. D'après le témoignage du rajah
Brooke, les Dyaks de Bornéo expriment l'affirmation en élevant les sourcils, et la négation en les contractant légèrement, tout en regardant d'une façon particulière. Le Professeur Asa Gray et sa femme disent que les Arabes du Nil
emploient rarement l'inclinaison affirmative, et jamais le
mouvement latéral de négation, dont ils ne comprennent
même pas la signification. Chez les Esquimaux[24], *oui* s'exprime par une inclinaison de tête, et *non* par un clignement.
Les indigènes de la Nouvelle-Zélande « lèvent la tête et le
menton, au lieu de les abaisser, en signe d'acquiesce-
ment[25] ».

M. H. Erskine conclut des études faites par divers Européens, aussi bien que par des observateurs indigènes, sur
les Hindous, que chez eux les signes d'affirmation et de
négation sont variables. Quelquefois ils sont identiques à
ceux que nous employons ; mais la négation s'exprime plus
ordinairement en renversant brusquement la tête en arrière
et un peu de côté, et faisant claquer la langue ; je ne puis
deviner quelle est la signification de ce claquement de la
langue, qui a été du reste observé chez divers peuples. Un

23. F. Lieber, *On the vocal Sounds,* etc., p. 11. — Tylor, *loc. cit.,*
p. 53.

24. Docteur King, *Edinburgh Phil. Journal,* 1845, p. 313.

25. Tylor, *Early History of Mankind,* 2ᵉ édit., 1870, p. 53.

observateur indigène prétend que l'affirmation s'exprime souvent en portant la tête à gauche. M. Scott, que j'avais prié de porter particulièrement son attention sur ce point, pense, après un grand nombre d'observations, que les indigènes n'emploient pas habituellement une inclinaison verticale pour affirmer, mais renversent d'abord la tête soit vers la droite, soit vers la gauche, et puis la jettent obliquement en avant une seule fois. Un observateur moins attentif aurait peut-être décrit ce mouvement comme une simple secousse latérale. M. Scott établit aussi que, dans la négation, la tête est tenue ordinairement à peu près droite, et secouée plusieurs fois de suite.

M. Bridges m'informe que les naturels de la Terre-de-Feu inclinent, comme nous, la tête de haut en bas en signe d'affirmation, et la secouent de droite à gauche en signe de négation. D'après M. Washington Matthews, les Indiens sauvages de l'Amérique septentrionale ont appris des Européens ces deux mouvements, qui n'existent pas naturellement chez eux. Ils expriment « l'affirmation en décrivant avec la main, tous les doigts étant fléchis, l'index excepté, une ligne courbe en bas et en dehors à partir du corps; et la négation en portant la main ouverte en dehors, la paume regardant en dedans ». Suivant d'autres observateurs, le signe de l'affirmation, chez ces Indiens, consiste à lever le doigt indicateur, puis à l'abaisser vers le sol, ou bien à balancer la main en ligne droite au devant du visage; et le signe de la négation consiste à secouer de droite à gauche le doigt ou la main tout entière[26]. Ce dernier mouvement supplée et représente probablement notre mouvement latéral de la tête. On dit que les Italiens lèvent de même le doigt

---

26. Lubbock, *The Origin of Civilization,* 1870, p. 277. — Tylor, *ibid.,* p. 38. — Lieber fait (*ibid.,* p. 11) quelques observations sur les signes de négation chez les Italiens.

et le secouent pour indiquer la négation ; ce geste s'observe, du reste, aussi quelquefois chez les Anglais.

En somme, nous constatons une diversité considérable dans les signes de l'affirmation et de la négation, suivant les différentes races humaines. Cependant, pour ce qui concerne la négation, si nous supposons que les secousses imprimées de droite à gauche au doigt ou à la main sont symboliques du mouvement latéral de la tête, et si nous admettons que ce mouvement brusque de la tête représente lui-même l'un des actes accomplis souvent par l'enfant qui refuse de manger, nous devons reconnaître une grande uniformité dans l'expression de la négation dans le monde entier, et nous pouvons en même temps comprendre quelle est l'origine de cette expression. Les exceptions les plus marquées nous sont présentées par les Arabes, les Esquimaux, certaines tribus australiennes et les Dyaks. Chez ces derniers, la négation s'indique par le froncement des sourcils, qui, chez nous, accompagne fréquemment le mouvement latéral de la tête.

Quant à l'inclinaison de la tête comme signe d'affirmation, les exceptions, un peu plus nombreuses, se rencontrent chez certains Hindous, chez les Turcs, les Abyssins, les Dyaks, les Tagals et les Nouveaux-Zélandais. Quelquefois l'affirmation s'exprime en élevant les sourcils ; comme une personne regarde naturellement, tout en portant la tête en avant et en bas, l'interlocuteur auquel elle s'adresse, elle est alors obligée d'élever ses sourcils, ce qui peut avoir amené ce nouveau signe expressif, dans un but d'abréviation. De même, chez les naturels de la Nouvelle-Zélande, l'élévation du menton et de la tête en signe d'affirmation représente peut-être, sous une forme abrégée, le mouvement de retour de la tête après qu'elle a été inclinée en bas et en avant.

CHAPITRE XII.

Lorsque l'attention est provoquée subitement et vivement, elle se transforme en surprise; celle-ci passe à l'étonnement, qui conduit lui-même à la stupéfaction et à l'effroi.
Ce dernier état d'esprit touche de bien près à la terreur.
L'attention, nous l'avons vu, se manifeste par une légère
élévation de sourcils; quand elle passe à l'état de surprise,
ceux-ci s'élèvent beaucoup plus énergiquement, et les yeux
s'ouvrent largement, ainsi que la bouche. Cette élévation
des sourcils, nécessaire pour permettre aux yeux de s'ouvrir
largement et rapidement, amène la formation de rides
transversales sur le front. Le degré auquel s'ouvrent les
yeux et la bouche correspond à l'intensité de la surprise
ressentie; ces deux mouvements doivent d'ailleurs s'exécuter simultanément : en effet la bouche largement ouverte,
avec les sourcils légèrement élevés, produit une grimace
sans signification, comme l'a montré le docteur Duchenne
dans l'une de ses photographies[1]. On voit souvent, au
contraire, simuler la surprise seulement en élevant les
sourcils.

1. *Mécanisme de la Physionomie*, Album, 1862, p. 42.

L'une des photographies du docteur Duchenne représente un vieillard dont les sourcils sont relevés et arqués
par la galvanisation du muscle frontal, la bouche étant
d'ailleurs ouverte volontairement. Cette figure exprime la
surprise avec une vérité saisissante. Je la montrai à vingt-
quatre personnes, sans un mot d'explication, et sur ce
nombre une seule ne put découvrir quelle en était la signification ; une autre l'intitula *terreur*, ce qui n'était pas s'écarter beaucoup de la vérité ; enfin quelques-unes, au mot surprise ou étonnement, ajoutèrent les épithètes suivantes :
pleine d'horreur, de désolation, mêlée de tristesse, de
dégoût.

Ainsi les yeux et la bouche largement ouverts constituent une expression universellement reconnue comme celle
de la surprise ou de l'étonnement. Shakspeare dit : « J'aperçus un forgeron debout, la bouche grande ouverte, avalant
avec avidité les histoires d'un tailleur. » (*King John*,
acte IV, scène II.) Et ailleurs : « Ils se regardaient les uns
les autres, et leurs yeux semblaient presque prêts à jaillir
de leurs orbites ; leur silence parlait, leurs gestes étaient
pleins d'éloquence ; on eût dit qu'ils apprenaient la fin du
monde. « (*Winter's Tale*, acte V, scène II.)

Mes correspondants répondent avec une remarquable uniformité à mes questions sur l'expression de la surprise chez
les différentes races humaines ; seulement les mouvements
des traits indiqués ci-dessus s'accompagnent souvent de
certains gestes ou de l'émission de sons que je décrirai tout
à l'heure. Douze observateurs, dans différentes parties de
l'Australie, sont d'accord sur ce point. M. Winwood Reade
a constaté cette expression chez les nègres de la côte de
Guinée. Le chef Gaika et d'autres répondent affirmativement
à mes demandes sur les Cafres du sud de l'Afrique ; divers
autres observateurs ne sont pas moins explicites au sujet
des Abyssins, des Ceylanais, des Chinois, des indigènes de

la Terre de Feu, de certaines tribus de l'Amérique septentrionale, et des naturels de la Nouvelle-Zélande. Parmi ces
derniers, d'après M. Stack, l'expression est plus nette chez
certains individus que chez d'autres, bien qu'ils s'efforcent
tous de dissimuler autant que possible leurs sentiments.
Suivant le rajah Brooke, les Dyaks de Bornéo ouvrent largement la bouche quand ils sont étonnés ; en même temps,
ils balancent la tête d'un côté à l'autre et se frappent la
poitrine. M. Scott me raconte qu'il est formellement inter-
dit aux ouvriers du Jardin Botanique, à Calcutta, de fumer ;
mais ils bravent fréquemment l'interdiction, et lorsqu'ils
sont surpris en flagrant délit, leur premier mouvement est
d'ouvrir largement les yeux et la bouche. Puis, quand ils
reconnaissent qu'ils ne peuvent éviter d'être pris sur le fait,
ils haussent souvent les épaules, ou bien ils froncent les
sourcils et frappent le sol du pied avec dépit. Ils reviennent
bientôt de leur surprise, et la crainte servile qui les saisit
alors se manifeste par le relâchement de tous leurs muscles ;
leur tête semble s'enfoncer entre leurs épaules, leur regard terne erre de côté et d'autre, et ils balbutient des
excuses.

M. Stuart, l'explorateur bien connu de l'Australie, a
donné [2] une relation frappante de l'effroi stupéfié, mêlé de
terreur, que ressentit en l'apercevant un indigène qui n'avait
jamais vu un homme à cheval. M. Stuart s'étant approché
de lui sans être aperçu et l'ayant appelé d'une petite distance : « Il se retourna, dit-il, et m'aperçut. Je ne sais ce
qu'il supposa que je pouvais bien être ; toujours est-il que
je n'ai jamais vu une personnification plus saisissante de la
crainte et de l'étonnement. Il s'arrêta, incapable de remuer
un membre, cloué sur place, la bouche ouverte et les yeux
fixes... Il resta immobile jusqu'à ce que je fusse arrivé à

2. *The Polyglot News Letter,* Melbourne, déc. 1858, p. 2.

quelques mètres de lui ; alors, jetant bas son fardeau, il sauta par-dessus un buisson aussi haut qu'il put atteindre. Il ne pouvait parler, et ne répondait pas un mot aux questions que le nègre lui adressait ; mais, tremblant de la tête aux pieds, il agitait ses mains pour nous éloigner. »

L'élévation des sourcils, sous l'influence de la surprise, doit être un acte inné ou instinctif ; on peut le conclure de ce fait que Laura Bridgman les élève invariablement quand elle est étonnée, d'après ce que m'a affirmé la femme qui a été en dernier lieu chargée de la soigner. La surprise étant provoquée par quelque chose d'inattendu ou d'inconnu, il est naturel que nous désirions reconnaître aussi rapidement que possible la cause qui l'a fait naître ; c'est pourquoi nous ouvrons largement les yeux, de manière à augmenter le champ de la vision et à pouvoir facilement diriger le regard vers une direction quelconque. Toutefois cette interprétation n'explique guère l'élévation si prononcée des sourcils, non plus que la fixité sauvage des yeux grands ouverts. Il faut chercher, je crois, l'explication de ces phénomènes dans l'impossibilité d'ouvrir les yeux très-rapidement par un simple mouvement des paupières supérieures : on n'y parvient qu'en relevant énergiquement les sourcils. Essayez d'ouvrir vos yeux aussi vivement que possible, en face d'un miroir ; et vous constaterez que vous exécutez en effet ce mouvement ; cette élévation énergique des sourcils ouvre les yeux si largement qu'ils prennent une expression de fixité particulière, due à l'apparition de la sclérotique blanche, qui se montre tout autour de l'iris. Cette position des sourcils constitue en outre un avantage pour regarder en haut ; car tant qu'ils restent abaissés, ils interceptent la vision dans cette direction. Sir C. Bell donne [3] une preuve curieuse du rôle que les sourcils jouent dans l'ouverture des pau-

3. *The Anatomy of Expression,* p. 106.

pières. Chez l'homme abruti par l'ivresse, tous les muscles se relâchent, et par suite les paupières s'abaissent exactement comme chez l'homme qui tombe de sommeil; pour lutter contre cette disposition, l'ivrogne élève ses sourcils, ce qui lui donne ce regard embarrassé, bête, que l'on voit parfaitement bien reproduit dans un dessin de Hogarth. L'habitude d'élever les sourcils une fois acquise dans le but de voir aussi rapidement que possible tout autour de nous, ce mouvement a dû subir comme tant d'autres l'influence de la force d'association, et il doit aujourd'hui se produire toutes les fois que nous ressentons de l'étonnement par suite d'une cause quelconque, même par l'effet d'un son brusque ou d'une idée inattendue.

Chez l'homme adulte, lorsque les sourcils s'élèvent, le front tout entier se sillonne de rides transversales; chez l'enfant, ce phénomène ne se produit qu'à un faible degré. Ces rides se disposent en lignes concentriques, parallèles à chaque sourcil, et se confondent en partie sur la ligne médiane. Elles sont expressives au premier chef de la surprise ou de l'étonnement. Chacun des sourcils devient, comme le fait remarquer M. Duchenne[4], plus arqué en s'élevant.

Pourquoi la bouche s'ouvre-t-elle sous l'influence de l'étonnement? Cette question est des plus complexes. Plusieurs causes paraissent concourir à produire ce mouvement. On a à diverses reprises émis l'opinion[5] que cette attitude favorise l'exercice du sens de l'ouïe; j'ai cependant observé des personnes qui prêtaient une oreille attentive à un léger bruit, dont elles connaissaient parfaitement la

4. *Mécanisme de la Physionomie*, Album, p. 6.
5. Voir, par exemple, l'excellente étude du docteur Piderit (*Mimik und Physiognomik*, s. 88) sur l'expression de la surprise.

source et la nature, et je n'ai jamais vu la bouche s'ouvrir
dans ces conditions. C'est pourquoi j'avais supposé que l'ouverture de la bouche pouvait servir à reconnaître de quelle
direction provenait un son, en permettant aux vibrations de
pénétrer jusqu'à l'oreille par la trompe d'Eustache. Mais le
docteur W. Ogle[6], qui a eu la gracieuseté de consulter
pour moi les meilleures autorités contemporaines sur les
fonctions de la trompe d'Eustache, m'apprend qu'il est à
peu près démontré qu'elle ne s'ouvre qu'au moment de l'acte
de la déglutition ; et que, chez les personnes chez lesquelles
elle reste anormalement béante, l'audition des sons extérieurs n'est nullement perfectionnée ; elle est au contraire
affaiblie par les bruits de la respiration, qui deviennent
plus distincts. Placez une montre dans votre bouche, sans
lui permettre d'en toucher les parois, vous entendrez le tic-
tac beaucoup moins nettement que si vous la teniez en
dehors ; chez les personnes qui ont, par suite d'un rhume
ou de toute autre affection, la trompe d'Eustache obstruée
d'une façon permanente ou momentanée, le sens de l'audition est affaibli ; mais cela peut s'expliquer par la présence
du mucus accumulé dans la trompe et qui empêche le
passage de l'air. Ainsi, nous pouvons conclure que, si la
bouche s'ouvre sous l'influence de l'étonnement, ce n'est
pas pour permettre d'entendre plus distinctement ; il est
certain cependant que bien des sourds gardent d'habitude
la bouche ouverte.

Toute émotion soudaine, et l'étonnement en particulier,
accélère les battements du cœur, et en même temps les
mouvements de la respiration. Or nous pouvons respirer,
comme Gratiolet le fait remarquer[7] et comme je le crois

6. Le docteur Murie m'a aussi communiqué divers renseignements qui
conduisent à la même conclusion, et qui sont fournis en partie par l'anatomie comparée.

7. *De la Physionomie,* 1865, p. 234.

avec lui, bien plus librement à travers la bouche ouverte qu'à travers les narines. Aussi, lorsque nous voulons prêter une oreille attentive à quelque son, ou bien nous arrêtons notre respiration, ou bien nous respirons aussi tranquillement que possible en ouvrant la bouche, tout en maintenant notre corps entier en repos. Un de mes fils fut réveillé au milieu de la nuit par un bruit particulier, dans des circonstances qui stimulaient vivement son attention; il s'aperçut au bout de quelques minutes qu'il avait la bouche largement ouverte; il eut alors conscience de l'avoir ouverte dans le but de respirer aussi silencieusement que possible. Cette manière de voir est confirmée par le fait inverse qui se produit chez les chiens : lorsqu'un chien est essoufflé, après un exercice violent, ou bien par une journée très-chaude, il respire bruyamment; mais si son attention est subitement éveillée, il dresse immédiatement les oreilles pour entendre, ferme la bouche et respire silencieusement par les narines, ce que son organisation lui permet de faire sans difficulté.

Lorsque l'attention reste concentrée pendant longtemps sur quelque objet ou sujet, sans s'en détourner, tous les organes du corps sont oubliés et négligés[8]; et, comme la somme de l'énergie nerveuse, chez un individu donné, est limitée, il ne s'en transmet qu'une faible proportion à toutes les parties du système, sauf à celle qui actuellement est mise énergiquement en action; c'est pourquoi la plupart des muscles tendent à se relâcher, et la mâchoire tombe par son propre poids. Ainsi s'expliquent la mâchoire abaissée et la bouche ouverte de l'homme qui est stupéfié ou effrayé, ou même qui ne subit ces impressions qu'à un faible degré.

J'ai remarqué en effet cette manière d'être, d'après les indications que je retrouve dans mes notes, chez des enfants très-jeunes, sous l'influence d'une surprise modérée.

8. Voir, sur ce sujet, Gratiolet, *de la Physionomie*, 1865, p. 254.

Il existe encore une cause, très-importante, qui provoque l'ouverture de la bouche, sous l'influence de l'étonnement et plus spécialement d'une surprise soudaine. Il nous est beaucoup plus facile d'exécuter une inspiration vigoureuse et profonde à travers la bouche ouverte qu'à travers les narines. Or, lorsque nous tressaillons, à l'ouïe de quelque son brusque, à l'aspect de quelque objet inattendu, presque tous nos muscles entrent momentanément et involontairement en action avec énergie, pour nous mettre en état de repousser ou de fuir un danger, dont nous associons d'ordinaire l'idée à toute chose imprévue. Mais, comme nous l'avons déjà vu, nous nous préparons toujours à un acte énergique quelconque, sans en avoir conscience, en exécutant d'abord une profonde inspiration, et par conséquent nous commençons par ouvrir largement la bouche. Si aucun acte ne se produit et si notre étonnement dure, nous cessons un instant de respirer, ou bien nous respirons aussi doucement que possible, afin d'entendre distinctement tout son qui pourra venir frapper nos oreilles. Enfin, si notre attention se prolonge longtemps et que notre esprit soit entièrement absorbé, tous nos muscles se relâchent, et la mâchoire, qui s'était d'abord abaissée brusquement, conserve cette position. Ainsi plusieurs causes concourent à produire ce même mouvement, toutes les fois que nous éprouvons de la surprise, de l'étonnement, de la stupéfaction.

Bien que les précédentes émotions se manifestent le plus généralement en ouvrant la bouche, elles s'expriment souvent aussi en portant les lèvres un peu en avant; ce fait nous rappelle le mouvement, beaucoup plus marqué cependant, qui indique l'étonnement chez le chimpanzé et l'orang. Les divers sons qui complètent d'ordinaire l'expression de la surprise peuvent probablement s'expliquer par l'expiration énergique qui succède naturellement à la profonde inspiration du début, et par la position des lèvres que nous venons d'indiquer. Quelquefois on n'entend qu'une forte expiration : ainsi Laura Bridgman, surprise, arrondit et avance les lèvres, les entr'ouvre et respire énergiquement[9]. L'un des sons les plus communs est un *oh* profond, qui résulte naturellement, comme Helmholtz l'a expliqué, de la forme que prennent la bouche modérément ouverte et les lèvres avancées. Au milieu d'une nuit tranquille, on tira à bord du *Beagle*, mouillé dans une petite crique de Taïti, quelques fusées, pour amuser les indigènes ; à chaque fusée qui partait, le silence, d'abord absolu, était bientôt suivi par une sorte de grognement, un *oh!* qui retentissait tout autour de la baie. M. Washington Matthews dit que les Indiens de l'Amérique septentrionale expriment l'étonnement par un grognement ; d'après M. Winwood Reade, les nègres de la côte occidentale d'Afrique avancent les lèvres et font entendre un son analogue à *aïe, aïe*. Si la bouche ne s'ouvre pas beaucoup, tandis que les lèvres s'avancent considérablement, il se produit un bruit de souffle ou de sifflement. M. R. Brough Smith m'a raconté qu'un Australien de l'intérieur, conduit au théâtre pour voir un acrobate qui exécutait de rapides cabrioles, « fut profondément étonné ; il avançait les lèvres, en émettant avec la bouche un bruit analogue à celui qu'on produit quand on souffle une allumette. » D'après M. Bulmer, quand les Australiens sont surpris, ils font entendre l'exclamation *korki*, « qui se produit en allongeant la bouche comme pour siffler ». Les Européens, du reste, sifflent souvent en signe de surprise. Ainsi, dans un roman récemment publié[10], on lit : « Ici l'homme exprima son étonnement et sa désapprobation par un sifflement prolongé. » M. J. Mansel Weale m'a raconté

9. Lieber, *On the Vocal Sounds of Laura Bridgman,* Smithsonian Contributions, 1854, vol. II, p. 7.
10. *Wenderholme,* vol. II, p. 91.

qu'une jeune fille Cafre, « apprenant le prix élevé d'une marchandise, leva les sourcils et siffla exactement comme eût fait un Européen ». M. Wedgwood fait remarquer que les sons de ce genre s'écrivent en anglais *whew*, et qu'on les emploie comme interjections expressives de la surprise.

Suivant trois autres observateurs, les Australiens témoignent souvent l'étonnement par une sorte de gloussement. Les Européens expriment aussi quelquefois une légère surprise par un petit bruit métallique à peu près semblable. Lorsque nous tressaillons de surprise, nous l'avons vu, notre bouche s'ouvre subitement ; et si la langue est à ce moment exactement appliquée contre la voûte palatine, son éloignement subit doit produire un son de ce genre, qui peut ainsi être considéré comme un signe expressif de l'étonnement.

Arrivons à l'attitude du corps. Une personne surprise lève souvent ses mains ouvertes au-dessus de sa tête ; ou bien, croisant ses bras, elle les porte à la hauteur de son visage. La face palmaire des mains se dirige vers la personne qui provoque l'étonnement ; les doigts sont étendus et séparés, Ce geste a été représenté par M. Rejlander, dans la *Planche VII*, fig. 1. Dans la *Cène*, de Léonard de Vinci, on voit deux des apôtres qui, les bras élevés, manifestent très-clairement leur surprise. Un observateur digne de foi, me racontant qu'il s'était trouvé dernièrement en présence de sa femme dans les circonstances les plus inattendues, ajoute : « Elle tressaillit, ouvrit largement la bouche et les yeux, et porta ses deux bras sur sa tête. » Il y a quelques années, je fus surpris de voir quelques-uns de mes enfants qui, accroupis sur le sol, paraissaient porter une attention profonde à quelque occupation ; la distance qui me séparait d'eux étant trop grande pour me permettre de demander ce dont il s'agissait, je plaçai mes mains ouvertes, les doigts étendus, au-dessus de ma tête ; ce geste était à peine fait que je reconnus ce qui les occupait si fort; mais j'attendis sans dire un mot, pour voir s'ils avaient compris mon mouvement, et en effet je les vis accourir vers moi en criant : « Nous avons vu que vous étiez surpris. » J'ignore si ce geste est commun aux différentes races humaines, et j'ai négligé de faire des recherches sur ce point. On peut conclure qu'il est inné ou naturel de ce fait, que Laura Bridgman, lorsqu'elle est stupéfaite, « étend les bras et lève les mains en étendant les doigts[11] »; il n'est pas probable, en effet, si l'on considère que la surprise est un sentiment généralement très-court, que cette pauvre fille ait pu apprendre ce geste par le sens du toucher, quelque parfait qu'il soit chez elle.

Huschke décrit[12] un geste un peu différent, mais pourtant de nature analogue, qui, dit-il, accompagne chez certains individus l'expression de l'étonnement. Les individus en question se tiennent droits, les traits du visage tels qu'ils ont été décrits ci-dessus, mais en étendant les bras en arrière, et séparant les doigts les uns des autres. Je n'ai jamais, pour mon compte, observé ce geste; cependant Huschke a probablement raison; car, un de mes amis ayant demandé à un autre homme comment il exprimerait un grand étonnement, ce dernier se plaça immédiatement dans cette attitude.

Les différents gestes qui précèdent peuvent s'expliquer, je crois, par le principe de l'antithèse. Nous avons vu que l'homme indigné lève la tête, carre ses épaules, tourne ses coudes au dehors, serre souvent le poing, fronce le sourcil

11. Lieber, *On the Vocal Sounds,* etc., vol. II, p. 7.
12. Huschke, *Mimices et Physiognomices,* 1821, p. 18. — Gratiolet (*De la Physion.,* p. 255) donne une figure représentant un homme dans cette attitude, qui me paraît cependant exprimer la crainte mêlée à l'étonnement. — Le Brun signale aussi (Lavater, vol. IX, p. 299) les mains ouvertes d'un homme étonné.

et ferme la bouche, tandis que l'attitude de l'homme impuissant et résigné est en tout point l'inverse de la précédente. Ici nous rencontrons une nouvelle application du même principe. Un homme dans son état d'esprit ordinaire, ne faisant rien et ne pensant à rien particulièrement, laisse ordinairement ses deux bras pendre librement à son côté, les mains étant à demi fermées, et les doigts rapprochés les uns des autres. Lever brusquement les bras ou les avant-bras, ouvrir les mains, séparer les doigts, ou bien encore raidir les bras en les étendant en arrière avec les doigts séparés, constituent des mouvements en complète antithèse avec ceux qui caractérisent cet état d'esprit indifférent, et ils doivent par conséquent s'imposer inconsciemment à un homme étonné. Souvent aussi la surprise s'accompagne du désir de la témoigner d'une manière manifeste ; les attitudes ci-dessus sont très-propres à remplir ce but. On pourrait demander pourquoi la surprise et quelques autres états d'esprit, en petit nombre, seraient seuls exprimés par des mouvements antithétiques. Je répondrai que ce principe n'a évidemment pas dû jouer un rôle important dans le cas des émotions qui, comme la terreur, la joie, la souffrance, la rage, conduisent naturellement à certains types d'actes et produisent certains effets déterminés sur l'organisme ; tout le système étant affecté par avance d'une manière spéciale, ces émotions se trouvent déjà exprimées ainsi avec la plus grande netteté.

Il existe un autre petit geste expressif de l'étonnement, duquel je ne puis proposer aucune explication ; je veux parler de celui par lequel les mains se portent à la bouche ou sur une partie quelconque de la tête. On l'a pourtant observé dans un si grand nombre de races humaines qu'il doit avoir quelque origine naturelle. Un sauvage Australien, ayant été introduit dans une grande pièce remplie de papiers officiels qui le surprirent considérablement, se mit à crier :

Cluck, cluck, cluck! en plaçant le dos de sa main devant ses lèvres. Mme Barber dit que les Cafres et les Fingos expriment l'étonnement par un regard sérieux et en plaçant leur main droite sur leur bouche; en même temps, ils prononcent le mot *mawo*, qui signifie *merveilleux*. Il paraît[13] que les Bushmen portent leur main droite à leur cou, en renversant leur tête en arrière. M. Winwood Reade a observé des nègres de la côte occidentale d'Afrique qui exprimaient la surprise en frappant de la main sur leur bouche, et il a entendu dire que c'est là le geste par lequel ils manifestent d'habitude cette émotion. Le capitaine Speedy m'informe que les Abyssins placent leur main droite sur leur front, la paume dirigée en dehors. Enfin, M. Washington Matthews rapporte que le signe conventionnel de l'étonnement, chez les tribus sauvages des régions occidentales des États-Unis, « consiste à porter la main à demi fermée sur la bouche; en même temps, la tête se penche souvent en avant, et quelquefois des mots ou de sourds grognements sont articulés. » Catlin[14] signale aussi ce même geste chez les Mandans et diverses autres tribus indiennes.

Admiration. — J'ai peu de chose à dire sur ce point. L'admiration paraît consister en un mélange de surprise, de plaisir et d'approbation. Lorsqu'elle est vive, les sourcils s'élèvent; les yeux s'ouvrent et deviennent brillants, tandis que dans le simple étonnement, ils restent ternes; enfin la bouche, au lieu de s'ouvrir toute grande, s'élargit légèrement et dessine un sourire.

Crainte, terreur. — Le mot *fear* (frayeur, crainte) paraît dériver étymologiquement des termes qui répondent

13. Huschke, *Mimices et Physiognomices*, p. 18.
14. *North American Indians*, 3e édit., 1842, vol. I, p. 105.

aux notions de soudaineté et de péril[15] ; celui de *terreur* a eu de même pour origine le tremblement des cordes vocales et des membres. J'emploie le mot *terreur* comme synonyme de frayeur extrême ; cependant quelques écrivains pensent qu'on devrait le réserver pour le cas où l'imagination intervient plus particulièrement. La crainte est souvent précédée d'étonnement ; elle est d'ailleurs si voisine de ce dernier sentiment qu'ils éveillent instantanément, l'un comme l'autre, les sens de la vue et de l'ouïe. Dans les deux cas, les yeux et la bouche s'ouvrent largement, et les sourcils se relèvent. L'homme effrayé reste d'abord immobile comme une statue, retenant son souffle, ou bien il se blottit instinctivement comme pour éviter d'être aperçu.

Le cœur bat avec rapidité et violence, et soulève la poitrine ; mais il est très-douteux qu'il travaille plus ou mieux qu'à l'état normal, c'est-à-dire qu'il envoie une plus grande quantité de sang dans toutes les parties de l'organisme ; en effet la peau devient pâle instantanément comme au début d'une syncope. Cependant cette pâleur de la surface cutanée est due probablement, en grande partie sinon exclusivement, à l'impression reçue par le centre vaso-moteur, qui provoque la contraction des petites artères des téguments. L'impressionnabilité de la peau par la frayeur intense se manifeste encore par la manière prodigieuse et inexplicable dont cette émotion provoque immédiatement la transpiration. Ce phénomène est d'autant plus remarquable que, à ce moment, la surface cutanée est froide ; d'où le terme vulgaire de *sueur froide* : ordinairement, en effet, les glandes sudoripares fonctionnent surtout quand cette surface est chaude. Les poils se hérissent, et les muscles superficiels frémissent. En même temps que la circulation se trouble,

15. H. Wedgwood, *Dict. of English Etymology*, 1862, vol. II, p. 35. — Voir aussi Gratiolet (*De la Physionomie*, p. 135) sur l'origine des mots *terror, horror, rigidus, frigidus*, etc.

la respiration se précipite. Les glandes salivaires agissent imparfaitement ; la bouche devient sèche[16] ; elle s'ouvre et se ferme fréquemment. J'ai observé aussi qu'une crainte légère produit une forte disposition à bâiller. L'un des symptômes les plus caractéristiques de la frayeur est le tremblement qui s'empare de tous les muscles du corps, et qui s'aperçoit souvent en premier lieu sur les lèvres. Ce tremblement, aussi bien que la sécheresse de la bouche, altère la voix, qui devient rauque ou indistincte, ou disparaît complétement : « *obstupui, steteruntque comæ, et vox faucibus hæsit* ».

On trouve dans le livre de Job une description remarquable et bien connue de la frayeur vague : « Dans les pensées issues des visions de la nuit, lorsqu'un sommeil profond est tombé sur les hommes, la peur vint sur moi, et un tremblement qui faisait claquer tous mes os. Alors un esprit passa devant ma face ; le poil de ma chair se hérissa. Je m'arrêtai, mais je ne pus distinguer sa forme : une image était devant mes yeux, et au milieu du silence, j'entendis une voix disant : L'homme mortel sera-t-il plus juste que Dieu ? un homme sera-t-il plus pur que son Créateur ? » (Job, IV, 13.)

Lorsque la crainte croît graduellement jusqu'à l'angoisse de la terreur, nous rencontrons, comme pour toutes les émotions violentes, des phénomènes multiples. Le cœur bat tumultueusement ; d'autres fois il cesse de se contracter, et la défaillance survient ; la pâleur est cadavérique, la respiration est tourmentée ; les ailes du nez sont largement dilatées ; « il se produit un mouvement convulsif des lèvres,

16. M. Bain (*The Emotions and the Will*, 1865, p. 54) explique de la manière suivante la coutume « de soumettre les criminels, dans l'Inde, à *l'épreuve du riz*. L'accusé doit remplir sa bouche de riz et le recracher au bout d'un court instant. S'il est resté tout à fait sec, on conclut à la culpabilité de l'accusé, dont la mauvaise conscience a dû paralyser les organes salivaires. »

un tremblement des joues qui se creusent, une constriction douloureuse de la gorge [17] » ; les yeux découverts et saillants sont fixés sur l'objet qui provoque la terreur, ou bien ils roulent incessamment d'un côté à l'autre : « *Huc illuc volvens oculos totumque pererrat* [18] ». Les pupilles sont, paraît-il, prodigieusement dilatées. Tous les muscles du corps deviennent rigides, ou sont pris de convulsions. Les mains se ferment et s'ouvrent alternativement, souvent avec des mouvements brusques. Les bras se portent parfois en avant, comme pour écarter quelque horrible danger; ou bien ils se lèvent tumultueusement au-dessus de la tête. Le révérend M. Hagenauer a observé ce dernier geste chez un Australien terrifié. Dans d'autres cas il se produit une tendance subite et invincible à fuir à toutes jambes ; cette tendance est si forte qu'on voit les meilleurs soldats y céder et se laisser emporter par une panique soudaine.

Quand la frayeur atteint une intensité extrême, l'épouvantable cri de la terreur se fait entendre. De grosses gouttes de sueur perlent sur la peau. Tous les muscles du corps se relâchent. Une prostration complète survient rapidement, et les facultés mentales sont suspendues. Les intestins sont impressionnés. Les sphincters cessent d'agir et laissent échapper les excrétions.

Le docteur J. Crichton Browne m'a communiqué une relation si frappante d'une frayeur intense ressentie par une femme aliénée, âgée de trente-cinq ans, que je ne puis m'empêcher de la reproduire. Quand ses accès la saisissent, elle s'écrie : « Voilà l'enfer ! Voilà une femme noire ! Impossible de fuir ! » et autres exclamations du même genre.

<hr>

17. Voir Sir C. Bell, *Transactions of Royal Phil. Soc.*, 1822, p. 308. — *Anatomy of Expression*, p. 88 et pp. 164-169.

18. Voir, sur le roulement des yeux, Moreau, dans l'édit de 1820 de Lavater, tome IV, p. 263. — Voir aussi Gratiolet, *De la Physionomie*, p. 17.

En même temps, elle passe alternativement d'un tremblement général à des convulsions. Un instant, elle ferme les
mains, tend les bras demi-fléchis devant elle, dans une attitude raide ; puis elle se courbe brusquement en avant ;
elle se penche rapidement à droite et à gauche, elle passe
ses doigts dans ses cheveux, porte les mains à son cou et
essaye de déchirer ses vêtements. Les muscles sterno-cleido-
mastoïdiens (qui inclinent la tête sur la poitrine) deviennent
très-saillants, comme tuméfiés, et la peau de la région antérieure du cou se sillonne de rides profondes. La chevelure,
qui est coupée ras derrière la tête et est lisse à l'état normal, se hérisse, tandis que les mains emmêlent celle qui
couvre la région antérieure. La physionomie exprime une
angoisse extrême de l'esprit. La peau rougit sur le visage et
le cou, jusqu'aux clavicules, et les veines du front et du cou
font saillie comme de gros cordons. La lèvre inférieure s'a-
baisse, et quelquefois se renverse. La bouche reste à demi
ouverte ; la mâchoire inférieure se porte en avant. Les joues
se creusent et sont profondément sillonnées de lignes cour-
bes qui s'étendent des ailes du nez aux coins de la bouche.
Les narines elles-mêmes se soulèvent et se dilatent. Les yeux
s'ouvrent largement, et au-dessous d'eux la peau semble
tuméfiée ; les pupilles sont dilatées. Le front est couvert de
nombreuses rides transversales ; vers l'extrémité interne des
sourcils, il présente des sillons profonds et divergents, dus
à la contraction énergique et persistante des muscles sourciliers.

M. Bell a décrit aussi [19] une scène d'angoisse, de terreur et de désespoir, dont il a été témoin à Turin, chez un
meurtrier que l'on conduisait au supplice. « De chaque côté
de la charrette étaient assis les prêtres officiants, et au

19. *Observations on Italy,* 1825, p. 48, cité dans *The Anatomy of
Expression,* p. 168.

milieu le criminel lui-même. Il était impossible de contempler l'état de ce misérable sans être saisi de terreur, et pourtant, comme si on eût obéi à quelque enivrement étrange, on ne pouvait détourner les yeux de cet horrible spectacle. Il paraissait avoir trente-cinq ans environ ; il était grand, musculeux ; les traits de son visage étaient accentués et farouches ; à demi nu, pâle comme la mort. torturé par la terreur, les membres tordus d'angoisse, les mains serrées convulsivement, le visage inondé de sueur, le sourcil courbé et froncé, il embrassait continuellement la figure de notre Sauveur, peinte sur la bannière qui était suspendue devant lui, mais avec une angoisse de sauvagerie et de désespoir dont nul mot ne peut donner la plus légère idée. »

Je ne citerai plus qu'un seul cas, relatif à un homme complétement abattu par la terreur. Un scélérat, meurtrier de deux personnes, fut porté dans un hôpital, parce qu'on crut à tort qu'il s'était empoisonné. Le docteur W. Ogle l'examina avec soin le lendemain matin, au moment où la police vint l'arrêter et s'emparer de lui. Sa pâleur était extrême, et sa prostration si grande qu'il avait peine à mettre ses vêtements. Sa peau transpirait ; ses paupières étaient si bien baissées et sa tête si fortement penchée, qu'il était impossible de jeter un seul regard sur ses yeux. Sa mâchoire inférieure pendait. Aucun muscle de la face n'était contracté, et le docteur Ogle est à peu près sûr que ses cheveux n'étaient pas hérissés ; car en l'observant de près, il reconnut qu'ils paraissaient avoir été teints, probablement dans un but de déguisement.

Arrivons à l'expression de la crainte chez les diverses races humaines. Mes correspondants s'accordent à dire que les signes de cette émotion sont partout les mêmes que chez les Européens. Ils se manifestent d'une façon excessive chez les Hindous et les indigènes de Ceylan. M. Geach a vu des Malais terrifiés devenir pâles et trembler ; M. Brough Smyth raconte qu'un naturel australien, « étant un jour extrêmement effrayé, changea de couleur et prit une teinte analogue à la pâleur, autant que nous pouvons la comprendre chez un homme noir. » M. Dyson Lacy a vu une extrême frayeur, manifestée chez un Australien par un tremblement nerveux des mains, des pieds et des lèvres, par l'apparition de gouttes de sueur sur la peau. Un grand nombre de peuples sauvages ne répriment pas les signes de la crainte autant que le font les Européens, et souvent on les voit trembler violemment. « Chez les Cafres, dit Gaika, le tremblement du corps est très-marqué, et les yeux s'ouvrent largement. » Chez les sauvages, les muscles sphincter se relâchent souvent. On peut observer ce même symptôme chez les chiens, lorsqu'ils sont très-effrayés, et je l'ai constaté également chez les singes terrifiés auxquels on faisait la chasse.

Hérissement des cheveux. — Quelques-uns des signes de la frayeur méritent une étude un peu plus approfondie. Les poëtes parlent continuellement des cheveux hérissés sur la tête ; Brutus dit à l'ombre de César : « Tu glaces mon sang et fais dresser mes cheveux. » Après le meurtre de Glocester, le cardinal Beaufort s'écrie : « Peigne donc ses cheveux ; vois, vois, ils se dressent sur sa tête. » Comme je n'étais pas sûr que les auteurs de fictions n'eussent pas appliqué à l'homme ce qu'ils avaient fréquemment observé chez les animaux, je demandai au docteur Crichton Browne quelques renseignements sur les aliénés. Il me répondit qu'il avait vu très-fréquemment, chez ceux-ci, les cheveux se hérisser sous l'influence d'une terreur extrême et subite. Par exemple, une femme folle, à laquelle on est parfois obligé de pratiquer des injections sous-cutanées de morphine, redoute extrêmement cette opération, très-peu douloureuse d'ailleurs, parce qu'elle est persuadée qu'on introduit dans son système un poison qui va ramollir ses os et faire tomber ses chairs en poussière. Elle devient pâle comme la mort; ses membres sont secoués par une sorte de spasme tétanique, et sa chevelure se hérisse en partie sur le devant de la tête.

Le docteur Browne fait remarquer en outre que le hérissement des cheveux, qui est si commun chez les aliénés, n'est pas toujours associé à la terreur. Ce phénomène se voit surtout chez les individus affectés de manie chronique, qui extravaguent au hasard et ont des pensées de suicide; c'est surtout pendant le paroxysme de leurs accès que ce hérissement est remarquable. Le fait du hérissement des cheveux sous la double influence de la rage et de la frayeur s'accorde parfaitement avec ce que nous avons vu à propos des animaux. Le docteur Browne cite plusieurs exemples à l'appui : ainsi, chez un individu qui est actuellement à l'Asile, avant le retour de chaque accès de manie, « les cheveux se dressent sur son front comme la crinière d'un poney des Shetland ». Il m'a envoyé les photographies de deux femmes, prises dans les intervalles de leurs accès; et, relativement à l'une de ces deux femmes, il ajoute que « l'état de sa chevelure est une démonstration convaincante et suffisante de l'état de son esprit ». J'ai fait copier l'une de ces photographies; à une petite distance, la gravure donne exactement la sensation de l'original, si ce n'est que les cheveux paraissent un peu trop grossiers et trop crépus. L'état extraordinaire de la chevelure, chez les aliénés, est dû non-seulement à son hérissement, mais aussi à sa sécheresse et à sa dureté, qui sont liées au défaut d'action des glandes sous-cutanées. Le docteur Bucknill a dit [20] qu'un

20. Cité par le docteur Maudsley, *Body and Mind,* 1870, p. 41.

lunatique « est lunatique jusqu'au bout des doigts »; il aurait pu ajouter qu'il l'est souvent jusqu'à l'extrémité de chacun de ses cheveux.

Le docteur Browne cite le fait suivant, comme confirmation empirique du rapport qui existe chez les aliénés entre l'état de la chevelure et l'état de l'esprit. Un médecin soignait une malade atteinte de mélancolie aiguë et affectée d'une peur terrible de la mort pour elle-même, pour son

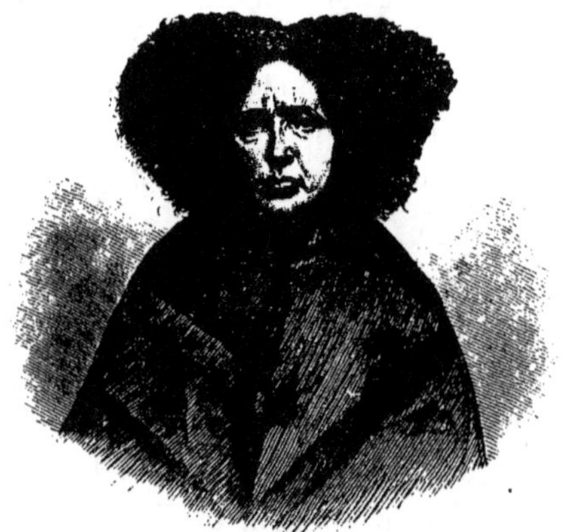

Fig. 19. — État de la chevelure chez une femme aliénée ; d'après une photographie.

mari et pour ses enfants. Or, la veille même du jour où ma lettre lui parvint, la femme de ce médecin lui avait dit : « Je crois que Mme *** guérira bientôt, car sa chevelure devient douce; j'ai constamment observé que nos malades vont mieux lorsque leurs cheveux cessent d'êtres rudes et rebelles au peigne. »

Le docteur Browne attribue l'état persistant de rudesse des cheveux, chez beaucoup d'aliénés, en partie au trouble qui affecte constamment plus ou moins leur esprit, et en partie à l'influence de l'habitude, c'est-à-dire au hérissement qui se produit souvent et avec force pendant leurs fréquents accès. Chez les malades dans lesquels ce symptôme est très-marqué, la maladie est généralement incurable et mortelle; chez ceux dans lesquels il est modéré, la chevelure revient à sa douceur normale aussitôt que l'affection mentale est guérie.

Nous avons vu dans un précédent chapitre que le poil est hérissé, chez les animaux, par la contraction des petits muscles lisses, involontaires, qui s'attachent à chacun des follicules. Indépendamment de cette action, chez l'homme, d'après les expériences très-concluantes que M. Wood me communique, les cheveux de la partie antérieure de la tête qui s'implantent d'arrière en avant, et ceux de la nuque qui s'implantent d'avant en arrière, sont entraînés en sens inverse par la contraction de l'occipito-frontal ou muscle du cuir chevelu. Ainsi ce muscle paraît contribuer à produire le hérissement de la chevelure chez l'homme, de même que le muscle analogue *panniculus carnosus*, aide à l'érection des piquants sur le dos de certains animaux, ou même joue le principal rôle dans ce phénomène.

Contraction du muscle peaussier. — Ce muscle s'étend sur les parties latérales du cou; il descend un peu au-dessous des clavicules, et remonte jusqu'à la partie inférieure des joues. Dans la fig. 2, on en voit une portion (M), connue sous le nom de *risorius;* la contraction de ce muscle attire les coins de la bouche et la partie inférieure des joues en bas et en arrière. En même temps apparaissent, sur les sujets jeunes, des saillies divergentes longitudinales, bien marquées, sur les côtés du cou; chez les vieillards amaigris, il se produit de fines rides transversales. On a dit quelquefois que le peaussier n'est pas soumis à l'empire de la volonté; cependant, demandez au premier venu de tirer les coins de sa bouche en bas et en arrière avec une grande force; presque toujours il fera agir ce muscle. J'ai entendu parler d'un individu qui pouvait à volonté le mettre en action d'un seul côté.

Sir C. Bell[21] et d'autres auteurs ont établi que le peaussier se contracte fortement sous l'influence de la frayeur ; le docteur Duchenne lui attribue tant d'importance dans l'expression de cette émotion, qu'il l'appelle le *muscle de la frayeur*[22]. Il admet cependant que sa contraction est complétement inexpressive, si elle n'est pas associée à celle des muscles qui ouvrent largement les yeux et la bouche. Il a publié une photographie (ci-dessous copiée avec réduction) du même vieillard que nous avons déjà vu apparaître à diverses reprises, avec les sourcils fortement relevés, la bouche ouverte, et le peaussier contracté, le tout au moyen de l'électricité. J'ai montré la photographie originale à vingt-quatre personnes, en leur demandant, sans aucune explication, quelle expression elle paraissait rendre ; vingt ont répondu immédiatement : *frayeur intense* ou *horreur ;* trois ont dit : *chagrin,* et une : *malaise extrême.* Le docteur Duchenne a donné une autre photographie du même vieillard, avec le peaussier contracté, la bouche et les yeux ouverts et les sourcils rendus obliques au moyen du galvanisme. L'expression ainsi produite est frappante de vérité (voir *Pl. VII,* fig. 2) ; l'obliquité des sourcils ajoute l'apparence d'une grande douleur intellectuelle. L'original ayant été montré à quinze personnes, douze ont répondu : *terreur* ou *horreur,* et trois : *angoisse* ou *grande souffrance.* D'après ces exemples et d'après l'étude des autres photographies publiées par le docteur Duchenne, avec les remarques qui les accompagnent, on ne peut douter, je crois, que la contraction du peaussier n'ajoute puissamment à l'expression de la frayeur. Cependant il n'est guère possible d'accepter pour lui la dénomination

21. *Anatomy of Expression,* p. 168.
22. *Mécanisme de la Physionomie humaine,* Album, légende XI.

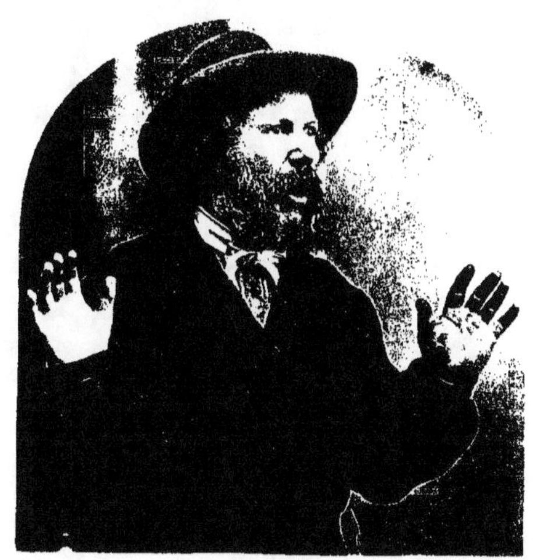

1

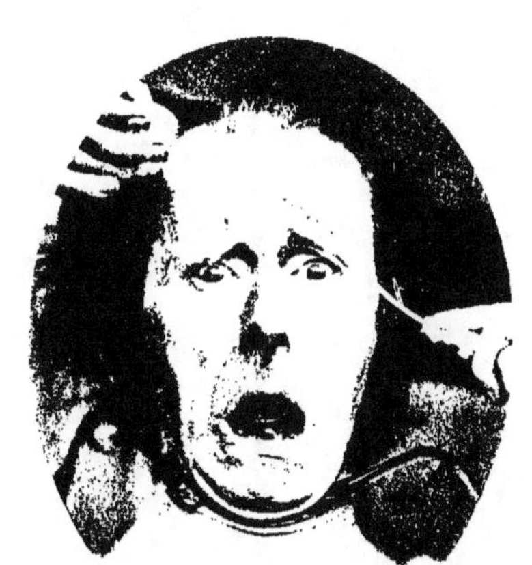

2

de muscle de la frayeur, car sa contraction n'est certainement pas nécessairement liée à cet état de l'esprit.

Une extrême terreur peut se manifester de la manière la plus nette par une pâleur mortelle, par la transpiration de

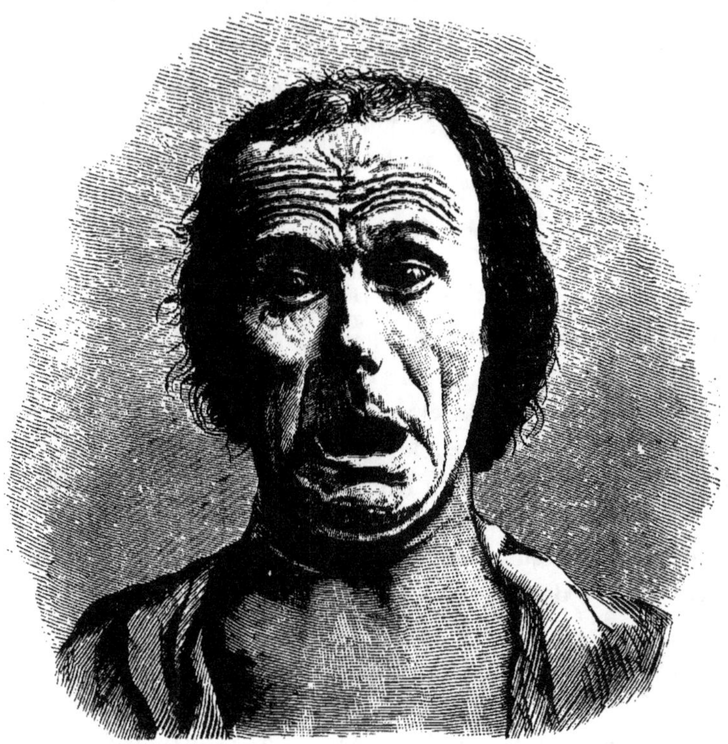

Fig. 20. — Terreur. — D'après une photographie du docteur Duchenne.

la peau, et par une prostration complète, tous les muscles du corps, y compris le peaussier, étant complétement relâchés. Le docteur Browne, qui a vu souvent chez les aliénés ce muscle trembler et se contracter, n'a pu cependant relier son action à aucune émotion éprouvée par eux; il a pourtant étudié avec un soin particulier les malades affectés d'une grande crainte. M. Nicol a observé, au contraire, trois cas dans lesquels ce muscle paraissait contracté d'une manière plus ou moins permanente, sous l'influence de la mélancolie, associée à une peur intense; mais dans l'un de ces cas, divers autres muscles du cou et de la tête étaient sujets aussi à des contractions spasmodiques.

Le docteur W. Ogle a observé, à mon intention, dans l'un des hôpitaux de Londres, une vingtaine de malades, au moment où on allait les soumettre à l'anesthésie par le chloroforme pour les opérer. Ils avaient un peu de tremblement, mais ne manifestaient cependant pas une grande terreur. Dans quatre cas seulement, le peaussier se contracta visiblement; et il ne commençait à se contracter que lorsque les malades commençaient à crier. Cette contraction paraissait se produire au moment de chaque inspiration profonde; en sorte qu'il est très-douteux qu'elle dépendît en aucune façon d'un sentiment de crainte. Dans un cinquième cas, le malade, qui n'était pas chloroformisé, était très-effrayé; son peaussier se contractait avec plus de force et de persistance que chez les autres. Mais ici même, il y a lieu de douter; car M. Ogle vit ce muscle, qui paraissait d'ailleurs anormalement développé, se contracter au moment où le patient leva la tête de dessus l'oreiller, une fois l'opération terminée.

Étant très-embarrassé de décider comment la crainte pouvait avoir une action, dans bien des cas, sur un muscle superficiel du cou, je m'adressai à mes nombreux et obligeants correspondants pour obtenir des renseignements sur la contraction de ce muscle se manifestant dans d'autres circonstances. Il serait superflu de reproduire toutes les réponses que j'ai reçues. Elles démontrent que le peaussier agit souvent d'une manière différente et à des degrés divers, dans des circonstances nombreuses et variées. Il se contracte violemment dans l'hydrophobie, et avec un peu moins d'énergie dans le trismus; quelquefois aussi d'une manière marquée, pendant l'insensibilité produite par le chloroforme. Le docteur W. Ogle a observé deux malades du sexe masculin, souffrant d'une telle difficulté de respirer qu'il fallut leur ouvrir la trachée; chez l'un et l'autre, le peaussier était fortement contracté. L'un de ces individus entendit la conversation des chirurgiens qui l'entouraient, et quand il put parler, il déclara qu'il n'avait pas eu peur. Dans d'autres cas de gène très-grande de la respiration, dans lesquels on n'eut pas recours à la trachéotomie — cas observés par les docteurs Ogle et Langstaff — le peaussier n'était pas contracté.

M. J. Wood, qui a étudié avec tant de soin, comme on le voit par ses diverses publications, les muscles du corps humain, a vu souvent le peaussier agir dans le vomissement, les nausées, le dégoût; il l'a vu se contracter aussi, chez des enfants et des adultes, sous l'influence de la fureur, par exemple chez des femmes irlandaises qui se querellaient et se provoquaient avec des gestes de colère. Le phénomène tenait peut-être, dans ce cas, au ton aigu et criard de leur voix irritée; je connais en effet une dame excellente musicienne, qui contracte constamment son muscle peaussier dans l'émission de certaines notes élevées. J'ai constaté le même fait chez un jeune homme, quand il tire certaines notes de sa flûte. M. J. Wood m'apprend qu'il a trouvé le peaussier plus développé chez les personnes qui ont le cou mince et les épaules larges; et que, dans les familles où ces caractères sont héréditaires, son développement se lie habituellement avec une puissance plus grande de la volonté sur son analogue l'occipito-frontal, qui fait mouvoir le cuir chevelu.

Aucun des faits précédents ne paraît jeter un jour quelconque sur l'action de la frayeur sur le peaussier; mais il en est autrement, il me semble, de ceux que je vais maintenant rapporter. L'individu dont j'ai déjà parlé, et qui peut agir à volonté sur ce muscle, d'un côté seulement, le contracte bien certainement des deux côtés toutes les fois qu'il tressaille de surprise. J'ai déjà démontré par diverses preuves que ce muscle agit quelquefois, peut-être dans le but d'ouvrir largement la bouche, lorsque la respiration est rendue difficile par quelque maladie, ou encore pendant la profonde inspiration des accès de cris, avant une opération. Or, lorsqu'une personne tressaille à quelque aspect imprévu, ou à quelque bruit subit, elle exécute tout d'abord une respiration profonde; c'est ainsi que la contraction du peaussier a pu s'associer au sentiment de la frayeur. Toutefois il y a, je crois, un lien plus efficace entre les deux phénomènes. L'invasion d'une sensation de crainte ou la pensée d'une chose effrayante provoque ordinairement un frisson. Je me suis surpris moi-même éprouvant un léger frémissement à quelque pensée pénible, et je percevais nettement alors que mon peaussier se contractait; il se contracte également, si je simule un frisson. J'ai prié diverses personnes d'en faire autant, et j'ai vu ce muscle agir chez les unes, et non chez les autres. L'un de mes fils, sautant un jour du lit, frissonnait de froid, et, ayant porté par hasard la main à son cou, il sentit clairement que son peaussier était fortement contracté. Il frissonna volontairement, comme il l'avait fait dans d'autres occasions; mais le peaussier ne fut plus affecté. M. J. Wood a aussi observé plusieurs fois la contraction de ce muscle chez des malades que l'on déshabillait pour les examiner, et qui n'étaient pas effrayés, mais frissonnaient un peu de froid. Malheureusement je n'ai pu vérifier s'il entre en action lorsque le corps entier tremble, comme dans la période algide d'un accès de fièvre. Ainsi, puisque le peaussier se contracte fréquemment pendant le frisson, et puisque un frisson ou un frémissement accompagne souvent le début d'une sensation de frayeur, il y a là, je crois, un enchaînement de phénomènes qui peut nous expliquer la contraction de ce muscle sous l'influence de ce dernier sentiment [23]. Cependant cette contraction n'accompagne pas invariablement la crainte; car elle ne se produit probablement jamais sous l'influence de l'extrême terreur qui amène une complète prostration.

Dilatation des pupilles. — Gratiolet insiste à plusieurs reprises [24] sur ce fait, que les pupilles se dilatent énormément sous l'influence de la terreur. Je n'ai aucune raison de douter de l'exactitude de cette affirmation; cependant je n'ai pu en trouver de preuve confirmative que dans le seul cas, déjà cité, d'une femme folle, affectée d'une grande frayeur. Lorsque les romanciers parlent des yeux largement dilatés, je présume qu'ils veulent parler des paupières. Chez les perroquets, d'après Munro [25], l'iris est impressionné par les sentiments, indépendamment de l'influence de la lumière; mais le Professeur Donders m'informe qu'il a constaté souvent dans la pupille de ces oiseaux des mouvements qu'il croit devoir rapporter aux effets de l'accommodation à diverses distances; c'est ainsi que, chez nous, les pupilles se contractent quand nos yeux convergent pour voir de près. Gratiolet fait remarquer que les pupilles dilatées donnent à l'œil la même apparence qu'il présente dans une profonde obscurité; or il est certain que la frayeur a été souvent provoquée chez l'homme dans l'obscurité; pas assez souvent cependant, ni assez exclusivement, pour que ce fait puisse expliquer la naissance et la persistance d'une habi-

23. Le docteur Duchenne adopte cette manière de voir (*loco citato*, p. 45), puisqu'il attribue la contraction du peaussier au *frisson de la peur;* toutefois il compare ailleurs ce phénomène avec celui qui produit le hérissement du poil chez un quadrupède effrayé, assimilation qu'il est difficile d'admettre comme parfaitement légitime.

24. *De la Physionomie,* pp. 54, 256, 346.

25. Cité dans White, *Gradation in Man,* p. 57.

tude associée de ce genre. Il semble plus probable — en supposant que l'affirmation de Gratiolet soit exacte — que le cerveau est directement impressionné par la puissante émotion de la crainte, et qu'il réagit sur la pupille ; toutefois le Professeur Donders me prévient que c'est là une question extrêmement complexe. Je puis ajouter, comme pouvant jeter peut-être un peu de lumière sur ce sujet, que le docteur Fyffe, de l'hôpital Netley, a observé, sur deux malades, que les pupilles étaient nettement dilatées pendant la période algide d'un accès de fièvre. Le Professeur Donders a constaté souvent aussi la dilatation de la pupille au début de l'évanouissement.

Horreur. — L'état d'esprit exprimé par ce mot suppose de la terreur, et, dans certains cas, ces deux termes sont presque synonymes. Bien des malheureux ont dû ressentir, avant la merveilleuse découverte du chloroforme, une horreur profonde à la pensée d'une opération chirurgicale qu'ils devaient subir. Quand on craint, quand on hait un individu, on ressent, suivant l'expression de Milton, de l'horreur pour lui. La vue de quelqu'un, d'un enfant par exemple, exposé à un danger pressant, nous inspire de l'horreur. Il est aujourd'hui bien peu de personnes chez lesquelles ce sentiment ne se manifestât avec la plus grande intensité, si elles voyaient un homme mis à la torture ou sur le point de la subir. Dans des cas de ce genre, nous ne courons évidemment aucun danger ; mais, par la puissance de l'imagination et de la sympathie, nous nous mettons à la place du patient, et nous ressentons quelque chose qui ressemble à de la crainte.

Sir C. Bell remarque[26] que « l'horreur est un sentiment très-énergique ; le corps est dans un état de tension extrême,

26. *Anatomy of Expression,* p. 169.

que n'affaisse pas la frayeur. » On doit par conséquent s'attendre à voir l'horreur s'accompagner de la contraction
énergique des sourcils; mais en même temps, comme la
crainte est l'un des éléments de cette émotion, les yeux et

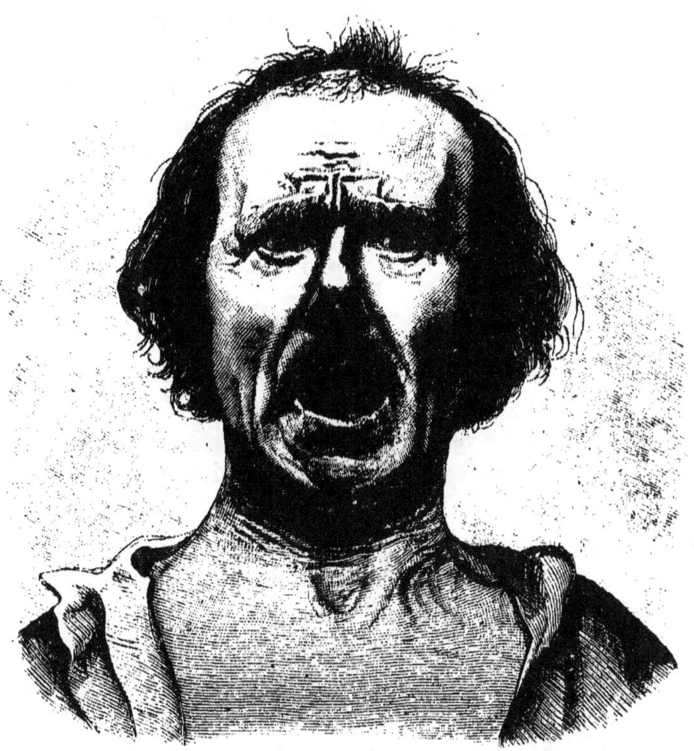

Fig. 21. — Horreur et souffrance extrême. — D'après une photographie
du docteur Duchenne.

la bouche doivent s'ouvrir et les sourcils se relever, autant
que le permet l'action antagoniste des sourciliers. Une photographie du docteur Duchenne [27] (fig. 21) nous montre le
vieillard dont il a déjà été question, les yeux fixes, les sour-

27. *Mécanisme de la Physionomie,* Album, pl. 65, pp. 44-45.

cils un peu relevés, et très-froncés en même temps, la bouche ouverte, et le peaussier contracté, le tout par la galvanisation. L'expression ainsi obtenue exprime, selon M. Duchenne, une extrême terreur, accompagnée d'une douleur horrible, d'une véritable torture. Un malheureux mis à la question, par exemple, offrirait sans doute l'expression d'une horreur extrême tant que ses souffrances, laissant encore naître la crainte dans son esprit, lui permettraient de songer à l'aggravation imminente de ses angoises actuelles. J'ai montré l'épreuve de la photographie en question à vingt-trois personnes des deux sexes et de divers âges; treize d'entre elles ont immédiatement prononcé les mots d'*horreur,* de *grande souffrance,* de *torture* ou d'*agonie;* trois pensèrent à une grande frayeur; en tout seize avis, qui concordaient à peu près avec la manière de voir de M. Duchenne. Il y en eut six au contraire qui crurent reconnaître une expression de colère, frappée sans doute par la forte contraction des sourcils et négligeant l'ouverture particulière de la bouche. Une autre crut y découvrir le dégoût. En somme, il est évident que nous avons là une excellente représentation de l'horreur et de l'angoisse. La photographie mentionnée plus haut (*Pl. VII,* fig. 3) exprime également l'horreur; mais la position oblique des sourcils que l'on y remarque indique, au lieu d'énergie, une détresse morale profonde.

L'horreur s'accompagne ordinairement de divers gestes, variables avec les individus. Si l'on s'en rapporte à certains tableaux, le corps entier se détourne ou tremble, ou bien les bras sont violemment projetés en avant, comme pour repousser quelque objet effrayant. Le geste qui se produit le plus souvent, si on en juge par la manière d'agir ordinaire de ceux qui s'efforcent de représenter d'une manière frappante une scène d'horreur, c'est l'élévation des épaules, tandis que les bras sont étroitement serrés sur les côtés ou au devant de la poitrine. Ces mouvements sont à peu près

les mêmes que ceux que provoque, en général, une extrême
sensation de froid ; ils s'accompagnent ordinairement d'un
frisson, ainsi que d'une profonde expiration ou inspiration,
suivant que la poitrine se trouve être à ce moment dilatée
ou contractée. Les sons qui se produisent dans ces circonstances peuvent se représenter plus ou moins exactement
par les consonnances *euh* ou *eugh*[28]. Il n'est d'ailleurs pas
facile d'expliquer pourquoi une sensation de froid et l'expression d'un sentiment d'horreur nous font également serrer
les bras contre notre corps, lever les épaules et frissonner.

Conclusion. — Je viens d'essayer de décrire les diverses
expressions de la peur dans les gradations qu'elle suit, depuis
la simple attention et le tressaillement de la surprise jusqu'à
la terreur extrême et l'horreur. On peut expliquer quelques-
uns des modes expressifs qui la révèlent au moyen des principes de l'habitude, de l'association et de l'hérédité ; il en
est ainsi par exemple de l'acte qui consiste à ouvrir tout
grands les yeux et la bouche, en relevant les sourcils de
façon à jeter le plus rapidement possible nos regards autour·
de nous, et à entendre distinctement le moindre son qui
puisse frapper nos oreilles ; c'est en effet ainsi que nous
nous sommes mis ordinairement en état de reconnaître ou
d'affronter un danger quelconque. Quelques-uns des autres
signes de la frayeur peuvent encore s'expliquer, en partie
du moins, par les mêmes principes. Depuis des générations
innombrables, par exemple, l'homme a cherché à se soustraire
à ses ennemis ou à un péril quelconque, soit par une fuite
précipitée, soit par une lutte à outrance ; or de pareils efforts
ont dû avoir pour effet de faire battre le cœur avec rapidité,
d'accélérer la respiration, de soulever la poitrine et de

28. Voyez, à ce sujet, les remarques de M. Wedgwood dans l'introduction de son *Dictionary of English Etymology*, 2ᵉ édit., 1872,
p. XXXVII.

dilater les narines. Comme ces efforts ont été souvent prolongés jusqu'à toute extrémité, le résultat final a dû être une prostration complète, de la pâleur, de la transpiration, le tremblement de tous les muscles ou leur complet relâchement. Maintenant encore, chaque fois que l'on ressent vivement un sentiment de frayeur, alors même que ce sentiment ne doit provoquer aucun effort, les mêmes phénomènes tendent à reparaître, en vertu du pouvoir de l'hérédité et de l'association.

Néanmoins il est probable que, sinon presque tous, au moins un grand nombre des symptômes de terreur indiqués plus haut, tels que le battement du cœur, le tremblement des muscles, la sueur froide, etc., sont en grande partie dus directement à des perturbations survenues dans la transmission de la force nerveuse que le système cérébro spinal distribue aux diverses parties du corps, ou même à son interruption totale, par suite de l'impression profonde faite sur l'esprit de l'individu. Nous pouvons rapporter sûrement à cette cause, entièrement indépendante de l'habitude et de l'association, les exemples dans lesquels les sécrétions du canal intestinal sont modifiées, et ceux où les fonctions de certaines glandes sont abolies. Quant à l'érection involontaire des poils, chez les animaux, nous avons de bonnes raisons de croire que ce phénomène, quelle qu'ait été d'ailleurs son origine, concourt avec certains mouvements volontaires, à leur donner un aspect formidable pour leurs ennemis ; or, comme les mêmes mouvements, involontaires et volontaires, sont accomplis par des animaux très-voisins de l'homme, nous sommes conduits à croire que celui-ci en a conservé, par voie héréditaire, des vestiges devenus maintenant inutiles. C'est assurément un fait bien remarquable que la permanence jusqu'a l'époque actuelle des petits muscles lisses qui redressent les poils si clair-semés sur le corps presque entièrement glabre de l'homme ; il n'est pas moins intéressant d'observer que ces muscles se contractent encore sous l'influence des mêmes émotions (la terreur et la rage, par exemple) qui font hérisser les poils des animaux placés aux derniers échelons de l'ordre auquel l'homme appartient.

CHAPITRE XIII.

La rougeur est la plus spéciale et la plus humaine de
toutes les expressions. Les singes deviennent rouges de
colère, mais il nous faudrait une évidence bien irrésistible
pour nous faire croire qu'aucun animal puisse *rougir,* dans
le sens de ce mot qui s'applique à l'homme. La coloration
du visage qui se produit alors est due au relâchement des
parois musculaires des petites artères, qui permet aux capillaires de se remplir de sang; cette expansion vasculaire
dépend elle-même de l'excitation des centres vaso-moteurs
appropriés. Il n'est pas douteux que, si ce phénomène se
produisait sous l'influence d'une grande agitation de l'esprit, la circulation générale serait troublée; mais quand le
réseau de petits vaisseaux qui couvrent le visage se gorge
de sang sous une impression de honte, le cœur n'est pour
rien dans le phénomène. On provoque le rire en chatouil-
lant la peau, les pleurs où le froncement des sourcils en
donnant un coup, le tremblement par l'appréhension d'une

douleur corporelle, etc ; au contraire, suivant une remarque
du docteur Burgess [1], il n'est pas de moyen physique, c'est-
à-dire d'action portée sur le corps, qui puisse donner naissance à la rougeur. Elle est exclusivement sous la dépendance de l'impressionnabilité de l'esprit. Non-seulement,
d'ailleurs, la rougeur est involontaire, mais encore le désir
que nous avons de la réprimer, en attirant notre attention
sur notre personne, nous y dispose de plus belle.

La jeunesse rougit beaucoup plus facilement que la vieillesse ; on ne peut en dire autant de l'enfance [2] ; particularité
remarquable, puisque nous savons que les enfants en bas âge
deviennent rouges de colère. J'ai appris pourtant de source
très-certaine que deux petites filles rougissaient à l'âge de
deux et trois ans ; je pourrais citer encore l'exemple d'un
autre enfant très-impressionnable, d'un an plus âgé, et qui
rougissait lorsqu'on le reprenait de quelque faute. Beaucoup
d'enfants rougissent d'une manière extrêmement marquée,
lorsqu'ils ont atteint un âge un peu plus avancé. Il semble
que les facultés intellectuelles des jeunes enfants ne soient
pas encore suffisamment développées pour leur permettre
de rougir. De là vient aussi que les idiots rougissent rarement. Le docteur Crichton Browne a entrepris pour moi des
observations sur ceux qui étaient confiés à ses soins ; il
ne les a jamais vus rougir à proprement parler ; il a seulement vu leur visage se colorer, de plaisir apparemment, à
l'aspect de leurs aliments, et parfois aussi de colère. Néanmoins, ceux qui ne sont pas entièrement abrutis sont capables de rougir. C'est ainsi qu'un idiot microcéphale, âgé
de treize ans, dont le regard s'éclairait un peu lorsqu'il était

---

1. *The Physiology or Mechanism of Blushing*, 1839, p. 156. J'aurai
souvent l'occasion de citer cet ouvrage dans le courant de ce chapitre.

2. Docteur Burgess, *ibid.*, p. 56. A la page 33, il remarque également
que les femmes rougissent plus aisément que les hommes, comme nous
le verrons plus loin.

content où qu'il s'amusait, se mit à rougir et détourna le visage, au dire du docteur Behn[3], lorsqu'on le déshabilla pour lui faire subir un examen médical.

La femme rougit beaucoup plus que l'homme. Il est rare de voir rougir un vieillard ; il l'est beaucoup moins de voir rougir une vieille femme. Les aveugles mêmes ne font pas exception à cette règle. La pauvre Laura Bridgman. aveugle de naissance et complétement sourde. rougit[4]. Le Révérend R. H. Blair, principal du Collége de Worcester. m'informe que. parmi les sept ou huit enfants aveugles-nés qui se trouvent dans cet asile, trois rougissent très-facilement. Les aveugles n'ont pas immédiatement conscience qu'on les observe. et une partie très-importante de leur éducation, me dit encore M. Blair, consiste à leur inculquer cette notion ; l'impression qu'ils en ressentent accroît beaucoup chez eux la tendance à rougir, en augmentant l'habitude de faire attention à leur personne.

La tendance à rougir est héréditaire. Le docteur Burgess cite, par exemple, une famille composée du père, de la mère et de dix enfants, et dont tous les membres sans exception étaient portés à rougir à un degré véritablement pénible. Lorsque les enfants furent grands, « on en envoya quelques-uns faire des voyages afin de les débarrasser, si possible, de cette sensibilité maladive ; mais rien n'y fit[5] ». On peut même hériter de certaines particularités dans la manière de rougir. Sir James Paget, examinant un jour le dos d'une jeune fille. fut frappé de sa singulière manière de rougir : une large plaque rouge apparaissait d'abord sur une joue ; puis venaient d'autres plaques éparses sur le visage et sur

---

3. Cité par Vogt, *Mémoire sur les Microcéphales,* 1867, p. 20. — Le docteur Burgess (*ibid.,* p. 56), doute que les idiots rougissent jamais.

4. Lieber, *On the Vocal Sounds,* etc. *Smithsonian Contributions,* 1851, vol. II, p. 6.

5. *Ibid.,* p. 182.

le cou. Ayant demandé peu après à la mère si sa fille rougissait habituellement de cette singulière façon : « Oui, lui fut-il répondu ; elle tient cette singularité de moi. » Sir James Paget s'aperçut alors que cette question venait de faire rougir la mère elle-même, et qu'elle présentait exactement la même particularité que sa fille.

En général, le visage, les oreilles et le cou se colorent seuls ; cependant diverses personnes, lorsqu'elles rougissent beaucoup, sentent tout leur corps s'échauffer et frémir ; ce qui prouve que tout le tégument doit être plus ou moins impressionné. On commence quelquefois, paraît-il, à rougir par le front, mais c'est plus ordinairement par les joues, et la coloration gagne ensuite les oreilles et le cou[6]. Chez deux albinos examinés par le docteur Burgess, la rougeur commençait par une petite tache circonscrite sur les joues, au niveau des anastomoses nerveuses qui existent dans la région parotidienne, et s'élargissait ensuite en cercle ; entre ce cercle et la rougeur du cou se trouvait une ligne de démarcation très-apparente, bien que la coloration de ces deux parties eût paru simultanément. La rétine qui, chez les albinos, est naturellement rouge, le devenait constamment davantage, au moment où ils rougissaient. Tout le monde a remarqué avec quelle facilité la rougeur disparaît et reparaît sur le visage. Elle est précédée d'une sensation particulière à la peau. D'après le docteur Burgess, elle est ordinairement suivie d'une légère pâleur, ce qui prouve que les vaisseaux capillaires se contractent après s'être dilatés[7]. Il arrive quelquefois, bien que très-rarement, que la pâleur se produit lorsque tout, au contraire, semblerait devoir porter à rougir. Une jeune femme me racontait, par exemple, que, se trouvant un jour en compagnie très-

6. Moreau, dans l'édit. de Lavater de 1820, vol. IV, p. 303.
7. Burgess, *ibid.*, p. 38 ; sur la pâleur qui succède à la rougeur, p. 177.

nombreuse et un peu pressée dans la foule, ses cheveux s'accrochèrent si bien au bouton d'un domestique qui passait près d'elle, qu'il lui fallut un bon moment avant de pouvoir les débrouiller; d'après la sensation qu'elle avait ressentie, elle pensait avoir rougi extrêmement; mais une amie l'assura que tout au contraire elle était devenue très-pâle.

J'avais un vif désir de savoir jusqu'à quelle limite la rougeur du corps pouvait s'étendre; pour y répondre, Sir J. Paget, qui a nécessairement de fréquentes occasions d'observer ce phénomène, a bien voulu y faire attention pendant deux ou trois ans. Il a reconnu que, chez les femmes dont le visage, les oreilles et la nuque se couvrent d'une rougeur intense, elle ne descend, en général, pas plus bas. Il est rare de la voir s'étendre jusqu'à la clavicule et à l'omoplate; ce chirurgien n'a jamais, pour sa part, vu la rougeur s'étendre plus bas que la partie supérieure de la poitrine. Il a remarqué également que la rougeur s'affaiblit quelquefois à mesure qu'on descend, non pas d'une manière graduelle et insensible, mais par taches rouges et irrégulières. Le docteur Langstaff a également, sur ma demande, recueilli des observations sur plusieurs femmes dont le corps ne se colorait pas le moins du monde, tandis que leur visage était pourpre. Chez les aliénés, parmi lesquels quelques-uns semblent particulièrement enclins à rougir, le docteur Crichton Browne a souvent vu la rougeur s'étendre jusqu'à la clavicule, et même, en deux occasions, jusqu'aux seins. Il me cite le cas d'une femme mariée, âgée de trente-sept ans, qui était atteinte d'épilepsie. Le lendemain matin de son arrivée à l'Asile, le docteur Browne et ses aides l'examinèrent pendant qu'elle était encore au lit; au moment où ils approchèrent, ses joues et ses tempes se colorèrent vivement, et la rougeur s'étendit rapidement jusqu'aux oreilles. Elle était extrêmement agitée et tremblante.

M. Browne ayant défait le col de sa chemise pour examiner l'état des poumons, une vive rougeur se répandit sur sa poitrine, décrivant une ligne courbe au-dessus de chaque sein, et descendant entre les seins, presque jusqu'au cartilage ensiforme du sternum. Ce fait est intéressant, en ce que la rougeur ne se propagea vers la partie inférieure qu'au moment où l'attention de la patiente se porta sur cette partie de sa personne. Pendant le cours de l'examen médical, la malade se calma et la rougeur disparut; mais les mêmes phénomènes se reproduisirent dans mainte autre occasion.

D'après ce qui précède, nous pouvons établir, comme règle générale, que chez les femmes anglaises, la rougeur ne s'étend pas au delà du cou et de la partie supérieure de la poitrine. Néanmoins je tiens de Sir Paget un fait qu'on lui a cité dernièrement et dont l'authenticité lui paraît certaine : il s'agit d'une petite fille qui, choquée d'un acte qu'elle s'imaginait être une inconvenance, se couvrit de rougeur sur toute la surface de l'abdomen et sur la partie supérieure des jambes. Moreau [8] raconte aussi, sur la foi d'un peintre célèbre, que la poitrine, les épaules, les bras et tout le corps d'une jeune fille, qui ne consentit à lui servir de modèle qu'avec répugnance, rougirent lorsque, pour la première fois elle fut dépouillée de ses vêtements.

Il serait curieux de savoir d'où vient que, dans la plupart des cas, il n'y a que le visage, les oreilles et le cou qui rougissent, bien que souvent la surface du corps tout entière frissonne et s'échauffe. Cela paraît dépendre surtout de ce que le visage et les régions voisines sont habituellement exposés à l'air, à la lumière et aux variations de la température; par suite les artérioles ont non-seulement acquis l'habitude de se dilater et de se contracter facilement, mais elles semblent même avoir pris un développement plus con-

8. Voir Lavater, édit. de 1820, vol. IV, p. 303.

sidérable que dans d'autres parties de la surface cutanée[9]. C'est probablement à la même cause, ainsi que l'ont remarqué M. Moreau et le docteur Burgess, qu'il faut attribuer la facilité avec laquelle le visage rougit sous l'influence de circonstances diverses, telles qu'un accès de fièvre, une chaleur modérée, un exercice violent, un accès de colère, un coup léger, etc. ; la même raison explique comment il est, au contraire, prédisposé à pâlir par l'effet du froid ou de la frayeur, et rend compte de sa décoloration pendant l'accouchement. Le visage est aussi particulièrement disposé à subir l'atteinte des affections cutanées, telles que la variole, l'érysipèle, etc. Ce qui vient encore à l'appui de cette opinion, c'est que les hommes de certaines races, qui ont l'habitude d'aller presque nus, rougissent souvent jusque sur les bras, la poitrine, et quelquefois même jusqu'à la ceinture. Une dame qui rougit très-facilement a dit au docteur Crichton Browne que, lorsqu'elle est confuse ou agitée, son visage, son cou, ses poignets et ses mains, en un mot toutes les parties de sa peau exposées à l'air, se couvrent de rougeur. Il est néanmoins permis de douter que l'exposition habituelle de la peau du visage et du cou, et la puissance de réaction sous l'influence de toutes sortes de stimulants qui en est la suite, rendent un compte suffisant de la tendance de ces parties du corps à rougir plutôt que les autres, comme on l'observe chez les femmes anglaises. En effet, les mains sont amplement pourvues de nerfs et de petits vaisseaux, et ont été exposées à l'air tout autant que le visage ou le cou ; cependant les mains rougissent rarement. Nous verrons tout à l'heure que ce qui fournit probablement une explication suffisante de ce fait, c'est que l'attention de l'esprit a été dirigée plus souvent et plus sérieusement sur le visage que sur toute autre partie du corps.

9. Burgess, *ibid.*, pp. 114-122. — Moreau, dans Lavater, *ibid.*, vol. IV, p. 293.

La rougeur chez les diverses races humaines. — L'émotion de la honte gorge de sang les petits vaisseaux du visage, chez presque toutes les races humaines ; aucun changement de couleur bien distinct n'est cependant visible chez les races au teint très-foncé. La rougeur est manifeste dans toutes les nations aryennes de l'Europe, et, jusqu'à un certain point, dans celles de l'Inde. M. Erskine ne l'a pourtant jamais vue descendre incontestablement jusqu'au cou chez les Hindous. M. Scott a souvent observé chez les Lepchas de Sikhim une légère rougeur sur les joues, à la naissance des oreilles, et sur les côtés du cou, en même temps que les yeux étaient mornes et la tête baissée. Cette expression apparaissait lorsqu'il les surprenait en flagrant délit de mensonge, ou leur reprochait leur ingratitude. Le teint pâle et blême de ces hommes rend chez eux la rougeur beaucoup plus apparente que chez la plupart des autres indigènes de l'Inde. Ces derniers, d'après M. Scott, trahissent la honte, peut-être un peu mélangée de frayeur, en baissant ou détournant la tête et en regardant de côté et d'autre avec inquiétude, bien plus que par un changement de coloration quelconque de la peau.

Les races sémitiques rougissent aisément, comme on devait s'y attendre d'après leur ressemblance générale avec les races aryennes. Aussi est-il dit des Juifs dans le livre de Jérémie (chap. VI, 15) : « Ils n'en ont eu aucune honte, et ils ne savent ce que c'est que rougir ! » Mme Asa Gray a vu un Arabe qui conduisait maladroitement un bateau sur le Nil, « rougir jusque par derrière le cou », aux railleries de ses camarades. Lady Duff Gordon a noté aussi qu'un jeune Arabe rougit en se présentant devant elle [10].

M. Swinhoe a vu rougir des Chinois ; mais il croit que

10. *Letters from Egypt,* 1865, p. 66. Lady Gordon se trompe en disant que les Malais et les mulâtres ne rougissent jamais.

la chose est rare; leur langue possède cependant l'expression « rougir de honte ». M. Geach me fait savoir que les Chinois établis à Malacca et les Malais indigènes sont susceptibles de rougir. Quelques-unes de ces populations vont à peu près nues, et cet observateur a surtout porté son attention sur la limite inférieure de la rougeur. Sans parler des cas où le visage seul se colorait, il a vu la rougeur de la honte se répandre sur le visage, les bras et la poitrine d'un Chinois âgé de vingt-quatre ans. Même fait chez un autre Chinois, dont tout le corps se couvrit de rougeur lorsqu'on lui demanda pourquoi son ouvrage n'était pas mieux fait. Chez deux Malais [11], il a vu se colorer le visage, le cou, la poitrine et les bras; et chez un troisième Malais (un Bugis), la rougeur s'étendit jusqu'à la ceinture.

Les Polynésiens rougissent facilement. Le Révérend M. Stach a observé des centaines d'exemples de ce phénomène chez les habitants de la Nouvelle-Zélande. Le fait suivant mérite d'être cité, parce qu'il se rapporte à un vieillard au teint remarquablement foncé, et qui était en partie tatoué. Après avoir loué pour une petite rente annuelle sa terre à un Anglais, il fut saisi d'une violente envie d'acheter une voiture légère qui était depuis peu fort à la mode chez les Maoris. Pour cela, il désirait que son fermier lui payât quatre ans d'avance, et il vint consulter M. Stach, pour savoir si la chose était faisable. Cet homme était vieux, gauche, pauvre, déguenillé, et M. Stach fut tellement diverti à l'idée de le voir s'étaler dans une voiture, qu'il ne put s'empêcher d'éclater de rire. Le vieillard « rougit alors jusqu'à la racine des cheveux ». « Il est fréquent, dit Forster, de voir la rougeur sur les joues des plus belles femmes de Tahiti [12]. » On a également vu rougir les indi-

---

11. Le capitaine Osborn (*Quedah*, p. 199) dit, en parlant d'un Malais auquel il reprochait sa cruauté, qu'il fut satisfait de le voir rougir.

12. J. R. Forster (*Observations during a Voyage round the World*,

gènes de plusieurs autres archipels de l'océan Pacifique.

M. Washington Matthews a vu souvent rougir les jeunes *squaws* (femmes) appartenant aux diverses tribus indiennes de l'Amérique du Nord. Les indigènes de la Terre-de-Feu, à l'extrémité opposée du continent, « rougissent beaucoup, dit M. Bridges, surtout quand il s'agit de femmes; mais ils rougissent certainement aussi au sujet de leur propre personne ». Cette dernière assertion s'accorde avec mes propres souvenirs au sujet d'un indigène de la Terre-de-Feu, Jemmy Button, qui rougissait quand on le raillait sur le soin qu'il prenait à cirer ses souliers et à se parer de toute autre manière. Quant aux Indiens Aymara des plateaux élevés de Bolivie, M. Forbes dit[13] que, vu la couleur de leur peau, il est impossible que la rougeur soit aussi nettement visible chez eux que chez les races blanches; toutefois, dans les circonstances qui nous feraient rougir, « on voit toujours chez eux la même expression de pudeur ou de confusion; et même dans l'obscurité, on peut sentir sur la peau de leur visage une élévation de température, comme chez les Européens ». Chez les Indiens qui habitent certaines parties de l'Amérique du Sud, où le climat est chaud, égal et humide, la peau ne paraît pas traduire aussi aisé-

in-4°, 1778, p. 229. — Dans un ouvrage intitulé *Introduction to Anthropology* (traduction anglaise de 1863, vol. I, p. 135), Waitz donne des renseignements sur d'autres îles de l'océan Pacifique. — Voir aussi Dampier (*On the Blushing of the Tunquinese*, vol. II, p. 40; je n'ai pas consulté cet ouvrage. — Waitz dit, d'après Bergmann, que les Kalmouks ne rougissent pas; mais, après ce que nous avons vu des Chinois, il est permis d'en douter. Il cite aussi Roth, qui refuse aux Abyssins la faculté de rougir. — Le capitaine Speedy, qui a si longtemps vécu chez les Abyssins, n'a malheureusement pas répondu à mes questions sur ce point. — Je dois ajouter enfin que le rajah Brooke n'a jamais remarqué la moindre apparence de rougeur chez les Dyaks de Bornéo; ces derniers prétendent au contraire, dans des circonstances qui amèneraient chez nous la rougeur, « qu'ils sentent le sang abandonner leur visage ».

13. *Transact. of the Ethnological Soc.*, 1870, vol. II, p. 16.

ment l'excitation morale que chez les peuples des parties septentrionales et méridionales du continent, qui ont été longtemps exposés à de grandes variations de température; Humboldt cite, en effet, sans la démentir aucunement, cette parole méprisante de l'Espagnol : « Comment se fier à ceux qui ne savent pas rougir[14] ? » Von Spix et Martius, parlant des aborigènes du Brésil, assurent qu'on ne peut pas à proprement parler dire qu'ils rougissent. « Ce n'est que lorsqu'ils eurent été longtemps en relation avec les blancs, et qu'ils eurent reçu quelque éducation, que nous pûmes apercevoir chez les Indiens un changement de couleur, exprimant les émotions de leur esprit[15]. » On ne peut cependant pas croire que telle ait été chez eux l'origine de la faculté de rougir; mais sans doute l'habitude de s'occuper de leur personne, qui résultait de leur éducation et de leur nouveau genre de vie, augmenta beaucoup une tendance qui devait d'ailleurs être innée.

Plusieurs observateurs dignes de foi m'ont assuré avoir vu sur le visage des nègres quelque chose qui ressemblait à la rougeur, sous l'influence de circonstances qui l'auraient excitée chez les blancs; leur peau était pourtant d'un noir d'ébène. Quelques-uns décrivent ce phénomène en disant que chez eux la rougeur est brune; le plus souvent on dit que leur teinte foncée devient alors plus intense. Il semble qu'une plus grande quantité de sang dans la peau la rende plus noire; c'est ainsi qu'on voit certains exanthèmes, chez les nègres, rendre les parties malades plus foncées, au lieu de les faire rougir, comme il arrive chez nous[16]. La peau,

14. Humboldt, *Personal Narrative*, traduct. anglaise, vol. III, p. 229.

15. Cité par Prichard, *Phys. Hist. of Mankind*, 4e édit., 1851, vol. I, p. 274.

16. Voir sur ce sujet Burgess, *ibid.*, p. 32. — Voir aussi Waitz, *Introduction to Anthropology*, édit. angl., vol. I, p. 135. — Moreau donne une description détaillée (Lavater, 1820, tome IV, p. 302), de la rougeur

devenant plus tendue lorsque les capillaires se remplissent, revêt peut-être par cela même une teinte différente de celle qu'elle avait précédemment. Nous pouvons être sûrs que les capillaires du visage des nègres s'injectent de sang quand ils éprouvent un sentiment de honte; car, chez une négresse albinos parfaitement caractérisée, décrite par Buffon[17], on voyait une légère teinte cramoisie s'étendre sur ses joues lorsqu'elle se montrait nue. Les cicatrices de la peau demeurent blanches très-longtemps chez les nègres, et le docteur Burgess, qui eut de fréquentes occasions d'observer une balafre de ce genre sur le visage d'une négresse, la vit distinctement « devenir rouge, chaque fois qu'on lui parlait sans qu'elle s'y attendît, ou qu'on l'injuriait d'une façon grossière[18] »; on pouvait voir la rougeur s'étendre du pourtour de la cicatrice vers son milieu, mais sans atteindre tout à fait le centre. Les mulâtres rougissent souvent avec une grande facilité, et la rougeur paraît et disparaît successivement sur leur visage. D'après ces faits, on ne peut mettre en doute que les nègres *rougissent*, bien qu'à proprement parler aucune coloration rouge ne soit visible sur leur peau.

Gaika et Mme Barber m'assurent que les Cafres de l'Afrique méridionale ne rougissent jamais; mais cela peut simplement signifier qu'on ne peut distinguer chez eux aucun changement de couleur. Gaika ajoute que, sous l'influence de circonstances qui feraient rougir un Européen, ses compatriotes « n'osent, dans leur confusion, lever la tête ».

Quatre de mes correspondants m'assurent que les Aus-

d'une esclave nègre de Madagascar, forcée par un maître brutal à montrer son sein nu.

17. Cité par Prichard, *Phys. Hist. of Mankind,* 4e édit., 1851, vol. I, p. 225.

18. Burgess, *ibid.,* p. 31. Sur la rougeur chez les mulâtres, voyez p. 33. — J'ai reçu divers renseignements analogues relativement à ces derniers.

traliens, lesquels sont presque aussi noirs que des nègres, ne rougissent jamais. Un cinquième me répond dubitativement, en faisant remarquer qu'une très-vive rougeur seule peut être aperçue, par suite de la teinte foncée de la peau. Trois observateurs affirment qu'ils rougissent [19]; mais, d'après M. S. Wilson, on ne peut s'en apercevoir que lorsque l'émotion est très-forte, et lorsque l'absence de vêtements et de soins de propreté n'a pas permis à la peau de prendre une couleur trop foncée. M. Lang me fait cette réponse : « J'ai remarqué que presque toujours la honte amène chez les indigènes une rougeur qui peut parfois s'étendre jusqu'au cou. » Il ajoute qu'ils expriment la honte « en tournant les yeux de côté et d'autre ». M. Lang a été professeur dans une école indigène; il est donc probable qu'il a surtout observé des enfants; et nous savons que ceux-ci rougissent plus aisément que les adultes. M. G. Taplin a vu rougir des métis, et il ajoute que les aborigènes ont un mot pour exprimer la honte. M. Hagenauer, l'un des observateurs qui n'ont jamais vu rougir les Australiens, dit « qu'il les a vus, sous l'empire de la honte, baisser les yeux vers la terre ». Un missionnaire, M. Bulmer, écrit : « Bien qu'il ne m'ait pas été possible de découvrir chez les indigènes adultes rien qui ressemblât à de la honte, j'ai remarqué chez les enfants, lorsqu'ils sont honteux, que le regard devient inquiet et humide, et qu'ils semblent ne savoir où le reposer. »

Les faits qui précèdent prouvent surabondamment que la *rougeur*, qu'elle ait ou non pour effet d'amener une coloration de la face, est un caractère commun à la majorité et probablement même à l'universalité des races humaines.

Mouvements et gestes qui accompagnent la rougeur. —

19. Barrington dit également que les Australiens de la Nouvelle-Galles du Sud rougissent; cité par Waitz, *ibid.*, p. 135.

Un vif sentiment de honte amène un irrésistible désir de se cacher[20]. On se détourne; on détourne surtout le visage, que l'on tâche de soustraire à la vue d'autrui. Un individu qui a honte ne peut guère soutenir le regard des assistants; aussi presque toujours il baisse les yeux ou regarde de côté. Mais, comme il a, en même temps, un vif désir de cacher son trouble, il fait de vains efforts pour regarder en face la personne qui l'impressionne; il en résulte une lutte, qui nous donne la clef de la singulière mobilité du regard. J'ai remarqué, chez deux femmes qui rougissaient souvent, la bizarre habitude, probablement contractée de cette manière, de cligner des paupières avec une extraordinaire rapidité. Parfois une rougeur intense s'accompagne d'une légère effusion de larmes[21]; ce phénomène provient, je présume, de la participation des glandes lacrymales à l'afflux sanguin exagéré qui envahit alors, comme on le sait, les capillaires des parties voisines, y compris ceux de la rétine.

Beaucoup d'auteurs, anciens et modernes, ont remarqué les mouvements précédents. En outre, nous avons déjà vu que, chez les indigènes de diverses contrées, la honte se traduit par le regard baissé ou oblique, et par la mobilité des yeux. Esdras s'écrie (ch. IX, verset 6) : « O mon Dieu, j'ai honte, et je rougis trop pour oser élever, ô mon Dieu, ma face vers toi ! » On lit dans Isaïe (ch. L, verset 6) :

20. M. Wedgwood prétend *Dict. of English Etymology*, vol. III, 1865, p. 455, que le mot anglais *shame* (honte) « a peut-être eu son origine dans l'idée de se mettre dans l'ombre, de se cacher, et qu'on peut le rapprocher du bas allemand *scheme*, qui signifie ombre ou ombrage ». — Gratiolet (*De la Phys.*, pp. 357-362) étudie avec sagacité les gestes qui accompagnent la honte; toutefois, quelques-unes de ses remarques me paraissent un peu fantaisistes. — Voir aussi Burgess (*ibid*, pp. 69-134), sur le même sujet.

21. Burgess, *ibid.*, pp. 181-182. — Boerhaave a également signalé (cité par Gratiolet, *ibid.*, p. 361) la tendance au larmoiement pendant une rougeur intense. — M. Bulmer, comme nous l'avons vu plus haut, parle des « yeux humides » des enfants australiens quand ils sont confus.

« Je n'ai point caché mon visage par confusion! » Sénèque fait remarquer (*Epist.* xi, 5) que « les acteurs de Rome, lorsqu'ils veulent exprimer la honte, baissent la tête, et tiennent leurs regards fixés sur la terre, mais sont incapables de rougir ». D'après Macrobe, qui vivait au v° siècle (*Saturnalia*, B. VII. c. 11), « les philosophes naturalistes prétendent que la nature, sous l'empire de la honte, étend devant elle comme un voile de sang, de même que l'on peut voir souvent quelqu'un qui rougit se couvrir la face de ses mains ». Shakspeare (*Titus Andronicus*, act. ii, sc. 5) fait dire par Marcus à sa nièce : « Ah! maintenant la confusion te fait détourner le visage. » Une dame m'a raconté l'anecdote suivante : Elle retrouva à Lock Hospital une jeune fille qu'elle avait connue précédemment, et qui depuis était tombée au dernier degré de la misère et de l'abandon; la pauvre créature, à son approche, se cacha la tête sous les couvertures, et on ne put parvenir à la découvrir. On voit souvent les petits enfants, timides ou confus, se détourner, et, sans se baisser, cacher leur figure dans le jupon de leur mère; ou bien encore on les voit se précipiter sur ses genoux, la tête la première.

Confusion. — La plupart des gens, lorsqu'ils rougissent, éprouvent une certaine confusion dans leurs facultés intellectuelles. Nous trouvons la trace de ce fait dans des locutions usuelles du genre de celle-ci : « Elle fut couverte de confusion. » Dans ces circonstances, on perd parfois toute présence d'esprit, et on prononce des paroles dépourvues de sens. Souvent on est embarrassé, on balbutie, on est gauche dans ses mouvements, les traits sont grimaçants. Dans certains cas, il se produit des tressaillements dans les muscles de la face. Une jeune femme qui est sujette à rougir excessivement m'a confié qu'en pareil cas elle ne sait même pas ce qu'elle dit. Et comme je lui demandais si cela ne tenait pas à l'embarras causé par le sentiment de l'attention dont sa rougeur était l'objet, elle répondit qu'il n'en pouvait être ainsi, « car elle s'était parfois sentie tout aussi troublée lorsque, seule dans sa chambre, elle rougissait à une pensée qui lui traversait l'esprit ».

Voici un exemple du trouble d'esprit excessif auquel sont exposées certaines personnes impressionnables. Un ami que je pourrais citer m'a assuré avoir été le témoin oculaire de la scène suivante. Un petit dîner était donné en l'honneur d'un homme très-timide, qui, lorsqu'il se leva pour remercier, se récita à lui-même le discours qu'il avait visiblement appris par cœur, sans articuler un seul mot ; ce faisant, toutefois, il gesticulait avec emphase. Ses amis, comprenant ce dont il s'agissait, applaudissaient bruyamment ce prétendu morceau d'éloquence chaque fois que son attitude marquait un temps de repos ; aussi l'orateur ne s'aperçut nullement qu'il n'avait pas un seul instant rompu le silence. Au contraire, il se félicita ensuite auprès de mon ami d'avoir obtenu ce succès exceptionnel.

Lorsqu'une personne confuse ou très-timide rougit beaucoup, son cœur se met à battre rapidement, sa respiration est troublée. Ces phénomènes ne peuvent guère manquer d'affecter la circulation sanguine du cerveau, et peut-être en même temps les facultés intellectuelles. Toutefois, si l'on se reporte à l'influence, encore plus grande sur la circulation, de la colère et de la crainte, il est douteux que cette explication puisse s'appliquer au trouble de l'esprit qu'amène une rougeur intense.

La clef du problème réside probablement dans la sympathie intime qui relie la circulation capillaire superficielle de la face et du crâne avec celle du cerveau. Je me suis adressé à ce sujet au docteur J. Chrichton Browne, et il m'a communiqué plusieurs faits qui s'y rapportent. Lorsque le nerf grand-sympathique est sectionné d'un côté de la tête, les capillaires de ce côté se relâchent et se gorgent de sang, la peau rougit, s'échauffe, et en même temps la température s'élève de ce même côté dans l'intérieur de la cavité crânienne. L'inflammation des membranes qui enveloppent le cerveau amène la congestion de la face, des oreilles et des yeux. Dans la première période d'une crise d'épilepsie, il paraît exister une contraction des vaisseaux cérébraux, et le symptôme initial est une extrême pâleur des traits. L'érysipèle de la tête se complique fréquemment de délire. Il n'est pas jusqu'au soulagement d'une forte migraine, qu'amène la rubéfaction de la peau par une lotion excitante, qui ne puisse, me semble-t-il, être considéré comme un phénomène du même ordre.

Le docteur Browne a souvent administré à ses malades la vapeur de nitrate d'amyle [22], qui possède la singulière propriété de provoquer une vive rougeur de la face au bout de trente à soixante secondes. Cette congestion ressemble presque en tous points à la rougeur amenée par la confusion ; elle commence sur des parties diverses de la face, et s'étend jusqu'à ce qu'elle ait envahi toute la surface de la tête, le cou et le devant de la poitrine ; on ne l'a vue qu'une seule fois s'étendre jusqu'à l'abdomen. Les artères de la rétine se dilatent ; les yeux étincellent, et, dans un cas, on a constaté un peu de larmoiement. Les sujets se sentent d'abord agréablement excités, mais à mesure que la congestion augmente, ils sont troublés et comme égarés. Une femme à qui la vapeur avait été souvent administrée affirmait qu'aussitôt qu'elle commençait à avoir chaud, elle devenait *hébétée*. Lorsque la rougeur de la honte apparaît sur le visage, il semble d'abord, à en juger par l'éclat des yeux et la vivacité de la physionomie, qu'il y ait une cer-

---

22. Voir sur ce sujet le mémoire du docteur J. Crichton Browne dans *West Riding Lunatic Asylum Medical Report,* 1871, p. 95-98.

taine excitation de l'activité intellectuelle. Ce n'est que lorsque la rougeur est portée à un degré excessif qu'apparaît le trouble de l'esprit. Il semble donc que, dans la rougeur spontanée, aussi bien que dans celle provoquée par l'inhalation du nitrate d'amyle, les capillaires de la face sont affectés avant qu'il se soit rien passé dans les parties du cerveau qui régissent les facultés intellectuelles. Réciproquement, lorsque le cerveau est primitivement affecté, la circulation de la peau l'est ensuite secondairement. Le docteur Browne a fréquemment observé, me dit-il, des taches et des marbrures rouges disséminées sur la poitrine de sujets épileptiques. Chez ces malades, si l'on vient à frotter doucement la peau du thorax ou de l'abdomen avec un crayon ou un autre objet, ou même, dans les cas les plus accusés, si seulement on la touche avec le doigt, il se forme à sa surface, en moins d'une demi-minute, des taches d'un rouge vif, qui s'étalent à quelque distance autour du point qui a été touché, et qui persistent plusieurs minutes. C'est ce que Trousseau appelait les *macules cérébrales;* elles indiquent, comme le remarque le docteur Browne, une modification profonde du système vasculaire de la peau. Donc, en résumé, s'il existe, ainsi que cela ne peut guère être mis en doute, une étroite solidarité entre la circulation capillaire des parties du cerveau qui régissent l'intelligence et celle de la peau de la face, il n'est point surprenant que les causes morales qui amènent une forte rougeur produisent du même coup un trouble intellectuel profond, indépendamment même de leur propre influence perturbatrice.

Nature des états de l'esprit qui amènent la rougeur. — Ces états d'esprit sont la timidité, la honte, la pudeur, dont l'élément essentiel est toujours l'attention portée sur soi-même. Il y a bien des raisons de croire, en effet, que la cause déterminante de la rougeur a été primitivement l'amour-propre, le souci de l'opinion d'autrui relativement à notre extérieur physique; le même phénomène s'est ensuite reproduit, grâce à l'association, par l'effet de l'amour-propre éveillé à l'endroit de la moralité de notre conduite. Ce n'est pas la simple action de reporter notre attention sur nous-mêmes, mais l'inquiétude de ce que les autres peuvent penser de nous qui provoque notre rougeur; dans une complète solitude, l'individu le plus sensible n'a aucun souci de son apparence extérieure. Nous ressentons le blâme ou la désapprobation plus vivement que l'éloge; aussi des remarques défavorables ou malicieuses sur notre personne ou notre conduite nous font rougir beaucoup plus facilement qu'une louange. Il n'est cependant pas douteux que l'éloge et l'admiration n'aient aussi un grand pouvoir; une jolie fille rougit lorsqu'un homme la regarde avec insistance, bien qu'elle sache parfaitement que cette attention n'a rien de malveillant. Beaucoup d'enfants, aussi bien que certaines personnes âgées et sensibles, rougissent lorsqu'on les comble de louanges. Nous discuterons plus loin la question de savoir comment la pensée que l'on s'occupe de notre personne a pu agir sur nos capillaires, en particulier sur ceux de la face, de manière à y faire subitement affluer le sang.

Je vais indiquer maintenant pour quelles raisons je pense que l'élément fondamental, dans l'acquisition de l'habitude de rougir, a été primitivement l'attention portée sur l'état extérieur de l'individu, et non pas sur sa conduite morale. Isolées, elles ont peu de poids; mais si on les rapproche, elles me paraissent en acquérir beaucoup. C'est un fait notoire que rien ne fait autant rougir une personne timide que d'entendre une remarque quelconque au sujet de son aspect extérieur. On ne peut même pas avoir l'air de remarquer la toilette d'une femme qui rougit facilement sans que son visage devienne cramoisi. Il suffit, comme l'a remar-

qué Coleridge, de regarder fixement certaines personnes
pour les faire rougir; « explique cela qui pourra »[23].

Les deux albinos dont il a déjà été question, observés
par le docteur Burgess, rougissaient vivement « toutes les
fois qu'on faisait la moindre tentative pour examiner leurs
caractères particuliers »[24]. Les femmes sont beaucoup plus
impressionnables que les hommes à l'endroit de leur personne, surtout si l'on fait la comparaison entre des femmes
et des hommes d'un âge avancé, et elles rougissent avec
beaucoup plus de facilité. Les jeunes gens des deux sexes sont
bien plus sensibles sur ce point que les adultes, et ils rougissent aussi beaucoup plus facilement. Les enfants en bas
âge ne rougissent pas; ils ne manifestent pas non plus les
autres signes de conscience de sa personnalité qui accompagnent ordinairement la rougeur; c'est même un de leurs
principaux charmes que cette indifférence absolue du jugement qu'ils inspirent. A cet âge tendre, ils peuvent regarder
fixement un étranger, sans sourciller, comme si celui-ci était
un objet inanimé; c'est là une chose dont nous, leurs aînés,
serions incapables.

Tout le monde sait que les jeunes hommes et les jeunes
femmes sont très-sensibles à leurs jugements réciproques,
relativement aux qualités extérieures; et leur rougeur en
présence du sexe opposé est incomparablement plus prononcée que lorsqu'elle est provoquée par des individus du même
sexe[25]. Un jeune homme, même peu sujet à rougir, rougit
jusqu'au blanc des yeux s'il croit que sa tenue peut paraître
ridicule à une jeune fille dont le jugement, sur un point de

23. Dans une dissertation sur le prétendu magnétisme animal, dans
Table Talk, vol. I.
24. *Ibid.*, p. 40.
25. M. Bain *The Emotions and the Will*, 1865, p. 65) parle « de la
timidité que provoque dans les deux sexes... l'influence d'un regard
échangé, la crainte mutuelle de se déplaire. »

quelque importance, lui serait absolument indifférent. De tout temps sans doute, les couples amoureux, aux yeux desquels l'admiration et l'amour mutuels constituent le premier des biens, ont maintes fois rougi durant leurs entretiens. Il n'est pas jusqu'aux habitants barbares de la Terre-de-Feu, qui, d'après M. Bridges, ne rougissent; « surtout sous les regards des femmes, mais aussi par suite d'un simple retour sur l'état extérieur de leur personne ».

De toutes les parties du corps, c'est le visage qui est le plus en vue et le plus exposé aux regards; chose bien naturelle, puisque c'est le siége principal de l'expression et que là se fait l'émission de la voix. C'est aussi sur le visage surtout que se localise la beauté ou la laideur; aussi, dans le monde entier, est-ce la partie du corps que l'on pare de préférence[26]. Il en résulte que le visage doit avoir été l'objet, pendant de nombreuses générations, d'une attention beaucoup plus suivie et beaucoup plus sérieuse qu'aucune autre partie du corps; et nous pouvons par conséquent comprendre qu'il soit tout spécialement prédisposé à rougir. L'exposition aux variations de température, etc., a dû à coup sûr augmenter la dilatabilité et la contractilité des capillaires de la face et des parties voisines; toutefois ce fait seul serait impuissant à expliquer la facilité particulière qu'ont ces parties à se couvrir de rougeur; car alors on ne comprendrait pas pourquoi les mains rougissent très-rarement. Chez les Européens, lorsque le visage se couvre d'un vif incarnat, le corps tout entier ressent un léger frémissement; et dans les races humaines qui vont ordinairement presque nues, la rougeur s'étend bien plus loin que chez nous. Ces faits sont, jusqu'à un certain point, faciles à comprendre, si l'on songe que chez l'homme primitif, aussi bien que chez les races

---

26. Voir à l'appui de cette opinion *La Descendance de l'homme,* trad. fr. par Moulinié, tome II, p. 74, 358.

actuelles qui ont conservé l'habitude d'aller nues, l'attention ne s'est pas arrêtée seulement sur le visage, comme chez les peuples qui portent des vêtements.

Nous avons vu que, dans toutes les parties du monde, l'homme honteux de quelque faute commise a de la tendance à se détourner, à se baisser, ou à se voiler la figure, sans qu'il éprouve d'ailleurs à ce moment aucune préoccupation relativement à son apparence extérieure. Le but de ces divers gestes ou attitudes ne peut guère être de cacher la rougeur, puisqu'on les voit se produire dans des circonstances qui excluent par elles-mêmes tout désir de dissimuler la honte, quand par exemple le coupable se repent de sa faute et la confesse franchement. Il est probable qu'avant d'avoir acquis beaucoup de délicatesse morale, l'homme primitif a dû être très-sensible à l'état extérieur de sa personne, ou tout au moins à l'impression qu'il pouvait faire sur l'autre sexe; par suite, toute remarque fâcheuse relativement à ses qualités physiques devait lui être désagréable, et produire chez lui l'une des variétés de la honte. Or, le visage étant la partie du corps la plus exposée aux regards, on comprend qu'un individu honteux de sa personne, ait dû songer d'abord à cacher cette partie. L'habitude une fois acquise de cette manière, ses effets ont dû par la suite se reproduire naturellement, sous l'influence d'une confusion provenant de causes toutes morales. Il me paraîtrait difficile d'expliquer autrement pourquoi la honte ferait naître le désir de cacher la figure plutôt qu'une partie quelconque du corps.

Quant à l'habitude si commune, lorsqu'on se sent honteux, de baisser les yeux ou de les tourner sans cesse de côté et d'autre, elle vient probablement de ce que, à chaque regard dirigé vers les assistants, on croit s'apercevoir qu'on est l'objet de l'attention générale; en évitant de regarder les personnes présentes et surtout de rencontrer leurs regards, on s'efforce d'échapper un moment à ce pénible sentiment.

Timidité. — Cet étrange état d'esprit, qu'on appelle aussi parfois *mauvaise honte (shamefacedness, false shame)*, paraît être une des causes les plus efficaces de la rougeur. La timidité se manifeste essentiellement par une figure rougissante, le regard fixé sur le sol ou dirigé obliquement, des gestes gauches et saccadés. Pour une fois qu'elle rougit pour s'être rendue coupable d'une faute qui la rend vraiment honteuse, une femme rougit peut-être cent ou mille fois sous l'empire du sentiment en question. La timidité semble dépendre de notre crainte du jugement bon ou mauvais d'autrui, surtout en ce qui regarde nos qualités physiques. Un étranger ne sait rien de notre conduite ou de notre caractère; il ne s'en inquiète pas; mais il peut — cela se voit tous les jours — critiquer notre extérieur; c'est pourquoi les personnes timides sont particulièrement sujettes à devenir rouges et confuses en présence des étrangers. Il suffit, pour porter à son comble le trouble d'un individu timide, de la pensée que sa mise présente quelque chose de particulier ou d'inusité, ou de la conscience d'un défaut insignifiant dans sa personne et surtout dans son visage, toutes choses qui lui paraissent propres à attirer le regard des étrangers. Au contraire, quand il s'agit non plus de notre aspect extérieur, mais de notre conduite, nous sommes bien plus disposés à la confusion en présence de nos connaissances, au jugement desquelles nous attachons quelque prix. Un médecin m'a raconté qu'un jeune duc très-riche, qu'il avait accompagné dans ses voyages en qualité de docteur, rougissait comme une jeune fille lorsqu'il lui payait ses honoraires; il est probable cependant que ce jeune homme n'eût pas manifesté une pareille timidité en acquittant le compte d'un commerçant. Certaines personnes pourtant sont tellement impressionnables qu'il leur suffit d'adresser la parole à quelqu'un pour éveiller leur timidité, et amener une légère coloration sur leur visage.

La critique ou le ridicule nous trouvent toujours très-sensibles, et provoquent notre rougeur et notre confusion bien plus facilement que l'éloge; il faut reconnaître pourtant que celui-ci a beaucoup de prise sur certains individus. Les fats sont rarement timides ; car ils s'estiment à trop haut prix pour s'attendre à être critiqués. Comment se fait-il que l'orgueil puisse au contraire s'allier à la timidité, comme on l'observe souvent? ne faut-il pas admettre que, malgré toute sa suffisance, l'orgueilleux s'inquiète en réalité beaucoup de l'opinion d'autrui, tout en la dédaignant? Les personnes d'une excessive timidité la manifestent rarement en présence de ceux avec lesquels ils sont familiers, et dont ils connaissent bien l'opinion favorable et la sympathie ; telle par exemple une fille devant sa mère.

J'ai omis, dans ma ciculaire imprimée, de demander si l'on pouvait reconnaître la timidité chez les diverses races humaines; mais un Hindou a affirmé à M. Erskine que ce sentiment est reconnaissable chez ses compatriotes.

La timidité — l'étymologie même du mot l'indique dans plusieurs langues[27] — a d'étroites relations avec la peur; elle est cependant bien distincte du sentiment qu'on désigne d'ordinaire par ce mot. Assurément l'homme timide craint le regard des étrangers, mais on ne saurait dire qu'il a peur d'eux ; il peut avoir l'audace d'un héros à la guerre, et cependant se sentir intimidé par des niaiseries en présence d'autrui. Il est peu de personnes qui puissent prendre la parole en public pour la première fois sans éprouver une violente émotion, et bien des orateurs ne parviennent même jamais à la surmonter complétement; mais cette impression paraît devoir être attribuée à l'appréhension de la lourde tâche qu'on entreprend, accompagnée de sa réaction obligée sur toute

27. H. Wedgwood, *Dict. English Etymology*, vol. III, 1865, p. 184. Il en est ainsi du mot latin *verecundus*.

l'économie, plutôt qu'à la timidité proprement dite[28]; il est certain pourtant qu'un homme timide souffre en pareille occasion infiniment plus qu'un autre. Chez les très-jeunes enfants, il est difficile de distinguer la peur de la timidité ; mais il m'a souvent paru que, chez eux, ce dernier sentiment a quelque chose de la sauvagerie d'un animal non apprivoisé. La timidité apparaît de très-bonne heure. Chez un de mes enfants, à l'âge de deux ans et trois mois je reconnus des signes non équivoques de timidité vis-à-vis de moi-même. après une absence de huit jours à peine; il exprima cette émotion. non en rougissant, mais en détournant légèrement son regard de moi pendant quelques minutes. J'ai remarqué du reste, dans d'autres occasions, que la timidité ou fausse honte, aussi bien que la honte véritable, peuvent être exprimées par le regard d'un jeune enfant, avant qu'il ait acquis la faculté de rougir.

Puisque la timidité paraît reconnaître pour origine première l'attention portée sur soi-même, il est très-certain qu'en réprimandant les enfants qui y sont sujets, loin de leur être utile. on ne fait qu'augmenter leur défaut, en donnant une force nouvelle à la cause même qui l'a fait naître. On l'a dit avec raison : « Rien n'est funeste à l'enfance comme de sentir ses sentiments continuellement observés, de voir un œil scrutateur surveiller ses divers mouvements et poursuivre sans pitié l'expression changeante de ses émotions intérieures. Sous le poids d'un pareil examen, l'enfant ne peut avoir qu'une pensée, celle de l'attention qui le poursuit, et qu'un sentiment, la confusion et la crainte »[29].

28. M. Bain (*The Emotions and the Will*, p. 64) s'est occupé de « l'ahurissement » où l'on est en pareille occasion, ainsi que de la *peur de la scène* des acteurs novices. M. Bain paraît n'attribuer ces sentiments qu'à la simple appréhension ou à la crainte.

29. *Essays on Practical Education*, par Maria et R. L. Edgeworth, nouv. édit., vol. II, 1822, p. 38. — Le docteur Burgess (*ibid.*, p. 187,, insiste beaucoup sur le même point.

Causes morales, culpabilité. — Si nous considérons la rougeur qui dépend exclusivement de motifs moraux, nous nous trouvons en présence des mêmes causes fondamentales que nous avons déjà rencontrées, en particulier le souci de l'opinion d'autrui. Ce n'est pas la conscience qui force à rougir; car, si sincères que soient ses regrets d'une peccadille commise sans témoins, si cuisants que soient ses remords à la suite d'un crime inconnu, un homme ne rougit pas. « Je rougis, dit le docteur Burgess [30], en présence de mes accusateurs ». Ce n'est pas le sentiment de la culpabilité, mais la pensée qu'autrui la soupçonne ou la connaît, qui fait monter la rougeur au visage. Un homme peut, sans rougir, être pénétré de honte d'avoir dit un petit mensonge; mais, vient-il à supposer que sa tromperie est découverte, il rougit aussitôt, surtout si elle est démasquée par une personne qu'il estime.

D'autre part, un homme peut être convaincu que Dieu connaît toutes ses actions, être pénétré de ses fautes, et en demander le pardon dans ses prières, sans que cette pensée le fasse jamais rougir, quoi qu'en pense une dame de ma connaissance qui rougit très-facilement. Cette différence que nous établissons entre la connaissance de nos actes par Dieu ou par les hommes s'explique, me semble-t-il, par ce fait que le blâme porté par les hommes sur notre conduite frise de bien près le dénigrement de notre individu; en vertu de l'analogie que notre pensée établit entre ces deux actes, ils produisent sur nous une même impression. La désapprobation divine au contraire ne saurait amener une semblabe association d'idées.

On rougit souvent quand on est accusé de quelque faute, dont on est parfaitement innocent. L'idée seule que l'on attribue à l'une de nos paroles un sens désobligeant ou

---

30. *Essays on Practical Education*, vol. II, p. 50.

déplacé suffit pour nous faire rougir, malgré la conscience que nous avons d'être victime d'un malentendu; qu'un acte soit louable ou insignifiant, une personne impressionnable n'en rougira pas moins si elle suppose que d'autres peuvent l'interpréter autrement. Ainsi, une femme fait l'aumône à un mendiant sans la plus légère rougeur; mais le fait-elle devant des assistants, et peut-elle douter de leur bienveillance ou penser qu'ils la taxent d'ostentation, aussitôt elle rougira. Il en sera de même si elle offre des secours à une femme d'une situation jadis élevée tombée dans la misère, surtout si elle l'a connue dans des temps plus heureux; car en pareil cas elle peut concevoir des craintes sur la manière dont on jugera sa conduite. Mais les faits de cet ordre pourraient aussi bien être rangés sous le chef de la timidité.

Infractions à l'étiquette. — Les règles de l'étiquette ont toujours pour objet la manière de se conduire en présence des autres ou à leur égard. Elles sont sans relation nécessaire avec les règles de la morale, et parfois tout à fait insignifiantes. Quoi qu'il en soit, comme elles sont le résultat d'usages établis entre égaux et supérieurs, dont l'opinion a pour nous beaucoup de prix, elles sont considérées comme aussi impérieuses que les lois de l'honneur pour un gentilhomme. Aussi le manquement aux lois de l'étiquette — c'est-à-dire une impolitesse ou une gaucherie, un acte déplacé, un propos inconvenant, même accidentel et involontaire — fait rougir au suprême degré. Le simple souvenir d'un acte de ce genre, au bout de plusieurs années, provoque une sorte de frissonnement dans le corps entier. Telle est aussi la puissance de la sympathie, qu'une personne impressionnable (une femme me l'a assuré) rougit parfois en voyant commettre par un inconnu une infraction à l'étiquette, quelque étrangère qu'elle soit elle-même à cet acte.

Modestie. — Voici encore une cause très-efficace de la

rougeur ; seulement on comprend sous ce nom de modestie des états d'esprit très-différents. Il signifie d'abord humilité, et nous qualifions de modeste l'individu qui rougit d'aise au moindre compliment, ou qui s'offusque d'une louange qui lui paraît dépasser l'humble mesure de sa valeur personnelle. La rougeur, en pareil cas, s'explique de la même façon que lorsqu'elle est provoquée par le souci de l'opinion d'autrui. Souvent aussi le mot modestie se rapporte à des questions de bienséance ; or, le *convenable* ou l'*inconvenant* sont pure affaire d'étiquette, comme cela nous est bien démontré par l'exemple des peuples qui vont nus ou presque nus. Si une personne modeste rougit facilement en face d'actes inconvenants, c'est parce que ces actes violent les lois sages et impérieuses de l'étiquette. Nous en trouvons d'ailleurs la preuve dans l'étymologie du mot *modeste*, qui dérive de *modus*, mesure, règle de conduite. La rougeur qui est due à cette sorte de modestie est fréquemment très-vive, parce qu'elle se trouve ordinairement influencée par la différence des sexes ; or nous avons vu combien cette particularité augmente, dans tous les cas, notre tendance à rougir. Si nous appliquons cette même qualification de modeste à l'homme qui a une très-humble idée de lui-même et à l'homme qui est très-impressionné par un mot ou un acte inconvenant, c'est simplement, semble-t-il, parce que dans les deux cas la rougeur apparaît facilement ; car, à part cette particularité, ces deux états d'esprit n'ont absolument rien de commun. On confond de même souvent la timidité, pour la même raison, avec la modestie prise dans le sens d'humilité.

D'après mes propres observations et divers témoignages que j'ai recueillis, certaines personnes sentent la chaleur leur monter au visage quand il leur revient brusquement quelque souvenir désagréable. Ce phénomène paraît se produire surtout lorsqu'on se souvient tout à coup que l'on n'a pas fait pour quelqu'un une chose qu'on lui avait promise. Dans ce cas, il est possible que l'esprit soit traversé, sans trop en avoir conscience, par cette pensée : que pensera-t-il de moi ? S'il en est ainsi, cette bouffée de chaleur serait quelque chose d'analogue à la rougeur proprement dite. Il est très-douteux cependant que cette sensation soit due, dans la plupart des cas, à une modification de la circulation capillaire. En effet, nous ne devons pas oublier que presque toutes les émotions violentes, comme la colère ou l'extrême joie, agissent sur le cœur et font rougir le visage.

La rougeur peut survenir dans la solitude absolue ; ce fait paraît contredire l'opinion que je viens de développer, et d'après laquelle la cause originelle de cette habitude a été la préoccupation de l'opinion que les autres se font de nous. Plusieurs femmes, qui rougissent facilement, sont cependant unanimes sur ce point ; quelques-unes pensent même avoir rougi dans l'obscurité. D'après les observations sur les Aymaras de M. Forbes et d'après mon expérience personnelle, je ne doute pas de l'exactitude de ce dernier fait. Shakspeare s'est donc trompé quand il a fait dire à Roméo par Juliette (acte II, sc. II) :

> Tu sais que le masque de la nuit couvre mon visage ;
> Sans cela, une rougeur virginale colorerait ma joue
> Après ce que tu as entendu ce soir de ma bouche.

Toutefois, le motif de la rougeur, quand elle se produit dans la solitude, se rattache presque toujours au souci de l'opinion d'autrui, c'est-à-dire à l'idée d'actes commis en présence d'autres personnes ou soupçonnés par elles, ou encore à la préoccupation de l'opinion qu'elles auraient pu avoir de nous si elles avaient connu notre conduite. Un ou deux de mes correspondants pensent pourtant avoir rougi de honte à propos de faits qui n'étaient justiciables en rien de l'appréciation de qui que ce fût. S'il en est ainsi, nous devons attribuer ce phénomène à l'influence d'une habitude invétérée, et à la force de l'association mise en jeu par un état d'esprit très-voisin de celui qui amène ordinairement la rougeur. Cela ne doit pas nous surprendre, puisque la seule sympathie éprouvée pour une personne qui se rend coupable d'une violation flagrante des bienséances peut parfois provoquer la rougeur, ainsi que nous l'avons vu tout à l'heure.

Je conclus donc, en résumé, que la rougeur — due à la timidité, à la honte causée par une infraction aux lois de l'étiquette, à la modestie provenant d'un sentiment d'humilité, à la modestie offusquée par une inconvenance — dépend, dans tous les cas, d'un même principe; c'est-à-dire d'un souci inquiet de l'opinion et plus particulièrement de la critique d'autrui; d'abord en ce qui touche à notre aspect extérieur et particulièrement à notre visage; et, en second lieu, par la force de l'association et de l'habitude, en ce qui concerne notre conduite.

Théorie de la rougeur. — Nous allons maintenant chercher pourquoi la pensée que d'autres s'occupent de nous agit sur notre circulation capillaire. D'après Sir C. Bell [31], la rougeur « est spécialement destinée à l'expression; ce qui le prouve, dit-il, c'est que la coloration s'étend seulement au visage, au cou et à la poitrine, qui sont les parties les plus exposées aux regards. Ce n'est pas un phénomène acquis; il a existé dès l'origine ». Le docteur Burgess pense que « la rougeur a été destinée par le Créateur à donner à l'âme le souverain pouvoir de manifester sur nos joues nos diverses émotions intérieures ou nos sentiments moraux », en sorte qu'elle fût pour nous-mêmes un frein, et pour les autres un témoignage visible, si nous venons à violer des règles qui devraient nous être sacrées. Gratiolet se

31. Bell, *Anatomy of Expression,* p. 95. — Burgess, *ibid.,* p. 49. — Gratiolet, *De la Phys.,* p. 94.

borne à dire : « Or, comme il est dans l'ordre de la nature que l'être social le plus intelligent soit aussi le plus intelligible, cette faculté de rougeur et de pâleur qui distingue l'homme est un signe naturel de sa haute perfection ».

La croyance que la rougeur a été préposée par le Créateur à un but *spécial*, est en contradiction avec la théorie générale de l'évolution, qui est aujourd'hui généralement acceptée ; mais il serait hors de propos de discuter ici la question dans son ensemble. Bornons-nous à remarquer qu'il serait difficile d'expliquer, pour ceux qui croient à ce but préétabli, comment la timidité est la cause la plus fréquente et la plus efficace de la rougeur ; en effet, elle incommode celui qui la subit, et embarrasse celui qui en est témoin, sans être de la moindre utilité à l'un ni à l'autre. Il ne serait pas plus aisé d'expliquer la rougeur qui se manifeste chez les nègres et autres races de couleur, chez qui le changement de coloration de la peau est invisible ou à peu près.

Il n'est pas douteux qu'une légère rougeur ne vienne ajouter encore au charme d'un jeune visage ; les Circassiennes qui sont capables de rougir, atteignent invariablement dans le sérail du sultan un prix supérieur à celui des femmes moins impressionnables[32]. Toutefois, quelque convaincu que l'on puisse être de la puissance de la sélection sexuelle, on supposera difficilement que la rougeur ait été acquise comme un ornement sexuel. Cette manière de voir serait également infirmée par ce qui vient d'être dit au sujet des races de couleur, dont la rougeur n'est pas perceptible.

L'hypothèse qui me paraît la plus acceptable, bien qu'à première vue elle puisse paraître un peu forcée, c'est que l'attention concentrée sur une partie quelconque du corps tend à modifier la tonicité normale des artérioles de la région. Par suite, ces vaisseaux sont alors plus ou moins

32. D'après Lady Mary Wortley Montague ; voir Burgess, *ibid*, p. 43.

relâchés, et se gorgent aussitôt de sang artériel. Cette tendance a dû se fortifier considérablement pour peu que la même partie du corps ait été l'objet d'une attention soutenue pendant plusieurs générations ; on sait, en effet, que la force nerveuse se porte bien plus aisément dans les voies les plus fréquemment parcourues, et l'on connaît en outre le pouvoir de l'hérédité. Toutes les fois que nous croyons que notre personne est l'objet de la critique ou seulement de l'examen d'autrui, notre attention se porte vivement sur les parties de notre corps exposées aux regards ; or, de toutes, la plus impressionnable est le visage, et cela sans doute depuis bien des générations. En conséquence, si l'on veut admettre l'influence d'une attention soutenue sur les vaisseaux capillaires, on comprend que ceux de la face soient devenus extrêmement sensibles. En vertu du pouvoir de l'association, les mêmes effets doivent avoir une tendance à se reproduire toutes les fois que nous pensons que l'on examine ou que l'on déprécie notre conduite ou notre caractère.

Cette théorie repose tout entière sur cette affirmation que l'attention peut modifier la circulation capillaire ; il est donc nécessaire d'accumuler ici des faits, en nombre suffisant, qui puissent lui servir plus ou moins d'appui. Divers observateurs[33], dont l'opinion emprunte à leur vaste expérience, à

33. En Angleterre, c'est Sir H. Holland qui a le premier, je crois, étudié l'influence de l'attention sur les diverses parties du corps, dans ses *Medical Notes and Reflections*, 1839, p. 64. Cette étude, augmentée de nombreux développements, a été réimprimée par Sir H. Holland dans ses *Chapters on Mental Physiology*, 1858, p. 79, d'où je tire toujours mes citations. — A peu près à la même époque, et plus tard encore, le professeur Laycock a traité le même sujet ; voir *Edinburgh Medical and Surgical Journal*, juillet 1839, p. 17-22. Voir encore, du même auteur, *Treatise on the Nervous Diseases of Women*, 1840, p. 110 ; et *Mind and Brain*, vol. II, 1860, p. 327. — Les opinions du docteur Carpenter sur le mesmérisme conduisent à peu près aux mêmes conséquences. — Le grand physiologiste Müller s'est occupé (*Elements of Physiology*, trad. anglaise, vol. II, p. 937-1085) de l'influence de l'attention sur les sens. — Sir J. Paget discute l'influence de l'esprit sur la nutrition des organes dans ses

leur savoir étendu, une autorité toute particulière, se déclarent convaincus que l'attention ou la *conscience* (expression que Sir H. Holland préfère comme plus exacte), concentrée sur une partie quelconque du corps, amène directement en elle une modification physique. Cette manière de voir s'applique aux contractions des muscles involontaires, et des muscles volontaires quand ils agissent en dehors de l'influence de la volonté, aux sécrétions glandulaires, à l'acuité des sens et de la sensibilité, enfin à la nutrition des tissus elle-même.

C'est un fait bien connu que l'on agit sur les mouvements involontaires du cœur en fixant sur eux une attention soutenue. Gratiolet [34] rapporte l'observation d'un homme qui, à force de surveiller sans cesse et de compter son pouls, avait fini par présenter une intermittence sur six battements. D'autre part, mon père m'a raconté l'histoire d'un observateur consciencieux, qui était à ce moment, à n'en pas douter, déjà atteint d'une affection cardiaque, dont il mourut plus tard; il constatait d'une manière positive l'extrême irrégularité habituelle de son pouls; et cependant, à sa grande contrariété, celui-ci recouvrait sa régularité dès que mon père entrait dans sa chambre. Sir H. Holland fait remarquer [35] que « l'effet produit sur la circulation d'une partie du corps, lorsque la conscience se dirige brusquement et se fixe sur elle, est souvent évidente et immédiate ». Le professeur Laycock, qui a spécialement étudié les phénomènes de cet ordre [36], affirme que, « lorsque l'attention est dirigée vers une partie quelconque du corps, l'innervation et la circulation sont localement surexcitées, et l'activité fonctionnelle de la région est accrue ».

Lectures on Surgical Pathology, 1853, vol. I, p. 39. Je cite d'après la 3ᵉ édition revue par le Prof. Turner, 1870, p. 28. — Voir aussi Gratiolet, *De la Physion.*, p. 283-287.

34. *De la Phys.*, p. 283.

35. *Chapters on Mental Physiology*, 1858, p. 111.

36. *Mind and Brain*, vol. II, 1860, p. 327.

On admet généralement que les mouvements péristaltiques de l'intestin sont influencés par l'attention qu'on porte sur eux, à intervalles réguliers ; ces mouvements sont dus à la contraction de muscles lisses et involontaires. L'action anormale des muscles volontaires dans l'épilepsie, la chorée et l'hystérie est, comme on sait, influencée par l'attente d'une attaque et par la vue d'autres sujets atteints des mêmes affections [37]. Il en est de même du bâillement et du rire, qui sont des actes involontaires.

Le fonctionnement de certaines glandes subit, d'une façon bien manifeste, l'influence dont nous parlons ici, lorsqu'on porte sa pensée sur elles ou sur les circonstances qui le provoquent d'habitude. C'est un fait familier à tout le monde que la sécrétion salivaire se surexcite, quand on vient à penser, par exemple, à un fruit acide [38]. On a vu, dans notre sixième chapitre, l'efficacité d'un désir intense et persistant soit pour réprimer, soit pour augmenter la sécrétion des glandes lacrymales. On a cité quelques cas curieux relatifs à des femmes, touchant l'empire de l'imagination sur les glandes mammaires ; et d'autres faits encore plus remarquables relativement aux fonctions de l'utérus [39]

37. *Chapters on Mental Physiology,* p. 104-106.

38. Voir, sur ce sujet, Gratiolet, *De la Phys.,* p. 287.

39. Le docteur J. Crichton Crowne est convaincu, d'après ses observations sur les aliénés, qu'en dirigeant longuement son attention sur une partie du corps ou sur un organe quelconque, on peut arriver à agir sur la circulation capillaire et la nutrition de cette partie ou de cet organe. Cet observateur m'a rapporté quelques faits surprenants ; l'un d'eux, que je ne puis donner ici dans tous ses détails, est relatif à une femme mariée, âgée de 50 ans, qui était depuis longtemps tourmentée par la conviction illusoire qu'elle était enceinte. Lorsqu'elle arriva au terme attendu par elle, elle se conduisit absolument comme si elle avait en effet accouché, et parut ressentir d'atroces douleurs, si bien que son front était baigné de sueur. En fin de compte, la menstruation, qui avait cessé depuis six ans, reparut et dura pendant trois jours. — M. Braid, dans son livre intitulé *Magic, Hypnotism,* etc., (1852, p. 95), et dans ses autres ouvrages, cite des faits analogues, et aussi diverses observations qui démontrent la

Quand nous fixons notre attention tout entière sur l'un de nos sens, son acuité en est augmentée [40]; et si cette contention d'esprit est habituelle, il se produit, semble-t-il, une sorte de perfectionnement du sens ainsi exercé ; il en est ainsi de l'ouïe chez les aveugles, du toucher chez les aveugles-sourds. On peut reconnaître en outre, en considérant les aptitudes des diverses races humaines, que les qualités ainsi acquises sont héréditaires. Pour ce qui est des sensations ordinaires, on sait parfaitement que la souffrance est accrue par l'attention que l'on y porte ; Sir B. Brodie va jusqu'à dire que l'on peut ressentir la douleur dans une région quelconque du corps, en fixant fortement l'attention sur elle [41]. Sir H. Holland fait également remarquer qu'en soumettant à une attention soutenue une partie quelconque de notre individu, non-seulement nous acquérons nettement la conscience de son existence, mais encore nous y ressentons diverses sensations anormales, de la pesanteur, de la chaleur, du froid, du fourmillement, des démangeaisons [42].

Enfin, certains physiologistes soutiennent que l'imagination peut agir sur la nutrition des tissus. Sir J. Paget a rapporté un curieux exemple du pouvoir qu'a, sur la couleur des cheveux, non pas, à la vérité, l'imagination, mais tout au moins le système nerveux. Une femme, sujette à ce qu'on appelle la migraine nerveuse, constate toujours, le

grande influence de la volonté sur les glandes mammaires et même sur un seul de ces organes.

40. Le docteur Maudsley a rapporté (*The Physiology and Pathology of Mind*, 2ᵉ édit., 1868, p. 105), d'après des témoignages dignes de foi, quelques faits intéressants relatifs au perfectionnement du sens du toucher par l'exercice et l'attention. Il est remarquable que, lorsque ce sens a ainsi été aiguisé en un point quelconque de la surface du corps, par exemple dans un doigt, il se trouve avoir subi une augmentation analogue dans le point symétrique de l'autre côté.

41. *The Lancet*, 1838, p. 39-40, cité par le Prof. Laycock, *Nervous Diseases of Women*, 1840, p. 140.

42. *Chapters on Mental Physiology*, 1858, p. 91-93.

matin qui suit un de ses accès, que quelques mèches de ses cheveux ont blanchi et semblent poudrées. Le changement s'est produit en une nuit ; quelques jours après, les cheveux reprennent graduellement leur couleur brune[43]. »

Ainsi nous voyons qu'une attention soutenue agit indubitablement sur diverses parties du corps et sur divers organes qui ne sont pas placés, à proprement parler, sous la dépendance de la volonté. Par quel mécanisme se produit l'attention, ce phénomène intellectuel qui constitue peut-être une des facultés les plus merveilleuses de l'esprit? C'est là une question. très-obscure. D'après Müller[44], les cellules sensitives du cerveau deviendraient, sous l'influence de la volonté, aptes à recevoir des impressions plus profondes et plus nettes, en vertu d'un phénomène très-analogue à celui qui se produit lorsque les cellules motrices sont appelées à envoyer aux muscles l'influx nerveux. Il existe effectivement, sous bien des points, une analogie marquée entre l'action des cellules sensitives et celle des cellules motrices ; je citerai comme exemple ce fait bien connu. qu'une attention soutenue portée sur l'un quelconque de nos sens amène de la fatigue, tout comme l'exercice prolongé de n'importe quel muscle[45]. Par conséquent, lorsque nous concentrons volontairement notre attention sur une partie de notre corps, les cellules cérébrales qui reçoivent les impressions ou les sensations de cette partie entrent probablement en activité, par un mécanisme d'ailleurs inconnu. Cela peut permettre de comprendre comment, sans aucun changement local dans la partie en question, la

43. *Lectures on Surgical Pathology,* 3ᵉ édit., revue par le Prof. Turner, 1870, p. 28-31.

44. *Elements of Physiology*, trad. anglaise, vol. II, p. 938.

45. Le professeur Laycock a traité cette question d'une manière très-intéressante. Voir *Nervous Diseases of Women*, 1840, p. 110.

souffrance ou toute autre sensation anormale peut apparaître en ce point, ou s'accuser plus fortement si elle y existait déjà.

Toutefois, si la région est pourvue de muscles, on ne peut être sûr, ainsi que me l'a fait remarquer M. Michael Foster, que ces muscles ne reçoivent pas quelque légère excitation inconsciente, qui doit probablement éveiller en ce point une vague sensation.

Dans un grand nombre de cas, par exemple lorsqu'il s'agit des glandes lacrymales, du canal intestinal, etc., l'influence de l'attention paraît, au moins pour une large part, dépendre du système vaso-moteur, qui est impressionné de manière à permettre un afflux sanguin plus considérable dans les capillaires de la région. Quelquefois, cette suractivité des capillaires se combine avec la suractivité concomitante du sensorium.

Le mode d'action de l'esprit sur le système vaso-moteur peut se concevoir de la manière suivante. Au moment, par exemple, où nous goûtons un fruit acide, une impression est transmise par les nerfs du goût à une certaine partie du sensorium; celui-ci renvoie l'influx nerveux au centre vaso-moteur, lequel permet aux tuniques musculaires des artérioles qui se distribuent aux glandes salivaires de se relâcher. Il en résulte qu'une plus grande quantité de sang traverse ces glandes, et qu'elles sécrètent une abondante quantité de salive. Cela posé, n'est-on pas autorisé à admettre que, lorsque nous réfléchissons profondément sur une sensation déterminée, cette même partie du sensorium, ou une partie très-voisine, se trouve mise en activité, et que tout se passe comme au moment où nous percevions la sensation? S'il en est ainsi, les mêmes cellules cérébrales seront excitées de la même manière, quoique à un moindre degré peut-être dans le premier cas, et par la vive représentation idéale d'un goût acide, et par sa perception réelle; dans les deux cas ces cellules transmettront l'agent nerveux au centre vaso-moteur, et les résultats seront identiques.

Voici un autre exemple, qui, à quelques égards, est encore plus démonstratif. Lorsqu'un homme se tient devant un feu ardent, son visage rougit. Ce phénomène paraît dû, me dit M. Michael Foster, en partie à l'action locale de la chaleur, en partie à un phénomène réflexe dépendant des centres vaso-moteurs[46]. La chaleur affecte les nerfs de la face; ceux-ci transmettent une impression aux cellules sensitives du cerveau, qui agit sur le centre vaso-moteur; ce dernier enfin réagit sur les artérioles de la face, les relâche, et permet au sang de les remplir. Là encore, il est permis de croire que, en fixant notre attention très-fortement et à diverses reprises sur le souvenir de la chaleur ressentie par notre visage, il peut se produire une certaine excitation de cette même partie du sensorium à laquelle nous devons le sentiment d'une chaleur présente; par suite une certaine quantité de force nerveuse peut être transmise aux centres vaso-moteurs; d'où dilatation des capillaires de la face. Or, comme depuis un nombre incalculable de générations les hommes ont dirigé fortement leur attention sur l'aspect extérieur de leur personne, en particulier sur leur visage, la disposition qu'avaient dès le début les artérioles faciales à se laisser impressionner de cette manière a pu, dans la suite des temps, se fortifier considérablement et devenir héréditaire, en vertu des principes précédemment formulés, et en particulier en vertu de la grande facilité avec laquelle la force nerveuse s'engage dans les voies accoutumées. Telle est, me semble-t-il, l'explication plausible des phénomènes principaux relatifs à la rougeur.

46. Consulter aussi, sur l'action du système vaso-moteur, une leçon de M. Michael Foster à l'Institution Royale, traduite dans la *Revue des Cours scientifiques,* 25 sept. 1869, p. 683.

Récapitulation. — A toutes les époques, hommes et femmes ont attaché, surtout pendant la jeunesse, une grande importance à l'aspect extérieur de leurs personnes ; ils ont également porté une attention toute spéciale sur l'apparence de leurs semblables. Le visage a été le principal objet de cet examen, excepté dans la période primitive, où, l'homme allant tout nu, la surface entière du corps était exposée aux regards. Si nous portons notre attention sur notre personne, c'est presque uniquement par appréhension de l'opinion d'autrui ; car un homme vivant entièrement seul ne prendrait guère souci de son aspect extérieur. Nous sommes tous plus sensibles au blâme qu'à la louange. Or, toutes les fois que nous savons ou soupçonnons que l'on critique notre personne, notre attention se porte fortement sur nous-mêmes, et surtout sur notre visage. Cela doit avoir très-probablement pour effet, ainsi que nous l'avons expliqué tout à l'heure, de mettre en jeu la portion du sensorium qui reçoit les nerfs sensitifs de la face, et ce dernier réagit ensuite sur les capillaires faciaux par l'intermédiaire du système vaso-moteur. Par suite de sa répétition incessante durant un nombre immense de générations, ce mécanisme a dû devenir tellement habituel et s'associer si étroitement à l'idée que nous sommes l'objet de l'attention d'autrui, qu'il nous suffit maintenant d'appréhender une critique pour que nos capillaires se relâchent, sans que nous ayons du reste conscience d'une préoccupation quelconque relative à notre visage. Avec certaines personnes impressionnables, il suffit même de regarder leur costume pour produire un semblable résultat. C'est encore en vertu de la force de l'association et de l'hérédité que nos capillaires se relâchent quand nous savons ou nous supposons que nos actions, nos pensées ou notre caractère sont l'objet d'une critique, même muette ; il en est de même, enfin, lorsqu'on nous comble de louanges.

L'hypothèse précédente nous permet de comprendre

comment il se fait que la face rougit beaucoup plus qu'aucune autre partie du corps, bien que la surface cutanée tout entière s'affecte quelquefois, en particulier chez les hommes qui vont encore à peu près nus. Elle explique comment la *rougeur* peut exister chez les races de couleur, bien qu'aucun changement de coloration ne soit visible sur leur tégument; et aussi chez les aveugles-nés, en faisant intervenir le principe de l'hérédité. On peut comprendre également pourquoi les jeunes sont plus facilement impressionnés que les vieux, les femmes plus que les hommes; pourquoi les sexes différents provoquent si aisément leur mutuelle rougeur; on voit pourquoi la rougeur est surtout provoquée par des observations personnelles, et a pour cause déterminante la plus efficace la timidité; en effet, la timidité est mise en jeu par la présence ou l'opinion d'autrui, et les gens timides ont toujours plus ou moins conscience de leur faiblesse. S'il s'agit de la véritable honte qui provient de fautes morales, nous comprenons pourquoi ce qui fait rougir n'est pas tant le sentiment de la culpabilité elle-même que l'idée que celle-ci est connue de nos semblables. L'homme qui pense à un crime qu'il a commis sans témoins, quelque bourrelé de remords qu'il puisse être, ne rougit pas; mais il rougit au souvenir poignant d'un crime découvert ou commis devant des témoins, et l'intensité de sa rougeur est en rapport direct avec le cas qu'il peut faire de ceux qui ont découvert, vu, ou soupçonné sa conduite. Les infractions aux règles de convention, quand nos égaux ou nos supérieurs y attachent de l'importance, provoquent souvent une rougeur plus grande chez celui qui s'en est rendu coupable que la découverte d'un crime. Au contraire, si un acte véritablement criminel n'excite pas la réprobation de nos égaux, c'est à peine si nos joues se colorent légèrement. Enfin la modestie, dans les deux sens de ce terme que nous avons signalés, excite une vive rougeur : dans les deux cas, il s'agit ou du jugement des autres ou des coutumes qu'ils ont établies.

Par suite de l'étroite sympathie qui existe entre la circulation capillaire de la surface de la tête et celle du cerveau, toutes les fois que se produit une rougeur intense, il se manifeste en même temps un trouble, parfois très-grand, dans les idées. Ce phénomène s'accompagne fréquemment d'une certaine gaucherie des mouvements, et parfois de tressaillements involontaires dans quelques muscles.

Puisque la rougeur, d'après notre hypothèse, est un résultat indirect de l'attention qui, dans l'origine, a été uniquement dirigée sur notre aspect extérieur, c'est-à-dire sur la surface du corps et en particulier sur la face, nous pouvons nous rendre compte de la signification des gestes qui, dans le monde entier, accompagnent la rougeur, et qui consistent à se cacher le visage, à l'abaisser vers la terre ou à le porter de côté. Le plus souvent les regards sont détournés ou mobiles ; en effet, lorsqu'on regarde en face un homme devant lequel on est confus ou timide, on est aussitôt possédé par le sentiment insupportable que ses yeux sont fixés sur vous. En vertu du principe de l'association des habitudes, les mêmes mouvements de la face et des yeux s'accomplissent d'une manière presque irrésistible, chaque fois que nous avons la certitude ou le soupçon que la moralité de notre conduite est, de la part d'autrui, l'objet de blâmes ou d'éloges excessifs.

CHAPITRE XIV.

CONCLUSIONS ET RÉSUMÉ.

Les trois principes fondamentaux qui ont déterminé les principaux mouvements expressifs. — Leur hérédité. — Rôle de la volonté et de l'attention dans l'acquisition des diverses expressions. — L'expression se reconnaît d'instinct. — Preuve fournie par notre sujet à l'unité spécifique des races humaines. — De l'acquisition successive par les ancêtres de l'homme des diverses expressions. — Importance de l'expression. — Conclusion.

J'ai maintenant achevé de décrire, de mon mieux, les principaux actes expressifs chez l'homme et chez quelques animaux. J'ai aussi essayé d'expliquer l'origine ou le développement de ces actes, à l'aide des trois principes développés dans le premier chapitre. Je vais les rappeler encore une fois. Le premier de ces principes est le suivant : Les mouvements utiles à l'accomplissement d'un désir ou au soulagement d'une sensation pénible finissent, s'ils se répètent fréquemment, par devenir si habituels qu'ils se reproduisent toutes les fois qu'apparaissent ce désir ou cette sensation, même à un très-faible degré, et alors même que leur utilité devient ou nulle ou très-contestable.

Notre second principe est celui de l'antithèse. Un usage constant, durant notre vie entière, a affermi en nous l'habitude d'exécuter volontairement des mouvements opposés sous l'influence d'impulsions qui sont elles-mêmes opposées. En conséquence, par cela seul que certains actes ont été accomplis régulièrement, en vertu de notre premier principe, dans un état d'esprit déterminé, une tendance involontaire, irrésistible, à l'accomplissement d'actes absolument contraires doit se produire sous l'empire d'un état d'esprit inverse, indépendamment d'ailleurs du plus ou moins d'utilité qui peut en résulter pour l'individu.

Enfin le troisième principe est celui de l'action directe sur l'économie des excitations du système nerveux, action tout à fait indépendante de la volonté, et même en grande partie indépendante de l'habitude. L'expérience montre qu'une certaine quantité de force nerveuse est engendrée et mise en liberté toutes les fois que le système cérébro-spinal est excité. La voie que suit cette force est nécessairement déterminée par la série des connexions qui relient les cellules nerveuses, soit entre elles, soit avec les autres parties du corps. Mais cette direction est aussi fortement influencée par l'habitude; cela revient à dire que la force nerveuse prend volontiers les voies qu'elle a déjà fréquemment parcourues.

Les gestes frénétiques et insensés d'un homme en fureur peuvent être attribués en partie au manque de direction de la force nerveuse produite, en partie aux effets de l'habitude; car ces gestes représentent souvent vaguement l'action de frapper. Ils rentrent ainsi dans notre premier principe. Même observation pour un homme indigné qui se place, sans en avoir conscience, dans l'attitude qui serait convenable pour attaquer son adversaire, bien qu'il n'ait nullement l'intention de l'attaquer en effet. Nous voyons encore l'influence de l'habitude dans toutes les émotions et sensations qualifiées d'excitantes; elles ont revêtu ce caractère par suite de ce fait qu'elles ont habituellement eu pour conséquence quelque action énergique. Or cette action affecte indirectement les systèmes de la respiration et de la circulation; ceux-ci réagissent ensuite sur le cerveau; mais, alors même que ces émotions et ces sensations sont ressenties à un faible degré et qu'elles ne provoquent aucun acte extérieur, notre économie tout entière n'en est pas moins ébranlée, par la force de l'habitude et de l'association. On qualifie de déprimantes d'autres émotions et sensations, parce qu'elles ne donnent généralement pas lieu à un mouvement énergique (si l'on en excepte celui qui peut survenir, par exemple, au premier moment dans une douleur vive, la frayeur ou le chagrin) ; en outre, parce que ces émotions finissent par amener un épuisement complet ; aussi s'expriment-elles surtout par des signes négatifs et par la prostration. Enfin il est d'autres émotions, comme l'affection, qui n'amènent d'ordinaire aucune espèce d'acte, et qui par suite ne se révèlent pas par des signes extérieurs bien marqués. L'affection pourtant, cela va sans dire, en tant que sensation agréable, excite les signes ordinaires du plaisir.

Un certain nombre d'effets dus à l'excitation du système nerveux paraissent être, au contraire, entièrement indépendants de l'afflux de la force nerveuse dans les voies dont l'exercice antérieur de la volonté lui avait donné l'habitude. Les effets de cet ordre, qui révèlent souvent l'état d'esprit de l'individu, demeurent jusqu'ici inexpliqués. Je citerai comme exemples le changement de couleur des cheveux produit par un sentiment excessif de terreur ou de souffrance, la sueur froide et le tremblement musculaire que provoque la crainte, les modifications des sécrétions digestives, et l'arrêt du fonctionnement de certaines glandes.

Assurément, tout n'est pas ainsi expliqué ; toutefois les trois principes précédents rendent compte suffisamment d'un si grand nombre de mouvements et d'actes expressifs, que l'on peut concevoir l'espérance de voir plus tard tous les phénomènes de cet ordre expliqués par ces principes ou par d'autres très-analogues.

Tout acte, quelle que soit sa nature, qui accompagne constamment un état déterminé de l'esprit, devient aussitôt expressif. C'est, par exemple, l'agitation de la queue chez le chien, le haussement des épaules chez l'homme, le hérissement des poils, la sécrétion de la sueur, les modifications de la circulation capillaire, la difficulté de la respiration, la production de sons divers par l'organe de la voix ou par d'autres mécanismes. Il n'est pas jusqu'aux insectes qui n'expriment la colère, la terreur, la jalousie et l'amour par leur bourdonnement. Chez l'homme, les organes respiratoires jouent dans l'expression un rôle capital, non-seulement par leur action directe, mais encore et bien plus d'une manière indirecte.

Le sujet de ces études présente peu de points plus intéressants que la série prodigieusement complexe des phénomènes dont le dernier terme est la production de certains mouvements expressifs. Prenons, par exemple, l'obliquité des sourcils chez un homme qui souffre ou qui se tourmente. Quand l'enfant pousse les hauts cris, sous l'influence de la faim ou de la douleur, la circulation est entravée, et les yeux ont de la tendance à se congestionner; par suite, les muscles qui les entourent se contractent énergiquement, pour protéger ces organes. Cet acte, dans le cours de nombreuses générations, s'est fortement enraciné, et a été transmis par l'hérédité. Par la suite, lorsque, avec le temps et les progrès de la civilisation, l'habitude de pousser des cris s'est presque entièrement éteinte, il n'en est pas moins resté une tendance à la contraction des muscles péri-oculaires sous l'empire d'une contrariété même légère. Or, parmi ces muscles, les pyramidaux du nez sont moins immédiatement placés que les autres sous l'empire de la volonté, et leur contraction ne peut être tenue en échec que par celle des faisceaux du frontal les plus rapprochés de la ligne médiane; ceux-ci attirent en haut les extrémités internes des sourcils, et plissent le front d'une manière particulière; nous reconnaissons immédiatement l'expression qui en résulte pour celle de la douleur ou de l'anxiété. De petits mouvements, tels que celui qui vient de nous servir d'exemple, ou encore l'abaissement presque imperceptible des coins de la bouche, constituent le dernier vestige ou l'ébauche de mouvements énergiquement accentués et significatifs. Ils ont autant d'importance pour nous, au point de vue de l'expression, qu'en ont pour le naturaliste les organes rudimentaires au point de vue de la classification et de la filiation des êtres organisés.

Les principaux actes de l'expression, chez l'homme et les animaux, sont innés ou héréditaires ; c'est-à-dire qu'ils ne sont pas un produit de l'éducation de l'individu ; c'est là une vérité universellement reconnue. Le rôle de l'éducation ou de l'imitation est tellement restreint, pour beaucoup de ces actes, qu'ils sont entièrement soustraits à notre contrôle à partir des premiers jours de notre vie et pendant toute sa durée ; tels sont, par exemple, le relâchement des parois artérielles de la peau dans la rougeur, l'accélération des battements du cœur dans un accès de colère. On peut voir des enfants à peine âgés de deux à trois ans, ceux-là mêmes qui sont aveugles de naissance, rougir de confusion ; le crâne dépourvu de cheveux d'un enfant nouveau-né devient rouge quand il se met en colère. Les petits enfants poussent des cris de douleur aussitôt après qu'ils sont nés, et tous leurs traits revêtent alors l'aspect qu'ils doivent offrir par la suite. Ces seuls faits suffisent pour montrer qu'un grand nombre de nos expressions les plus importantes n'ont pas eu besoin d'être apprises ; il est toutefois digne de remarque que certaines d'entre elles, bien qu'assurément innées, réclament de chaque individu un long exercice avant d'en être arrivées à toute leur perfection ; il en est ainsi, par exemple, des pleurs et du rire. L'hérédité de la plupart de nos actes expressifs explique comment les aveugles-nés, d'après les renseignements que je tiens du Rév. R.-H. Blair, peuvent les accomplir tout

aussi bien que les personnes douées de la vue. Cette hérédité explique aussi comment jeunes et vieux, chez les races
les plus diverses, aussi bien chez l'homme que chez les animaux, expriment les mêmes états de l'esprit par des mouvements identiques.

Nous avons tellement l'habitude de voir les animaux,
jeunes et vieux, exprimer leurs sentiments de la même
manière, que nous pouvons difficilement comprendre tout
ce qu'il y a de remarquable dans certains faits vulgaires :
qu'un jeune chien, par exemple, agite sa queue lorsqu'il
est content, et abaisse ses oreilles et découvre ses canines
lorsqu'il veut se donner un air farouche, tout comme un
vieux dogue ; ou bien encore qu'un petit chat courbe son
échine et hérisse son poil lorsqu'il est effrayé ou en colère,
exactement comme ferait un vieux matou. Cependant si
dans notre propre espèce nous considérons certains gestes,
moins communs que les précédents, et que nous sommes
accoutumés à regarder comme des actes non instinctifs
mais résultant d'une convention, nous reconnaissons avec
une surprise peut-être excessive qu'ils sont innés ; tel est
l'acte de hausser les épaules en signe d'impuissance, ou de
lever les bras en ouvrant les mains et en étendant les doigts,
en signe d'étonnement. Nous pouvons conclure à l'hérédité
de ces gestes et d'autres encore, en les voyant exécuter par
des enfants en bas âge, par des aveugles-nés, et par les
races humaines les plus diverses. Il faut encore se rappeler
que l'on a vu se produire chez certains individus, et se
transmettre ensuite à leurs descendants, parfois en sautant
sur une ou plusieurs générations, certains tics d'une nature
nouvelle et tout à fait particulière, associés à certains états
d'esprit déterminés.

Un certain nombre d'autres gestes, qui nous semblent
tellement naturels que nous pourrions aisément nous imaginer qu'ils sont innés, paraissent pourtant avoir été appris

comme les mots du langage. Je citerai, par exemple, celui qui consiste à élever les mains jointes et à porter les yeux au ciel lorsqu'on est en prière ; il en est de même de l'acte d'embrasser quelqu'un en signe d'affection ; toutefois ce dernier acte peut être regardé comme inné, en tant que résultant uniquement du plaisir que fait éprouver le contact d'une personne aimée. Il n'est pas parfaitement certain que l'habitude d'incliner ou de hocher la tête, en signe d'affirmation ou de négation, soit héréditaire ; car elle n'est pas universellement répandue ; cependant elle est trop générale pour qu'on puisse penser qu'elle ait été acquise isolément par chacun des individus d'un si grand nombre de races.

Nous allons maintenant nous demander jusqu'à quel point la volonté et la conscience ont pris part au développement des divers mouvements de l'expression. Autant que nous pouvons en juger, il n'y a qu'un très-petit nombre de mouvements expressifs, tels que ceux dont nous venons de parler en dernier lieu, qui aient été appris individuellement, c'est-à-dire qui aient été accomplis d'une manière consciente et volontaire pendant les premières années de la vie, dans un but déterminé ou par l'imitation de nos semblables, et qui soient ensuite devenus habituels. L'immense majorité des mouvements expressifs, et les plus importants, sont, comme nous l'avons dit, innés ou héréditaires ; on ne peut donc pas dire qu'ils sont sous la dépendance de la volonté de chaque individu. Cependant tous ceux qui dérivent de notre premier principe ont d'abord été accomplis volontairement dans un but déterminé, soit pour échapper à quelque danger, soit pour soulager quelque douleur ou pour satisfaire quelque désir. Par exemple, on ne peut guère mettre en doute que les animaux qui se défendent avec leurs dents et qui ont l'habitude de coucher leurs oreilles en arrière lorsqu'ils sont irrités, ne tiennent ce geste de leurs ancêtres, qui se comportaient ainsi volontairement pour préserver ces organes des coups de leurs antagonistes; en effet, les animaux qui ne se battent pas à coup de dents n'expriment pas leur irritation de cette manière. Il est de même très-probable que nous tenons de nos ancêtres l'habitude de contracter nos muscles péri-oculaires, lorsque nous pleurons doucement, c'est-à-dire sans pousser des cris; et cela parce que nos ancêtres ont éprouvé, quand ils pleuraient, surtout pendant leur enfance, une sensation désagréable dans leurs globes oculaires. Certains mouvements extrêmement expressifs résultent aussi quelquefois des efforts que l'on fait pour en réprimer ou pour en prévenir d'autres; ainsi l'obliquité des sourcils et l'abaissement des coins de la bouche sont la suite des efforts tentés pour prévenir un accès de pleurs, ou pour l'arrêter s'il a déjà commencé. Il est évident qu'alors la conscience de l'acte accompli et la volonté sont tout d'abord mises en jeu, ce qui ne veut pas dire que, dans ces cas ni dans d'autres analogues, nous sachions quels sont les muscles qui sont mis en action, pas plus que quand nous accomplissons volontairement les mouvements usuels.

Quant aux mouvements expressifs dus au principe de l'antithèse, il est clair que pour eux la volonté est intervenue, quoique d'une façon éloignée et indirecte. Il en est de même des mouvements qui résultent de notre troisième principe : par cela même qu'ils sont sous la dépendance de la facilité plus grande qu'a la force nerveuse à passer dans des voies dont elle a l'habitude, ces mouvements ont été déterminés par l'exercice antérieur et répété de la volonté. Les effets dus indirectement à cette dernière force sont souvent combinés d'une manière complexe, par la force de l'habitude et de l'association, avec ceux qui résultent directement de l'excitation du système cérébro-spinal. Il semble qu'il en est ainsi, lorsque l'action du cœur s'accroît sous l'empire d'une forte émotion. Quand un animal hérisse son poil, quand il prend une attitude menaçante et jette des cris perçants pour effrayer un ennemi, nous sommes témoins d'une intéressante combinaison de mouvements originellement volontaires et de mouvements involontaires. Il est possible cependant que des actes même absolument involontaires, comme l'érection des poils, aient pu subir jusqu'à un certain degré la mystérieuse influence de la volonté.

Certains mouvements expressifs se sont peut-être produits spontanément, sous l'influence de divers états d'esprit, comme les tics dont nous avons parlé précédemment, pour devenir ensuite héréditaires. Mais je ne connais aucune preuve à l'appui de cette hypothèse.

La faculté d'échanger ses idées au moyen du langage entre membres d'une même tribu a joué un rôle capital dans le développement de l'humanité ; mais les mouvements expressifs du visage et du corps viennent sigulièrement en aide au langage. On s'en aperçoit bien vite quand on parle de quelque sujet important avec une personne dont le visage est caché. Il n'existe pourtant pas de bonne raison, autant que j'ai pu m'en assurer, pour supposer qu'aucun muscle ait été développé ou même modifié exclusivement en vue de l'expression. Les organes vocaux seuls, et les autres organes à l'aide desquels se produisent divers sons expressifs, semblent faire exception, en partie au moins, à cette règle ; mais je me suis efforcé ailleurs de démontrer que ces organes se sont développés à l'origine pour des raisons relatives au sexe, afin que l'un des deux sexes pût appeler ou charmer l'autre. Je ne vois non plus aucun motif d'admettre qu'aucun des mouvements héréditaires qui servent aujourd'hui comme moyens d'expression ait été à l'origine accompli d'une manière volontaire et consciente, dans ce but spécial, à l'instar de certains gestes employés par les sourds-muets et de leur langage figuré à l'aide des doigts. Au contraire,

25

chaque mouvement inné ou héréditaire de l'expression paraît avoir eu quelque origine indépendante et naturelle. Mais, une fois acquis, ces mouvements peuvent très-bien être employés d'une manière consciente et volontaire comme moyens de rendre la pensée. Si l'on observe attentivement des enfants, même très-jeunes, on constatera qu'ils s'aperçoivent de très-bonne heure que les cris les soulagent, et qu'ils agissent bientôt en conséquence volontairement. Il n'est pas rare de voir une personne relever volontairement ses sourcils pour exprimer de la surprise, ou sourire pour témoigner une satisfaction et une approbation feintes. Dans telle circonstance donnée, nous désirons faire certains gestes dont l'expression soit manifeste, évidente. C'est ainsi que nous élevons au-dessus de la tête nos bras étendus, les doigts étant fortement écartés, si nous voulons indiquer de la surprise ; que nous haussons les épaules jusqu'aux oreilles si nous désirons montrer que nous ne pouvons ou ne voulons pas faire quelque chose. La tendance à accomplir ces mouvements s'affermira et s'augmentera d'autant plus qu'on s'y exercera plus fréquemment d'une manière volontaire, et ses effets pourront devenir héréditaires.

Il serait peut-être intéressant de rechercher si certains mouvements, qui étaient dans l'origine particuliers à un seul ou à un petit nombre de sujets pour exprimer un état d'esprit déterminé, n'ont pas pu se transmettre à d'autres individus, et devenir finalement universels par l'effet de l'imitation raisonnée ou inconsciente. Il est certain qu'il existe chez l'homme, indépendamment de la volonté consciente, une forte tendance à l'imitation. On la constate à un degré extraordinaire dans certaines affections cérébrales, en particulier au commencement du ramollissement inflammatoire du cerveau ; c'est ce qu'on a nommé *le symptôme de l'écho*. Les malades atteints de ces affections imitent, sans les comprendre, les gestes les plus absurdes exécutés en leur présence, et répètent chaque parole prononcée près d'eux, même dans une langue étrangère[1]. Cette tendance se retrouve chez les animaux : le chacal et le loup ont appris à imiter l'aboiement du chien, sous l'influence de la domestication. Comment s'est produit l'aboiement du chien lui-même, qui exprime tout à la fois des émotions et des désirs différents, et qui est si remarquable en ce qu'il n'a été acquis que depuis que cet animal vit à l'état domestique, et non moins remarquable par sa transmission héréditaire à des degrés inégaux dans les différentes races ? Nous l'ignorons ; mais ne nous est-il pas permis de supposer que l'imitation entre pour quelque chose dans l'acquisition de cette faculté, et la longue et étroite familiarité du chien avec un animal aussi loquace que l'homme ne nous en rend-elle pas compte ?

Dans les remarques qui précèdent et dans le cours de ce volume, j'ai souvent éprouvé une grande difficulté pour faire une application exacte des mots : volonté, conscience, intention. Certains actes d'abord volontaires deviennent bientôt habituels, finissent par devenir héréditaires, et même peuvent alors se produire malgré l'opposition de la volonté. Bien qu'ils révèlent souvent l'état de l'esprit, un pareil résultat n'était en tout cas, à l'origine, ni désiré, ni prévu. Il n'est pas jusqu'à certaines phrases, comme celle-ci par exemple : « Certains mouvements servent comme moyens d'expression », qui ne prêtent à la confusion, en ce qu'elles semblent signifier que tel était à l'origine le but de ces mouvements. Or, il n'en est rien probablement, au moins dans la très-grande majorité des cas ; les mouvements en question ont toujours été, au début, ou des actes directement utiles, ou les résultats indirects de l'excitation du sensorium. Un petit enfant

1. Voir les faits intéressants rapportés par le docteur Bateman, *Aphasia,* 1870, p. 110.

peut crier, soit avec intention, soit instinctivement, pour montrer qu'il a besoin de nourriture; mais il n'a pas le moindre désir ni la moindre intention de donner à ses traits l'expression particulière qui indique si clairement le besoin; cependant quelques-unes des formes les plus caractéristiques de l'expression, chez l'homme, dérivent de l'action de crier, ainsi qu'il a été expliqué précédemment.

Tout le monde admet que la plupart de nos actes expressifs sont innés ou instinctifs; mais c'est une autre question de savoir si nous possédons la faculté instinctive de reconnaître ces actes. On le croit généralement; cependant cette opinion a été énergiquement combattue par M. Lemoine[2]. D'après les affirmations d'un observateur digne de toute confiance[3], les singes apprennent bien vite à distinguer non-seulement les intonations de la voix de leurs maîtres, mais encore l'expression de leur visage. Les chiens distinguent aussi très-bien la différence qui existe entre des gestes ou des intonations caressantes et des gestes ou des intonations menaçantes; ils semblent même reconnaître des accents compatissants; mais autant que j'ai pu m'en rendre compte après des épreuves répétées, ils ne comprennent aucun des mouvements du visage, à l'exception du sourire et du rire, qu'ils m'ont paru distinguer dans quelques cas au moins. Cette science partielle des singes et des chiens n'est assurément pas instinctive, mais provient probablement de l'association que ces animaux ont dû établir entre nos mouvements, et le traitement bon ou mauvais que nous leurs faisons subir. De même, il est certain que les enfants peuvent apprendre de bonne heure à distinguer les mouvements de l'expression chez leurs aînés, comme les animaux le font chez les hommes. Lorsque l'enfant, d'ailleurs, pleure ou rit,

2. *La Physionomie et la Parole,* 1666, pp. 103-118.
3. Rengger, *Naturgeschichte der Säugethiere von Paraguay,* 1830, s. 55.

il se rend compte, d'une manière générale, de ce qu'il fait
et de ce qu'il éprouve ; de sorte qu'il ne lui faut qu'un très-
petit effort de raison pour comprendre ce que les pleurs et
le rire signifient chez les autres. Mais il s'agit de savoir si
l'enfant apprend à connaître l'expression, uniquement par
l'expérience, grâce à la puissance de l'association et de la
raison.

Si l'on admet que la plupart des mouvements de l'expression ont été acquis graduellement, et sont ensuite devenus
instinctifs, il semble jusqu'à un certain point probable *à
priori* que la faculté de les reconnaître est devenue instinctive par un mécanisme identique. Il n'est pas du moins plus
difficile de le croire que d'admettre qu'une femelle de quadrupède qui porte pour la première fois reconnaît le cri de
détresse de ses petits, ou d'admettre qu'un grand nombre
d'animaux devinent et craignent instinctivement leurs
ennemis ; or, sur ces deux faits on ne peut élever raisonna-
blement aucun doute. Quoi qu'il en soit, il est extrêmement
difficile de prouver que nos enfants reconnaissent instinctivement une expression quelconque. J'ai pourtant observé
dans ce but mon premier-né, qui n'avait par conséquent
rien pu apprendre par la société d'autres enfants, et je fus
bientôt convaincu qu'il comprenait un sourire et éprouvait
du plaisir à le voir ; il y répondait en souriant lui-même
lorsqu'il était encore d'un âge beaucoup trop tendre pour
avoir rien appris par l'expérience. Lorsque cet enfant fut
âgé d'environ quatre mois, je poussai en sa présence plusieurs cris étranges, je fis des grimaces et je m'efforçai de
prendre un air terrible ; mais ces cris, lorsqu'ils n'étaient
pas trop bruyants, ainsi que les grimaces, ne faisaient que
l'amuser, ce que j'attribuai à ce qu'ils étaient précédés ou
suivis de sourires. A cinq mois, il parut comprendre l'intonation compatissante de la voix. Il était âgé de six mois et
quelques jours, lorsque sa nourrice fit semblant de pleurer,

et je remarquai que son visage prit immédiatement une expression mélancolique et que les coins de sa bouche se déprimèrent fortement; cependant cet enfant n'avait pu que très-rarement en voir pleurer d'autres, jamais une grande personne, et je doute qu'à un âge aussi peu avancé il fût capable de raisonnement. Il me semble donc que c'est en vertu d'un sentiment inné qu'il comprit que les larmes de sa nourrice exprimaient le chagrin, ce qui, par une sympathie instinctive, lui causait du chagrin à lui-même.

M. Lemoine répond à cela que, si l'homme avait une connaissance innée de l'expression, les auteurs et les artistes n'auraient pas trouvé si difficile de décrire et de peindre les signes caractéristiques de chaque état particulier de l'esprit. Mais cet argument ne me paraît pas convaincant. Nous pouvons, par exemple, voir l'expression changer d'une manière incontestable chez un homme ou chez un animal, et cependant être parfaitement incapables (je le sais par expérience) d'analyser la nature de ce changement. En regardant les deux photographies que M. Duchenne a données du même vieillard (*Planche IV*, fig. 5 et 6), presque tout le monde comprit que l'une représentait un véritable sourire, et l'autre, un sourire artificiel; il m'a pourtant été très-difficile de déterminer en quoi consiste la différence. J'ai souvent été frappé comme d'un fait très-curieux de ce qu'un si grand nombre de nuances d'expressions soient reconnues instantanément, sans que nous ayons la conscience d'un effort d'analyse de notre part. Je ne crois pas que personne puisse décrire nettement une expression maussade ou maligne; cependant des observateurs en grand nombre déclarent unanimement que ces expressions sont reconnaissables chez les diverses races humaines. Presque tous ceux à qui j'ai montré la photographie de M. Duchenne représentant le jeune homme aux sourcils obliques (*Planche II*, fig. 2), ont déclaré immédiatement qu'elle exprimait le chagrin ou

un sentiment analogue ; il est probable pourtant que pas une
de ces personnes, — une sur mille peut-être, — n'aurait pu
d'avance donner une signification précise à l'obliquité des sourcils accompagnée du froncement de leurs extrémités internes,
non plus qu'aux rides rectangulaires du front. Il en est de
même d'un grand nombre d'autres expressions, qui m'ont
fourni l'occasion d'éprouver combien il faut se donner de
peine pour montrer aux autres quels sont les points qu'il
faut observer. Si donc une grande ignorance des détails ne
nous empêche pas de reconnaître avec certitude et rapidité
diverses expressions, je ne vois pas comment cette ignorance
pourrait être invoquée pour prouver que notre faculté de
reconnaître l'expression, quoique vague et peu précise à la
vérité, n'est pas innée chez nous.

J'ai beaucoup insisté sur ce fait que les principales expressions humaines sont les mêmes dans le monde entier ;
j'ai essayé de le démontrer. Ce fait est intéressant : il fournit
un nouvel argument en faveur de l'opinion d'après laquelle
les diverses races humaines descendent d'une seule et même
souche, d'un ancêtre primitif qui devait avoir des organes à
peu près semblables à ceux de l'homme, et une intelligence
presque aussi grande, antérieurement à l'époque où ces
diverses races commencèrent à se constituer. Sans doute des
particularités organiques semblables, adaptées aux mêmes
fonctions, ont souvent été acquises par des espèces différentes,
grâce à la variation et à la sélection naturelle. Mais cette
considération ne suffit pas à expliquer la ressemblance parfaite qui existe, pour une foule de détails insignifiants, dans
des espèces distinctes. Considérons d'une part les nombreux
détails anatomiques qui n'ont aucun rapport avec l'expression,
et pour lesquels toutes les races humaines offrent une étroite
ressemblance ; rappelons-nous d'autre part les particularités
de structure non moins nombreuses, parmi lesquelles quel-

ques-unes sont de la plus haute importance et beaucoup d'autres très-insignifiantes, desquelles les mouvements expressifs dépendent directement ou indirectement ; et demandons-nous si une aussi grande ressemblance, ou pour mieux dire une telle identité d'organisation, a pu être acquise par des moyens indépendants les uns des autres. Cela me paraît singulièrement peu probable. C'est pourtant ce qui devrait être, si les diverses races d'hommes descendaient de plusieurs espèces distinctes à l'origine. Il est bien plus probable que les points nombreux d'étroite ressemblance que l'on remarque chez les différentes espèces humaines proviennent, par voie d'hérédité, d'une souche unique, déjà revêtue des caractères de l'humanité.

Il serait curieux, quoique oiseux peut-être, de rechercher à travers la longue série de nos ancêtres à quelle époque sont apparus successivement les divers mouvements de l'expression que l'homme offre actuellement. Les remarques qui suivent serviront du moins à rappeler quelques-uns des points principaux traités dans ce volume. Nous pouvons avancer hardiment que le rire, en tant que signe de plaisir, fut connu de nos ancêtres longtemps avant qu'ils fussent dignes du nom d'hommes ; en effet, un grand nombre d'espèces de singes font entendre, lorsqu'ils sont contents, un son saccadé évidemment analogue à notre rire, et souvent accompagné du claquement de leurs mâchoires ou de leurs lèvres ; en même temps les coins de leur bouche sont retirés en arrière et en haut, leurs joues se plissent et leurs yeux brillent.

De même, nous pouvons croire que, dès les temps les plus reculés, la frayeur fût exprimée d'une manière presque identique à celle que nous connaissons encore aujourd'hui chez l'homme ; je veux dire par le tremblement, les cheveux hérissés, la sueur froide, la pâleur, les yeux démesurément ouverts, le relâchement d'un grand nombre de muscles, et la tendance qu'éprouve le corps à se blottir ou à rester immobile.

Dès l'origine aussi, on a dû, sous l'influence d'une grande souffrance, pousser des cris ou des gémissements, se tordre, et serrer les dents. Mais les mouvements si expressifs qui accompagnent les cris et les pleurs n'ont dû se montrer, chez nos ancêtres, qu'au moment où les organes de la circulation et de la respiration, ainsi que les muscles péri-oculaires, ont atteint l'état de développement qu'ils ont actuellement. L'habitude de répandre des larmes paraît avoir été le résultat d'une action réflexe, due à une contraction spasmodique des paupières, et peut-être aussi à leur injection par l'afflux sanguin au moment des cris. Il est donc probable que nos ancêtres ne commencèrent qu'assez tard à pleurer; et cette conclusion s'accorde avec le fait que nos plus proches parents, les singes anthropomorphes, ne pleurent pas. Cependant nous devons ici user de quelque réserve; car, puisque certains singes, qui ne sont pas extrêmement rapprochés de l'homme, pleurent, il se peut que cette habitude ait été depuis longtemps développée dans quelque sous-branche du groupe dont l'homme est dérivé. Nos premiers ancêtres ne durent froncer les sourcils et retirer les coins de leur bouche, quand ils étaient chagrins ou inquiets, que lorsqu'ils eurent pris l'habitude de chercher à retenir leurs cris. L'expression du chagrin et de l'inquiétude est donc éminemment humaine.

La rage a dû être exprimée de bonne heure par des gestes menaçants ou forcenés, par la coloration de la peau et par l'éclat des yeux, mais non par le froncement des sourcils. Car l'habitude de froncer les sourcils semble provenir surtout de ce que les sourciliers sont les premiers muscles qui se contractent autour des yeux, toutes les fois que l'enfant éprouve de la douleur, de la colère ou du cha-

grin, et est sur le point de pleurer. Cette même habitude
semble aussi venir en partie de ce que le froncement des
sourcils sert à protéger les yeux dans les cas où la vision
est difficile et très-attentive. Il est probable que cette action
protectrice n'est devenue habituelle que lorsque l'homme a
pris une attitude tout à fait verticale ; car les singes ne
froncent pas les sourcils lorsqu'ils sont exposés à une lumière
éblouissante. Sans doute, sous l'empire de la fureur, nos
ancêtres primitifs montraient les dents beaucoup plus fréquemment que l'homme actuel, même lorsqu'il donne un
libre cours à sa passion, comme cela arrive chez les aliénés.
Nous pouvons aussi regarder comme à peu près certain
qu'ils avançaient beaucoup plus leurs lèvres, lorsqu'ils étaient
maussades ou désappointés, que ne le font nos enfants, ou
même les enfants des races sauvages actuellement existantes.

Nos premiers ancêtres ne durent tenir la tête haute,
effacer la poitrine, carrer leurs épaules et fermer les poings,
en signe d'indignation ou d'irritation, que lorsqu'ils eurent
atteint le port et l'attitude droite de l'homme, et qu'ils eurent
appris à combattre avec leurs poings ou à coups de bâton ;
jusqu'à cette époque, le geste antithétique qui consiste à
hausser les épaules en signe d'impuissance ou de résignation, ne devait pas non plus avoir pris naissance. Par
la même raison, l'étonnement ne devait pas s'exprimer
alors en levant les bras, ouvrant les mains et étendant
les doigts ; et pas davantage, si l'on en juge par ce que l'on
voit chez les singes, en ouvrant la bouche toute grande ; les
yeux seulement devaient être ouverts et arqués. Le dégoût
dut aussi se manifester, dès les temps les plus reculés, à
l'aide de mouvements dans la région de la bouche, analogues à ceux qui accompagnent le vomissement ; il en devait
être ainsi, si l'interprétation que j'ai proposée de l'origine
de cette expression est juste, c'est-à-dire si l'on admet que
nos ancêtres aient eu la faculté et l'habitude de rejeter volon-

tairement et rapidement toute nourriture qui leur déplaisait. Il est probable, au contraire, que la manière la plus raffinée de témoigner le mépris ou le dédain, en baissant les paupières ou en détournant les yeux et le visage, comme si la personne que nous méprisons ne valait pas la peine de fixer notre regard, n'a été acquise qu'à une époque beaucoup plus récente.

De toutes les expressions, la rougeur est celle qui paraît la plus éminemment humaine; aussi est-elle commune à toutes ou à presque toutes les races d'hommes, que le changement de coloration soit ou non visible sur leur peau. Le relâchement des petites artères du tégument, d'où dépend la rougeur, semble avoir été produit tout d'abord par une forte attention portée sur l'extérieur de notre personne et de notre visage en particulier. À cette cause sont venus s'ajouter l'habitude, l'hérédité et l'afflux facile de la force nerveuse dans des voies accoutumées; ce phénomène s'est ensuite étendu, en vertu du pouvoir de l'association, au cas où l'attention de l'individu était dirigée vers la moralité de sa conduite. On ne peut mettre en doute qu'un grand nombre d'animaux soient capables d'apprécier de belles couleurs ou même de belles formes; cela nous est démontré par la peine que se donnent les individus de l'un des deux sexes pour étaler tous leurs avantages devant ceux du sexe opposé. Mais il me paraît impossible qu'un animal, avant d'être parvenu à un état intellectuel égal ou à peu près égal à celui de l'homme, ait porté son attention sur son extérieur et en ait fait le sujet de ses préoccupations. Nous pouvons donc conclure de là que la rougeur n'est apparue chez nos ancêtres que très-tard, et après une longue suite de générations.

Des faits que nous venons de rappeler et que nous avons cités dans le cours de ce volume, il résulte que, si nos organes circulatoires et respiratoires avaient été un peu différents de ce qu'ils sont maintenant, il en fût résulté pour la majorité de nos expressions des modifications prodigieuses. Il aurait probablement suffi d'un très-petit changement dans le trajet des artères et des veines qui se distribuent à la tête pour empêcher l'accumulation du sang dans les globes oculaires pendant une expiration violente; en effet, ce phénomène ne se montre que chez un petit nombre de quadrupèdes. S'il en eût été ainsi, quelques-unes de nos expressions les plus caractéristiques n'auraient pu se produire. Si l'homme avait respiré dans l'eau à l'aide de branchies extérieures — qu'on nous passe l'étrangeté d'une telle supposition — au lieu d'inspirer l'air par la bouche et par les narines, ses traits n'auraient pas plus exprimé ses sentiments que ne le font ses mains ou ses membres. Néanmoins, la rage et le dégoût auraient continué à se montrer par des mouvements de la région labiale ou buccale, et les yeux seraient encore devenus brillants ou ternes, suivant l'état de la circulation. Si nos oreilles étaient restées mobiles, leurs mouvements auraient été extrêmement expressifs, comme ils le sont chez les animaux qui se battent à coups de dents; or, ce qui nous autorise à croire que nos premiers ancêtres se battaient de la sorte, c'est que lorsque nous raillons ou défions quelqu'un, nous découvrons encore la canine d'un côté de la bouche, et aussi que nous découvrons toutes nos dents lorsque nous sommes dans une violente fureur.

Les mouvements expressifs du visage et du corps, quelle que soit d'ailleurs leur origine, sont en eux-mêmes d'une utilité très-grande. Ils sont les premiers moyens de communication entre la mère et l'enfant; elle sourit en signe d'approbation et encourage de cette manière son enfant à marcher dans la bonne voie; elle fronce le sourcil en signe de désapprobation. Nous découvrons bien vite la sympathie de ceux qui nous entourent, grâce à leur expression; nos souffrances en sont adoucies, nos plaisirs augmentés, et c'est ainsi que se fortifient les bons sentiments mutuels. Les mouvements de l'expression donnent de la vie et de l'énergie au discours. Ils révèlent parfois les pensées et les intentions d'une manière plus vraie que les paroles, qui peuvent être menteuses.

La part de vérité qui existe dans la prétendue science de la physiognomonie paraît dépendre, ainsi que Haller en a fait la remarque il y a longtemps[1], de ce que chaque individu contracte de préférence certains muscles de son visage suivant ses dispositions personnelles; le développement de ces muscles peut en être augmenté, et par suite les lignes ou rides du visage dues à leur contraction habituelle peuvent devenir plus profondes et plus apparentes. La libre expression d'une émotion quelconque par des signes extérieurs la rend plus intense. Inversement, les efforts faits pour réprimer toute manifestation extérieure modèrent l'émotion elle-même[2]. L'homme qui se laisse aller à des gestes violents augmente sa fureur; celui qui n'exerce aucun contrôle sur les marques de sa frayeur ressent une frayeur bien plus grande; celui qui reste inerte sous le coup d'une grande douleur perd sa meilleure chance de pouvoir réagir contre elle. Ces résultats viennent, en partie de la relation intime qui existe entre presque toutes les émotions et leur manifestation extérieure, en partie de l'influence directe de l'effort musculaire sur le cœur et par conséquent sur le cerveau. Le simple acte de simuler une émotion tend à la faire naître dans notre esprit. Shakespeare, que sa merveilleuse con-

1. Cité par Moreau dans son édition de *Lavater,* 1820, tome IV, p. 211.

5. Gratiolet (*De la Physionomie,* 1865, p. 66) insiste sur la vérité de cette conclusion.

naissance de l'esprit humain avait dû rendre excellent juge en pareille matière, dit :

> N'est-il pas monstrueux de voir ce comédien,
> Par une simple fiction, un rêve passionné,
> Plier son âme aux exigences de son imagination,
> A ce point que, à son appel, la pâleur a couvert son visage,
> Les pleurs sont venus à ses yeux, le trouble a gagné son maintien,
> Sa voix s'est éteinte, et tout son être s'est modelé
> Sur ses conceptions imaginaires ? Et tout cela pour rien !
>
> HAMLET, acte II, scène 2.

Nous avons vu que l'étude de la théorie de l'expression confirme dans une certaine mesure la conception qui fait dériver l'homme de quelque animal inférieur, et vient à l'appui de l'opinion de l'unité spécifique ou sous-spécifique des diverses races; du reste, autant que je puis en juger, une telle confirmation était à peine nécessaire. Nous avons vu également qu'en elle-même l'expression, ou le langage des émotions, ainsi qu'on l'a quelquefois nommée, a certainement son importance pour le bien de l'humanité. Chercher à découvrir, autant qu'il est possible, la source ou l'origine des expressions diverses qui peuvent se voir à toute heure sur le visage des hommes qui noûs entourent, sans parler de nos animaux domestiques, voilà certes une étude qui devrait avoir pour nous un grand intérêt. Nous pouvons donc conclure de ces diverses considérations que l'étude philosophique de notre sujet méritait bien l'attention que lui ont déjà accordée plusieurs excellents observateurs, et qu'elle serait digne encore d'exercer la sagacité de tous et en particulier de quelque savant physiologiste.

INDEX.

PARIS. — Impr. J. CLAYE. — A. QUANTIN et Cⁱᵉ, rue Saint-Benoît. — [156]

CATALOGUE

DES

LIVRES DE FONDS

DE

C. REINWALD & CIE

Libraires-Éditeurs

ET COMMISSIONNAIRES POUR L'ÉTRANGER

15, rue des Saints-Pères, 15

DIVISION DU CATALOGUE

PARIS

15 Juillet 1877

PUBLICATIONS PÉRIODIQUES

Archives de Zoologie expérimentale et générale. Histoire naturelle.
Morphologie. — Histologie. — Évolution des animaux. Publiées sous la
direction de Henri de Lacaze-Duthiers, membre de l'Institut, professeur
d'anatomie et de physiologie comparée et de zoologie à la Sorbonne. Première année, 1872; Deuxième année, 1873; Troisième année, 1874; Quatrième
année, 1875; Cinquième année, 1876, formant chacune un volume grand in-8°
avec planches noires et coloriées. Prix du volume, cartonné toile..... 32 fr.

> Le prix de l'abonnement, par volume ou année de quatre cahiers, avec 24 planches
> est : Pour Paris, 30 fr. ; — les Départements, 32 fr. ; — l'Étranger, le port en sus.
> Le premier cahier de la sixième année paraîtra incessamment.

Revue d'Anthropologie. Publiée sous la direction de M. Paul Broca, secrétaire général de la Société d'anthropologie, directeur du laboratoire d'anthropologie de l'École des hautes études, professeur à la Faculté de médecine. 1872, 1873 et 1874. — 1re, 2e et 3e années ou vol. I, II et III. Prix de
chaque volume.. 20 fr.

> Pour la 1re année et les suivantes, s'adresser à M. Leroux, 28, rue Bonaparte.

Matériaux pour l'histoire primitive et naturelle de l'Homme. Revue men-
suelle illustrée, fondée par M. G. de Mortillet, 1865 à 1868, dirigée depuis 1869
par M. Émile Cartailhac, avec le concours de MM. P. Cazalis de Fondouce
(Montpellier) et E. Chantre (Lyon). Treizième année (2e série, tome VIII, 1877),
formant le 12e volume de la collection entière. Format in-8°, avec de nombreuses gravures. Prix de l'abonnement pour la France et l'étranger. 15 fr.

> Prix de la Collection : Tomes I à IV (années 1865-1868), à 15 fr. le volume; tome V
> (ou 2e série, tome I, 1869), 12 fr.; tome VI (ou 2e série, tome II, 1870-1871), 12 fr.,
> tome VII (ou 2e série, tome III, 1872), 12 fr.; tome VIII (ou 2e série, tome IV, 1873);
> 12 fr.; tome IX (ou 2e série, tome V, 1874), 12 fr.; tome X (ou 2e série, tome VI, 1875),
> 12 fr.; tome XI (ou 2e série, tome VII), 12 fr.
> Cinq livraisons de la 13e année (2e série, tome VIII, 1877), formant le 12e volume de
> la Collection, viennent de paraître. Prix de l'abonnement, 15 fr.
> Les cinq premiers volumes des *Matériaux* ne se vendent pas séparément.

Bulletin mensuel de la libraire française. Publié par C. Reinwald et Cⁱᵉ.
1877. Dix-neuvième année. 8 pages par mois du format in-8°. Prix de l'abonnement : Paris et la France, 2 fr. 50. Pour l'étranger, le port en sus.

> Ce Bulletin paraît au commencement de chaque mois, et donne le titres et les prix
> des principales nouvelles publications de France, ainsi que de celles en langue française
> éditées en Belgique, en Suisse, en Allemagne, etc., avec indications des éditeurs ou
> de leurs dépositaires à Paris.

LE MONDE TERRESTRE

au point actuel de la civilisation. Nouveau Précis de géographie comparée,
descriptive, politique et commerciale, avec une introduction, l'indication des
sources et cartes, et un répertoire alphabétique, par Charles Vogel, conseiller,
ancien chef de cabinet de S. A. le prince Charles de Roumanie, membre des
Sociétés de Géographie et d'Économie politique de Paris, membre correspondant de l'Académie royale des sciences de Lisbonne, etc., etc. L'ouvrage
entier, dont la publication sera terminée dans trois années, formera trois
volumes d'environ 60 feuilles grand in-8°, du prix de 15 fr. chacun. Il en
paraît une livraison par mois. Le premier volume, composé de 13 livraisons,
est en vente. Prix.. 15 fr.

I. — DICTIONNAIRES

Nouveau Dictionnaire universel

DE LA

LANGUE FRANÇAISE

Rédigé d'après les travaux et les mémoires des membres

DES CINQ CLASSES DE L'INSTITUT

enrichi d'exemples

EMPRUNTÉS AUX ÉCRIVAINS, AUX PHILOLOGUES ET AUX SAVANTS LES PLUS CÉLÈBRES
DEPUIS LE XVIᵉ SIÈCLE JUSQU'A NOS JOURS

Par M. P. POITEVIN

Auteur du *Cours théorique et pratique de langue française*, adopté par l'Université.

NOUVELLE ÉDITION, REVUE ET CORRIGÉE.

2 volumes in-4°, imprimés sur papier grand raisin.

Prix de l'ouvrage complet : 40 fr.

Relié en demi-maroquin très-solide : 50 fr.

DICTIONNAIRE GÉNÉRAL

DES TERMES D'ARCHITECTURE

EN FRANÇAIS, ALLEMAND, ANGLAIS ET ITALIEN

par DANIEL RAMÉE

Architecte, auteur de l'*Histoire générale de l'architecture*.

Un volume in-8°. Prix. . . . . 8 fr.

DICTIONNAIRES DE TAUCHNITZ-ÉDITION

DICTIONNAIRE TECHNOLOGIQUE

DANS LES LANGUES

FRANÇAISE, ANGLAISE ET ALLEMANDE

Renfermant les termes techniques usités dans les arts et métiers et dans l'industrie en général

Rédigé par M. Alexandre TOLHAUSEN

Traducteur près la Chancellerie des brevets de Londres

Revu et augmenté par M. Louis TOLHAUSEN

Consul de France à Leipzig.

Iʳᵉ partie : *Français-allemand-anglais*. 1 vol. in-12 de 825 et XII pages.
IIᵉ partie : *Anglais-allemand-français*. 1 vol. in-12 de 848 et XIV pages.
IIIᵉ partie : *Allemand-français-anglais*. 1 vol. in-12 de 948 et XII pages.

Prix de chaque volume broché. . . . . 10 fr.

SUITE DES DICTIONNAIRES DE TAUCHNITZ-ÉDITION

A complete Dictionary of the English and French Languages for general use, withe the Accentuation and a litteral Pronunciation of every word in both languages. Compiled from the best and most approved English and French authorities, by W. James and A. Molé. In-12. Prix, broché............ **7 fr.**

A complete Dictionary of the English and Italian Languages for general use, with the Italian Pronunciation and the Accentuation of every word in both languages and the Terms of Sciences and Art, Mechanics, Railways, Marine, etc. Compiled from the best and most recent English and Italian Dictionaries, by W. James and Gius. Grassy. In-12. Prix, broché...... **6 fr.**

A complete Dictionary of the English and German Languages for general use. Compiled with special regard to the elucidation of modern litterature, the Pronunciation and Accentuation after the principles of Walker and Heinsius, by W. James. In-12. Prix, broché........................... **5 fr.**

Dictionnaire français-anglais et anglais-français, par Wessely. 1 vol. in-16. Prix.. **2 fr.**

Dictionnaire anglais-allemand et allemand-anglais, par Wessely. 1 vol. in-16. Prix.. **2 fr.**

Dictionnaire anglais-italien et italien-anglais, par Wessely. 1 vol. in-16. Prix.. **2 fr.**

Dictionnaire italien-allemand et allemand-italien, par Locella. 1 vol. in-16. Prix.. **2 fr.**

Dictionnaire anglais-espagnol et espagnol-anglais, par Wessely et Gironès. 1 vol. in-16. Prix.. **2 fr.**

Dictionnaire allemand-français et français-allemand, de J. E. Wessely, forme un volume in-16 de 466 pages et se vend relié en toile anglaise au prix de.. **2 fr.**

Ce dernier dictionnaire est rédigé et imprimé avec le plus grand soin. C'est pour la première fois qu'on peut offrir un Dictionnaire allemand complet et si parfaitement approprié à l'usage des Établissements d'Instruction primaire et secondaire à un prix aussi modique.

Pour faciliter l'approvisionnement des Écoles et Établissements d'Instruction publique, tous les Libraires de France sont mis en état de fournir ce livre au même prix.

II. — SCIENCES NATURELLES

OUVRAGES DE CH. DARWIN

L'Origine des Espèces au moyen de la sélection naturelle ou la lutte pour l'existence dans la nature, traduit sur la 6ᵉ édition anglaise par Edmond Barbier. 1 volume in-8°. Prix, cartonné à l'anglaise................ 8 fr.

De la Variation des Animaux et des Plantes sous l'action de la domestication, traduit de l'anglais par J.-J. Moulinié, préface par Carl Vogt. 2 vol. in-8°, avec 43 grav. sur bois. Prix, cart. à l'anglaise................ 20 fr.

La Descendance de l'Homme et la Sélection sexuelle. Traduit de l'anglais par J.-J. Moulinié, préface de Carl Vogt. Deuxième édition, revue par M. Edm. Barbier. 2 vol. in-8° avec gravures sur bois. Prix, cartonné à l'anglaise........................ 16 fr.

De la Fécondation des Orchidées par les insectes et du bon résultat du croisement. Traduit de l'anglais par L. Rérolle. 1 vol. in-8° avec 34 grav. sur bois. Prix, cart. à l'anglaise.................... 8 fr.

L'Expression des Émotions chez l'homme et les animaux. Traduit par Samuel Pozzi et René Benoit. 1 vol. in-8°, avec 21 grav. sur bois et 7 photographies. Prix, cartonné à l'anglaise.................... 10 fr.

Voyage d'un Naturaliste autour du Monde, fait à bord du navire *Beagle*, de 1831 à 1836. Traduit de l'anglais par E. Barbier. 1 vol. in-8° avec gravures sur bois. Prix, cart. à l'anglaise.................... 10 fr.

Les Mouvements et les Habitudes des Plantes grimpantes. Ouvrage traduit de l'anglais sur la deuxième édition par le docteur Richard Gordon. 1 vol. in-8° avec 13 figures dans le texte. Prix, cart. à l'anglaise....... 6 fr.

Les Plantes insectivores, ouvrage traduit de l'anglais par Edm. Barbier, précédé d'une introduction biographique et augmenté de notes complémentaires par le professeur Charles Martins. 1 vol. in-8° avec 30 figures dans le texte. Prix, cartonné à l'anglaise.................... 10 fr.

Sous presse, pour paraître incessamment :

Les effets de la Fécondation croisée et directe dans le règne végétal. Traduit de l'anglais par le docteur Heckel, professeur à la Faculté des sciences de Grenoble.

LA SÉLECTION NATURELLE

ESSAIS

par Alfred-Roussel WALLACE

TRADUITS SUR LA 2ᵉ ÉDITION ANGLAISE, AVEC L'AUTORISATION DE L'AUTEUR

par Lucien de CANDOLLE

1 vol. in-8° cartonné à l'anglaise. Prix................ 8 fr.

OUVRAGES DE ERNEST HAECKEL

Professeur de Zoologie à l'Université d'Iéna.

Histoire de la Création des Êtres organisés d'après les lois naturelles. Conférences scientifiques sur la doctrine de l'évolution en général et celle de Darwin, Goethe et Lamarck en particulier, traduites de l'allemand par le D' Letourneau et précédées d'une introduction par le prof. Ch. Martins. Deuxième édition. 1 vol. in-8° avec 15 planches, 19 gravures sur bois, 18 tableaux généalogiques et une carte chromolithogr. Prix, cart. à l'angl.   15 fr.

Anthropogénie ou Histoire de l'évolution humaine. Leçons familières sur les principes de l'embryologie et de la philogénie humaines. Traduit de l'allemand sur la deuxième édition par le docteur Ch. Letourneau. Ouvrage contenant 11 planches, 210 gravures sur bois et 36 tableaux généalogiques. 1 vol. in-8°. Prix, cartonné à l'anglaise.................................... 18 fr.

OUVRAGES DE CARL VOGT

Professeur à l'Académie de Genève, Président de l'Institut genevois.

Lettres physiologiques. Première édition française de l'auteur. 1 vol. in-8° de 754 pages, avec 110 gravures sur bois intercalées dans le texte. Prix, cartonné toile....................................... 12 fr. 50

Leçons sur les animaux utiles et nuisibles, les bêtes calomniées et mal jugées. Traduction de G. Bayvet. 1 vol. in-12 avec gravures. Prix, broché, 2 fr. 50; cartonné...................................... 3 fr.

Leçons sur l'Homme, sa place dans la création et dans l'histoire de la terre. 1 vol. gr. in-8°, avec 128 gravures intercalées dans le texte. Prix, broché,   12 fr.

OUVRAGES DU Dr LOUIS BUCHNER

L'homme selon la Science, son passé, son présent, son avenir, ou D'où venons-nous? — Qui sommes-nous? — Où allons nous? Exposé très-simple, suivi d'un grand nombre d'éclaircissements et remarques scientifiques, traduit de l'allemand par le docteur Letourneau, orné de nombreuses gravures sur bois. Deuxième édition. 1 vol. in-8°. Prix..................................... 7 fr.

Force et Matière, études populaires d'histoire et de philosophie naturelles. Ouvrage traduit de l'allemand avec l'approbation de l'auteur. Cinquième édition, revue et augmentée du portrait et de la biographie de l'auteur. 1 vol. in-8°. Prix..................................... 5 fr.

Conférences sur la Théorie darwinienne de la transmutation des espèces et de l'apparition du monde organique. Application de cette théorie à l'homme, ses rapports avec la doctrine du progrès et avec la philosophie matérialiste du passé et du présent. Traduit de l'allemand avec l'approbation de l'auteur, d'après la seconde édition, par Auguste Jacquot. 1 vol. in-8°. Prix..... 5 fr.

MANUEL D'ANATOMIE COMPARÉE

par CARL GEGENBAUR

Professeur à l'Université de Heidelberg.

AVEC 319 GRAVURES SUR BOIS INTERCALÉES DANS LE TEXTE

TRADUIT EN FRANÇAIS SOUS LA DIRECTION DE

CARL VOGT

Professeur à l'Académie de Genève, président de l'Institut genevois.

1 vol. gr. in-8°. Prix, broché, 18 fr.; cart. à l'anglaise, 20 fr.

LE LIVRE DE LA NATURE

ou

Leçons élémentaires de Physique, d'Astronomie, de Chimie, de Minéralogie, de Géologie, de Botanique, de Physiologie et de Zoologie, par le docteur Frédéric Schödler, directeur de l'École industrielle à Mayence.

Tome premier, contenant **la Physique, l'Astronomie et la Chimie.** Un vol. in-8° avec 357 gravures sur bois intercalées dans le texte et 2 cartes astronomiques, traduit de l'allemand par Adolphe Scheler, professeur à l'École agricole, à Gembloux (Belgique). Prix du tome premier, broché.......... 5 fr.

Tome second, première partie. **Éléments de Minéralogie, Géognosie et Géologie,** traduit de l'allemand, sur la 18° édition, par Henri Welter. 1 vol. in-8° avec 206 gravures sur bois et 2 planches coloriées. Prix....... 2 fr. 50

Tome second, deuxième partie. **Éléments de Botanique,** traduit de l'allemand, sur la 18° édition, par Henri Welter, avec 237 gravures intercalées dans le texte. Prix.. 2 fr. 50

La troisième et dernière partie de l'ouvrage, contenant la Zoologie et la Physiologie, est sous presse et paraîtra incessamment.

ÉLÉMENTS D'EMBRYOLOGIE

PAR

M. FOSTER et Francis BALFOUR

Ouvrage contenant 71 gravures sur bois, traduit de l'anglais

par le Dr E. ROCHEFORT

1 vol. in-8°. Prix, cartonné à l'anglaise...... 7 fr.

RECHERCHES SUR LA PRODUCTION ARTIFICIELLE DES

MONSTRUOSITÉS

OU ESSAIS DE TÉRATOGÉNIE EXPÉRIMENTALE

par M. Camille DARESTE

Docteur ès sciences et en médecine, professeur à la Faculté des sciences de Lille, Lauréat de l'Institut.

1 vol. gr. in-8° avec 16 planches chromolithogr. Prix, cart. à l'angl., 18 fr.

TRAITÉ D'ANALYSE ZOOCHIMIQUE

QUALITATIVE ET QUANTITATIVE

Guide pratique pour les recherches physiologiques et cliniques

par

E. GORUP-BESANEZ

Professeur de chimie à l'Université d'Erlangen.

Traduit sur la troisième édition allemande et augmenté

par le docteur L. GAUTIER.

1 vol. gr. in-8°, avec 138 fig. dans le texte. Prix, cart. à l'angl., 12 fr. 50.

ARCHIVES

DE

ZOOLOGIE EXPÉRIMENTALE ET GÉNÉRALE

HISTOIRE NATURELLE — MORPHOLOGIE — HISTOLOGIE — ÉVOLUTION DES ANIMAUX

publiées sous la direction de

HENRI DE LACAZE-DUTHIERS

Membre de l'Institut, professeur d'anatomie et de physiologie comparée
et de zoologie à la Sorbonne.

Ire année, 1872. — IIe année, 1873. — IIIe année, 1874. — IVe année, 1875. —
V^e année, 1876, formant chacune un volume grand in-8° avec planches noires
et coloriées. Prix du volume, cartonné toile...................... 32 fr.

Prix de l'abonnement, par volume ou année de quatre cahiers, avec 24 planches :
pour Paris, 30 fr. ; — les départements, 32 fr. ; — l'étranger, le port en sus.
Le premier cahier de la sixième année, 1877, est sous presse.

BOCK (Ch.). — **Le Livre de l'homme sain et de l'homme malade,** par le
professeur Ch. Bock de Leipzig, traduit de l'allemand sur la sixième édition,
et annoté par le docteur Victor Desguin et M. Camille van Straelen. — Ouvrage enrichi de planches et de gravures intercalées dans le texte, et précédé
d'une introduction sur la nécessité de faire de l'étude de l'homme la base de
tout système rationnel d'éducation, par le docteur Desguin. 2 vol. in-8°
(Bruxelles). Prix... 10 fr.

BROCA (Prof. P.). — **Mémoires d'Anthropologie,** de Paul Broca. **T. I et II.**
2 vol. in-8°, avec cartes et gravures sur bois. Prix de chaque volume, cartonné
à l'anglaise... 7 fr. 50

    Le tome III est sous presse et paraîtra fin juillet ; il se vendra séparément sous le
titre : *Mémoires d'Anthropologie zoologique et biologique.*

CASSELMANN (A.). — **Guide pour l'analyse de l'urine,** des sédiments et des
concrétions urinaires au point de vue physiologique et pathologique, par le
docteur Arthur Casselmann. Traduit de l'allemand, avec l'autorisation de l'auteur, par G. E. Strohl. Brochure in-8°, avec 2 planches. Prix.......... 2 fr.

Congrès international d'Anthropologie et d'Archéologie préhistoriques.
Compte rendu de la 2e session tenue à Paris, en 1867. 1 vol. gr. in-8°, avec
91 gravures sur bois intercalées dans le texte. Prix................. 12 fr.

COUDEREAU (C. A.). — **Projet d'une Fondation municipale** pour l'élevage de la première enfance. Moyens pratiques de prévenir la mortalité excessive des nourrissons, par le docteur C. A. Coudereau, avec plans et devis par J. B. Schacre, architecte. Brochure in-8°. Prix............................ 1 fr.

DALLY (N.). — **La Cinésiologie, ou la Science du Mouvement** dans ses rapports avec l'éducation, l'hygiène et la thérapie. Études historiques, théoriques et pratiques, par N. Dally. In-8° avec 6 planches. Prix............... 10 fr.

DESOR (E.) et P. de **LORIOL**. — **Échinologie helvétique. Monographie des Échinides fossiles de la Suisse,** par E. Desor et P. de Loriol. Echinides de la période jurassique. 1 vol. in-4°, avec atlas in-folio de 61 planches. Prix, cartonné.. 160 fr.

    L'ouvrage a été publié en 16 livraisons à 10 fr.

HOUZEAU (J. C.). — **Études sur les Facultés mentales des Animaux** comparées à celles de l'homme, par J. C. Houzeau, membre de l'Académie de Belgique. 2 vol. in-8°. (Mons.) Prix.......................... 12 fr.

HUXLEY (le Prof.). — **Leçons de Physiologie élémentaire,** par le professeur Huxley, traduites de l'anglais par le docteur Dally. 1 vol. in-12, avec de nombreuses figures intercalées dans le texte. Prix. broché, 3 fr. 50; relié, toile.. 4 fr.

LABARTHE (P.). — **Les Eaux minérales et les Bains de mer de la France.** Nouveau guide pratique du médecin et du baigneur, par le docteur Paul Labarthe. Précédé d'une Introduction par le professeur A. Gubler. 1 vol. in-12. Prix, broché, 4 fr.; relié toile................................. 5 fr.

LE HON (H.). — **L'Astronomie, la Météorologie et la Géologie** mises à la portée de tous, par H. Le Hon. Sixième édition, revue, corrigée et augmentée, ornée de 80 gravures. 1 vol. in-12. (Bruxelles.) Prix .... 5 fr.

LETOURNEAU (le D^r^ Ch.). — **La Biologie,** par le docteur Ch. Letourneau. Deuxième édition. 1 vol. in-12 de 518 pages, avec 112 gravures sur bois. Prix, broché, 4 fr. 50; relié.. 5 fr.

    Fait partie de la Bibliothèque des Sciences contemporaines, voir p. 3.

MARCOU (J.). — **De la Science en France,** par Jules Marcou. 1 vol. in-8°. Prix.. 5 fr.

— **Lettres sur les Roches du Jura** et leur distribution géographique dans les deux hémisphères, par Jules Marcou. 1 vol. in-8° avec 2 cartes. Prix. 7 fr. 50

MOHR (Fr.). — **Toxicologie chimique.** Guide pratique pour la détermination chimique des poisons, par le docteur Frédéric Mohr, professeur à l'Université de Bonn. Traduit de l'allemand par le docteur L. Gautier. 1 vol. in-8°, avec 56 gravures dans le texte. Prix, broché........................ 5 fr.

OMALIUS D'HALLOY (J. J. d'). — **Précis élémentaire de Géologie,** par J. J. d'Omalius d'Halloy. Huitième édition (y compris celles publiées sous les titres d'*Éléments* ou *Abrégés de géologie*). 1 vol. in-8°, avec cartes et gravures sur bois. (Bruxelles.) Prix.......................... 10 fr.

REICHARDT (E.). — **Guide pour l'analyse de l'Eau,** au point de vue de l'hygiène et de l'industrie. Précédé de l'examen des principes sur lesquels on doit s'appuyer dans l'appréciation de l'eau potable, par le docteur E. Reichardt, professeur à l'Université d'Iéna. Traduit de l'allemand par le docteur G. E. Strohl, professeur agrégé à l'École supérieure de pharmacie de Nancy. In-8°, avec 31 fig. dans le texte. Prix, broché........... 4 fr. 50

ROSSI (D. C.). — **Le Darwinisme et les Générations spontanées,** ou Réponse aux réfutations de MM. P. Flourens, de Quatrefages, L. Simon, Chauvel, etc., suivie d'une lettre de M. le docteur F. Pouchet, par D. C. Rossi. 1 vol. in-12. Prix.. 2 fr. 50

— **Origine de l'Homme, d'après Ernest Hæckel,** par D. C. Rossi. Brochure in-8°. Prix.. 1 fr.

ROUJOU (Anatole). — **Recherches sur les Races humaines de la France,** par Anatole Roujou, docteur ès sciences. 1 vol. in-8° de 196 pages. Prix, broché... 2 fr. 50

— **Études sur les terrains quaternaires du bassin de la Seine et de quelques autres bassins,** par Anatole Roujou, docteur ès sciences. Brochure de 100 pages in-8°. Prix, broché......................... 1 fr. 50

SCHLESINGER (R.). — **Examen microscopique et microchimique des fibres textiles,** tant naturelles que teintes, suivi d'un essai sur la Caractérisation de la laine régénérée (shoddy), par le docteur Robert Schlesinger. Préface du docteur Émile Kopp. Traduit de l'allemand par le docteur L. Gautier. In-8°, avec 32 gravures dans le texte. Prix, broché.............. 4 fr.

SCHMID (Ch.) et **F. WOLFRUM.** — **Instruction sur l'Essai chimique des médicaments,** à l'usage des Médecins, des Pharmaciens, des Droguistes et des élèves qui préparent leur dernier examen de pharmacien, par le docteur Christophe Schmid et F. Wolfrum. Traduit de l'allemand, avec l'autorisation des auteurs, par le docteur G. E. Strohl, professeur agrégé à l'École supérieure de pharmacie de Nancy. 1 vol. gr. in-8°. Prix, cart. à l'angl.... 6 fr.

STAEDELER (G.). — **Instruction sur l'Analyse chimique qualitative des substances minérales,** par G. Staedeler, revue par Hermann Kolbe, traduite, sur la 6° édition allemande, par le docteur L. Gautier, avec une gravure dans le texte et un tableau colorié d'analyse spectrale. In-12, cartonné à l'anglaise. Prix... 2 fr. 50

TOPINARD (le Dʳ P.). — **L'Anthropologie,** par le docteur Paul Topinard. Deuxième édition, avec une préface du professeur Paul Broca. 1 vol. in-12 de 576 pages, avec 52 figures intercalées dans le texte. Prix, broché, 5 fr.; relié, toile anglaise.. 5 fr. 75
Fait partie de la Bibliothèque des Sciences contemporaines, voir p. 3.

III. — HISTOIRE, POLITIQUE, GÉOGRAPHIE, ETC.

LA CONSTITUTION D'ANGLETERRE

EXPOSÉ HISTORIQUE ET CRITIQUE

DES ORIGINES, DU DÉVELOPPEMENT SUCCESSIF ET DE L'ÉTAT ACTUEL DES INSTITUTIONS ANGLAISES

par ÉDOUARD FISCHEL

Traduit sur la 2ᵉ édit. allemande comparée avec l'édit. angl. de R. JENERY SHEE

par CH. VOGEL

2 volumes in-8°. Prix.......... 10 fr.

LE MONDE TERRESTRE

AU POINT ACTUEL DE LA CIVILISATION

NOUVEAU PRÉCIS

DE GÉOGRAPHIE COMPARÉE

DESCRIPTIVE, POLITIQUE ET COMMERCIALE

Avec une Introduction, l'Indication des sources et cartes, et un Répertoire alphabétique

par CHARLES VOGEL

Conseiller, ancien chef de Cabinet de S. A. le prince Charles de Roumanie
Membre des Sociétés de Géographie et d'Economie politique de Paris, Membre correspondant
de l'Académie royale des Sciences de Lisbonne, etc., etc.

L'ouvrage entier, dont la publication sera terminée dans trois années, formera trois volumes d'environ 60 feuilles gr. in-8°, du prix de 15 fr. chacun : chaque volume contiendra 12 livraisons mensuelles du prix de 1 fr. 25.

Les treize premières livraisons sont en vente et forment le premier volume. — Prix, 15 fr.

MŒURS ROMAINES DU RÈGNE D'AUGUSTE

A LA FIN DES ANTONINS

par L. FRIEDLÆNDER

Professeur à l'Université de Kœnigsberg.

TRADUCTION LIBRE FAITE SUR LE TEXTE DE LA DEUXIÈME ÉDITION ALLEMANDE

Avec des considérations générales et des remarques

par CH. VOGEL.

Tome Ier, comprenant la ville et la cour, les trois ordres, la société et les femmes.
Tome II, comprenant les spectacles et les voyages des Romains.
Tome III, comprenant le luxe et les beaux-arts, avec un supplément au tome premier.
Tome IV et dernier, comprenant les belles-lettres, la situation religieuse et l'état de la philosophie, avec un supplément au tome deuxième.

4 vol. in-8°. Prix de chaque volume, broché...... 7 fr.

(Les tomes III et IV portent le titre : *Civilisation et mœurs romaines*, du règne d'Auguste à la fin des Antonins.)

BULWER (Sir H.). — **Essai sur Talleyrand,** par Sir Henry Lytton Bulwer, ancien ambassadeur. Traduit de l'anglais, avec l'autorisation de l'auteur, par Georges Perrot. 1 vol. in-8°. Prix.................................... 5 fr.

DELTUF (P.) — **Essai sur les Œuvres et la Doctrine de Machiavel,** avec la traduction littérale du Prince, et de quelques fragments historiques et littéraires, par Paul Deltuf. 1 vol. in-8°. Prix........................... 7 fr. 50

DEVAUX (S.). — **Études politiques sur l'Histoire ancienne et moderne** et sur l'influence de l'état de guerre et de l'état de paix, par Paul Devaux, membre de l'Academie des Sciences, des Lettres et des Beaux-Arts de Belgique. 1 vol. grand in-8° (Bruxelles). Prix.............................. 8 fr.

MOREAU DE JONNÈS (A.). — **État économique et social de la France depuis Henri IV jusqu'à Louis XIV (1589-1715),** par A. Moreau de Jonnès, membre de l'Institut. 1 vol. in-8°. Prix.................................. 7 fr.

RÉVILLE (Alb.). — **Théodore Parker, sa Vie et ses Œuvres.** Un chapitre de l'histoire de l'Abolition de l'esclavage aux États-Unis, par Alb. Réville. 1 vol. in-12. Prix.. 3 fr. 50

TISCHENDORF (C.). — **Terre sainte,** par Constantin Tischendorf, avec les souvenirs du pèlerinage de S. A. I. le grand-duc Constantin. 1 vol. in-8° avec 3 gravures. Prix.. 5 fr.

IV. — ARCHÉOLOGIE ET SCIENCES PRÉHISTORIQUES

LA CIVILISATION PRIMITIVE
par M. EDWARD B. TYLOR, F. R. S., L. L. D.

TRADUIT DE L'ANGLAIS SUR LA DEUXIÈME ÉDITION

par Mme PAULINE BRUNET

TOME PREMIER

1 vol. in-8°. Prix, cartonné............. 10 fr.

Le second volume, pour lequel les travaux préparatoires sont avancés, pourra paraître avant la fin de la présente année.

ARCELIN (A.). — **Étude d'Archéologie préhistorique.** La chronologie préhistorique, d'après l'étude des berges de la Saône; — les Silex de Volgu; — la Question préhistorique de Solutré, par Adrien Arcelin. Brochure in-8°. Prix.. 2 fr. 50

— **L'âge de pierre et la Classification préhistorique,** d'après les sources égyptiennes. Réponses à MM. Chabas et Lepsius, par Adrien Arcelin. Brochure in-8°. Prix.. 1 fr. 50

Extrait des *Annales de l'Académie de Mâcon.*

DESOR (E.). — **Les Palafittes** ou Constructions lacustres du lac de Neuchatel, par E. Desor, orné de 95 gravures sur bois intercalées dans le texte. In-8°. Prix... 6 fr.

FERRY (H. de). — **Le Mâconnais préhistorique.** Mémoire sur les âges primitifs de la pierre, du bronze et du fer en Mâconnais et dans quelques contrées limitrophes. Ouvrage posthume, par H. de Ferry, membre de la Société géologique de France, etc., avec notes, additions et appendice par A. Arcelin, accompagné d'un Supplément anthropologique, par le docteur Pruner-Bey. 1 vol. in-4° et atlas de 42 planches. Prix.................................. 12 fr.

GOZZADINI (le comte J.). — **La Nécropole de Villanova,** découverte et décrite par le comte-sénateur Jean Gozzadini. Grand in-8°, avec gravures (Bologne). Prix... 2 fr.

—**Renseignements sur une ancienne Nécropole à Marzabotto** (près Bologne), par le comte-sénateur Jean Gozzadini. Grand in-8°, avec gravures. (Bologne.) Prix... 1 fr.

— **Discours d'ouverture du Congrès d'archéologie et d'anthropologie préhistoriques,** session de Bologne 1871, par le comte-sénateur Jean Gozzadini. Grand in-8°. (Bologne.) Prix................................ 50 c.

JACQUINOT (H.). — **Les Temps préhistoriques dans la Nièvre.** I. Époque paléolithèque, par le docteur H. Jacquinot. Brochure in-8° avec 16 planches. Prix... 3 fr.

JEANJEAN (A.). — **L'Homme et les Animaux des cavernes des Basses-Cévennes,** par M. Adrien Jeanjean. In-8°, avec planches. (Nîmes.) Prix. 2 fr. 50

LEPIC (Le Vic.).—**Les Armes et les Outils préhistoriques** reconstitués. Texte et gravures par le vicomte Lepic. Grand in-4° de 24 planches à l'eau-forte, avec texte descriptif. Prix.................................... 12 fr.

— **Grottes de Savigny,** communes de la Biolle, canton d'Albens (Savoie), par M. le vicomte Lepic. In-4°, avec 6 planches lithographiées. Prix....... 9 fr.

LEPIC (le vicomte) et J. de **LUBAC.** — **Stations préhistoriques** de la vallée du Rhône, en Vivarais, Châteaubourg et Soyons. Notes présentées au Congrès de Bruxelles dans la session de 1872, par MM. le vicomte Lepic et Jules de Lubac. In-folio, avec 9 planches. (Chambéry.) Prix.................... 9 fr.

MORTILLET (G. de). — **Le Signe de la croix avant le christianisme,** avec 117 gravures sur bois, par M. Gabriel de Mortillet. In-8°. Prix........ 6 fr.

— **Origine de la Navigation et de la Pêche,** par Gabriel de Mortillet. 1 vol. in-8°, orné de 38 figures. Prix................................... 2 fr.

NILSSON (S.). — **Les Habitants primitifs de la Scandinavie.** Essai d'ethnographie comparée, matériaux pour servir à l'histoire de l'homme, par Sven Nilsson, professeur à l'Université de Lund. 1ʳᵉ partie : L'Age de pierre, traduit du suédois sur le manuscrit de la 3ᵉ édition préparée par l'auteur. 1 vol. grand in-8°, avec 16 planches. Prix, cartonné................................ 12 fr.

SCHLIEMANN (H.). — **Ithaque.** — **Le Péloponèse.** — **Troie.** Recherches archéologiques, par Henry Schliemann. 1 vol. in-8°, 4 gravures lithographiées et 2 cartes. Prix..............................,............... 5 fr.

SCHMIDT (V.). — **Le Danemark à l'Exposition universelle de 1867.** Étudié principalement au point de vue de l'archéologie, par Valdemar Schmidt. In-8°. Prix... 4 fr.

V. — LITTÉRATURE

VOLTAIRE

Six Conférences de David-Frédéric STRAUSS

Ouvrage traduit de l'allemand sur la troisième édition

par Louis NARVAL

précédé d'une lettre-préface du traducteur à M. E. Littré

1 vol. in-8°. Prix, broché.......... 7 fr.

BRÉMER (F.). — **Hertha, ou l'Histoire d'une âme**, par Frédérica Brémer. Traduit du suédois avec l'autorisation de l'auteur et des éditeurs, par M. A. Geffroy. 1 vol. in-12. Prix................................ 3 fr. 50

BRET-HARTE. — **Scènes de la vie californienne** et Esquisse de mœurs transatlantiques, par Bret-Harte, traduites par M. Amédée Pichot et ses collaborateurs de la Revue britannique. 1 vol. in-12. Prix..................... 2 fr.

BUCHNER (A.). — **Étude sur lord Byron,** par Alexandre Buchner. Brochure in-8°. Prix...................................... 75 c.

Comme une fleur. Autobiographie traduite de l'anglais par Auguste de Viguerie. 1 vol. in-12. Prix.................................... 2 fr.

Choix de Nouvelles russes, de Lermontoff, de Pouschkine, Von Wiesen, etc. Traduit du russe par M. J. N. Chopin, auteur d'une *Histoire de Russie,* de l'*Histoire des révolutions des peuples du Nord,* etc. 1 vol. in-12. Prix. 2 fr.

DELTUF (P.). — **Les Tragédies du foyer,** par P. Deltuf. 1 vol. in-12. Prix, 2 fr.

FAURIEL (C.). — **Histoire de la Poésie provençale.** Cours fait à la Faculté des lettres de Paris, par M. C. Fauriel, membre de l'Institut. 3 vol. in-8°. Prix.. 21 fr.

— **Dante** et les origines de la langue et de la littérature italiennes. Cours fait à la Faculté de Paris, par M. C. Fauriel. 2 vol. in-8°. Prix.............. 14 fr.

GOLOVINE (I.). — **Mémoire d'un Prêtre russe,** ou la Russie religieuse, par M. Ivan Golovine. 1 vol. in-8°. Prix................................ 7 fr.

HEYSE (P.). — **La Rabbiata et d'autres Nouvelles,** par Paul Heyse, traduites de l'allemand par MM. G. Bayvet et É. Jonveaux. 1 vol. in-12. Prix... 2 fr.

Impressions de voyage d'un Russe en Europe. 1 vol. in-12. Prix.. 2 fr. 50

MARSH (Mrs.). — **Emilia Windham,** par l'auteur de « Two old men's tales; Mount Sorel, etc. » (Mrs. Marsh). Traduit librement de l'anglais. 2 vol. in-12 réunis en un seul. Prix..................................... 5 fr.

Mère l'Oie (la). Poésies, énigmes, chansons et rondes enfantines. Illustrations et vignettes par L. Richter et E. Pocci. In-8°. Prix, cartonné........... 2 fr.

MÜLLER (O.). — **Charlotte Ackermann.** Souvenirs de la vie d'une actrice au XVIII° siècle, par M. Otto Müller, traduction de J.-Jacques Porchat. 1 vol. in-8°. Prix.. 2 fr.

ONIMUS (le Dʳ). — **La Psychologie dans les drames de Shakspeare,** par le docteur Onimus. Brochure de 24 pages. Prix..................... 1 fr. 50

WITT (Mᵐᵉ de). — **La Vie des deux côtés de l'Atlantique,** autrefois et aujourd'hui, traduit de l'anglais par Mᵐᵉ de Witt. 1 vol. in-12. Prix.... 2 fr.

VI. — THÉOLOGIE ET PHILOSOPHIE

L'ANCIENNE ET LA NOUVELLE FOI

CONFESSION PAR DAVID-FRÉDÉRIC STRAUSS

Ouvrage traduit de l'allemand sur la 8ᵉ édition par Louis NARVAL.
Augmenté d'une Préface par E. LITTRÉ

1 volume in-8°. Prix, broché...................... 7 fr.

ÉTUDES HISTORIQUES

SUR

LES RELIGIONS, LES ARTS, LA CIVILISATION

DE L'ASIE ANTÉRIEURE ET DE LA GRÈCE

Par JULES SOURY

1 vol. in-8°. Prix............................ 7 fr. 50

ASSIER (Ad. d'). — **Essai de Philosophie positive au dix-neuvième siècle.**
Le Ciel, la Terre, l'Homme, par Adolphe d'Assier. Première partie : le Ciel.
1 vol. in-12. Prix..........................,... **2 fr. 50**

BÉRAUD (P. M.). — **Étude sur l'Idée de Dieu dans le spiritualisme moderne,** par P. M. Béraud. 1 vol. in-12. Prix, broché................ **4 fr.**

Decretales pseudo-Isidorianæ et capitula Angilramni, ad fidem librorum
manuscriptorum recensuit fontes indicavit, commentatum de collectione
pseudo-Isidori præmisit Paulus Hinschius. 2 vol. gr. in-8° (Leipzig, B. Tauchnitz, 1863). Prix.................................... **21 fr.**

RUELLE (Ch.). — **De la vérité dans l'Histoire du christianisme.** Lettres
d'un laïque sur Jésus, par Ch. Ruelle, auteur de la *Science populaire de
Claudius.* — La théologie et la science. — M. Renan et les théologiens. — La
résurrection de Jésus d'après les textes. — Lecture de l'encyclique. 1 vol.
in-8°. Prix.. **6 fr.**

SCHENKEL (le Prof.). — **Jésus, portrait historique,** par le professeur
Schenkel. Traduit de l'allemand sur la troisième édition, avec l'autorisation
de l'auteur. 1 vol. in-8°. Prix................................ **6 fr.**

VIARDOT (Louis). — **Libre examen,** par Louis Viardot. Cinquième édition,
très-augmentée. 1 vol. in-12. Prix................................ **3 fr. 50**

VII. — LINGUISTIQUE — LIVRES CLASSIQUES

AHN (F. H.). — **Syllabaire allemand.** Premières notions de langue allemande, avec un nouveau traité de prononciation et un nouveau système d'apprendre les lettres manuscrites, par F. H. Ahn. Troisième édition. In-12. Prix.. 1 fr.

BRUHNS (C.). — **Nouveau Manuel de logarithmes** à sept décimales, pour les nombres et les fonctions trigonométriques, rédigé par C. Bruhns, docteur en philosophie, directeur de l'observatoire et professeur d'astronomie à Leipzig. 1 vol. grand in-8°, édition stéréotype. (Leipzig, B. Tauchnitz.) Prix.... 5 fr.

Correspondance commerciale en neuf langues, en français, allemand, anglais, espagnol, hollandais, italien, portugais, russe et suédois. Divisée en neuf parties contenant chacune les mêmes lettres, de manière que la partie française donne la traduction exacte de la partie anglaise ou allemande, et ainsi de suite. Chaque partie se vend séparément au prix de....... 2 fr. 50

HOVELACQUE (A.). — **La Linguistique,** par Abel Hovelacque. Deuxième édition. 1 vol. in-12 de 454 pages. Prix, broché, 4 fr.; relié toile anglaise .... 4 fr. 50

   Fait partie de la *Bibliothèque des sciences contemporaines,* voir p. 3.

MAIGNE (J.). — **Traité de Prononciation française** et Manuel de lecture à haute voix. Guide théorique et pratique des Français et des étrangers, par M. Jules Maigne, professeur de littérature française. 1 vol. in-12. Prix, broché, 2 fr. 50; cartonné.. 3 fr.

MOHL (Jules). — **Le Livre des Rois,** par Abou'l Kasim Firdousi, traduit et commenté par Jules Mohl, membre de l'Institut, professeur au collége de France. Tomes I à VI, format in-12 (Imprimerie nationale). Prix de chaque volume.. 7 fr. 50

   Cette traduction complète du Shah-Nameh formera 7 volumes.

SANDER (E. H.). — **Lectures allemandes à l'usage des commençants,** par E. H. Sander, professeur de langue allemande à l'École d'application d'état-major. 1 vol. in-18. Prix. cartonné................................. 1 fr. 50

VIII. — BIBLIOGRAPHIE ET DIVERS

CATALOGUE ANNUEL

DE LA

LIBRAIRIE FRANÇAISE

Années 1858 à 1869

Publié par C. REINWALD et Cie

Prix de chaque année, formant un beau vol. in-8°, cart. à l'angl., 8 fr.

BULLETIN MENSUEL DE LA LIBRAIRIE FRANÇAISE

Publié par C. REINWALD et Cⁱᵉ

1877. — 19ᵉ année. Format in-8°. — 8 pages par mois.

Prix de l'abonnement : Paris et la France, 2 fr. 50.
Étranger, le port en sus.

Ce Bulletin paraît au commencement de chaque mois et donne les titres et les prix des principales nouvelles publications de France, ainsi que de celles en langue française éditées en Belgique, en Suisse, en Allemagne, etc., etc.

BERLEPSCH. — Nouveau Guide en Suisse, par Berlepsch. Deuxième édition illustrée. 1 vol. in-12, avec cartes et plans, panoramas sur acier, etc. Prix, cartonné à l'anglaise.. 5 fr.

Bibliotheca Americana vetustissima. A description of works relating to America, published between the years 1492 and 1551, par H. Harrisse. 1 vol. grand in-8° (New-York, 1866). Prix............................... 100 fr.

Instructions aux capitaines de la marine marchande naviguant sur les côtes du Royaume-Uni, en cas de naufrage ou d'avaries. In-8°. Prix. 2 fr. 50

KARCHER (Th.). — **Les Écrivains militaires de la France,** par Théodore Karcher. 1 vol. grand in-8°, avec gravures sur bois intercalées dans le texte. Prix.. 6 fr.

LIEBIG (J. de). — **Sur un nouvel Aliment pour nourrissons** (la Bouillie de Liebig), avec Instruction pour sa préparation et son emploi. Brochure in-12. Prix.. 1 fr.

MOLTKE (de). — **Campagne des Russes dans la Turquie d'Europe** en 1828 et 1829. Traduit de l'allemand du colonel baron de Moltke, par A. Demmler, professeur à l'École impériale d'état-major. 2 vol. in-8° et atlas. Prix. 12 fr.

TÉLIAKOFFSKY (A.). — **Manuel de Fortification permanente,** par A. Téliakoffsky, colonel du génie. Traduction du russe par Goureau. 1 vol. in-8°, avec un atlas de 40 planches. Prix.. 20 fr.

WELTER (H.). — **Essai sur l'Histoire du café,** par Henri Welter. 1 vol. in-12. Prix .... 3 fr. 50

Sous presse, pour paraître incessamment :

HISTOIRE DU MATÉRIALISME

par le professeur LANGE

Traduit de l'allemand par M. B. Pommerol, revue par M. Désiré Nolen.
2 vol. in-8°.

En préparation :

Mythologie comparée, par Girard de Rialle.

Physiologie des passions, par le Dʳ Letourneau. 2ᵉ édition, revue et augmentée.

TABLE ALPHABÉTIQUE DES NOMS D'AUTEURS.

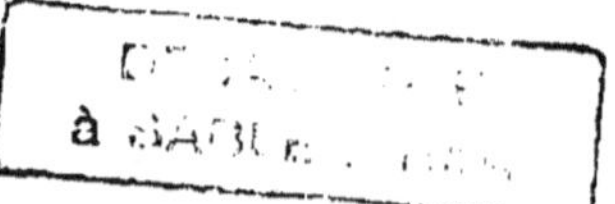